Neuronales Training
für ein besseres Gleichgewicht

Allgemeine Hinweise

Aus Gründen der besseren Lesbarkeit wird bei Personenbezeichnungen die männliche Sprachform verwendet. Gemeint ist sowohl die männliche als auch die weibliche und die diverse Form.

Das vorliegende Buch wurde sorgfältig erarbeitet. Dennoch erfolgen alle Angaben ohne Gewähr. Weder der Autor noch der Verlag können für eventuelle Nachteile oder Schäden, die aus den im Buch vorgestellten Informationen resultieren, Haftung übernehmen.

Sollte diese Publikation Links auf Webseiten Dritter enthalten, so übernehmen wir für deren Inhalte keine Haftung, da wir uns diese nicht zu eigen machen, sondern lediglich auf deren Stand zum Zeitpunkt der Erstveröffentlichung verweisen.

KEVIN GRAFEN

NEURONALES TRAINING
für ein besseres Gleichgewicht

Innovative Wege
zur ganzheitlichen
Sturzprävention

MEHR
ALS 100
ÜBUNGEN

Meyer & Meyer Verlag

Coverfoto: © Mira Hampel
Bilder im Innenteil: © Mira Hampel
Grafik der Aufmacherseiten: © lanastace – stock.adobe.com, © artyway – stock.adobe.com
Cover- und Umschlaggestaltung: Sannah Inderelst
Innenlayout: Katerina Georgieva
Satz: Isabella Frangenberg
Lektorat des Manuskripts: Andreas Barth, info@lektorat-barth.de
Projektleitung: Katrin Schubert

Neuronales Training für ein besseres Gleichgewicht

Bibliografische Information der Deutschen Nationalbibliothek
Die Deutsche Nationalbibliothek verzeichnet diese Publikation in der Deutschen Nationalbibliografie; detaillierte bibliografische Details sind im Internet über <www.dnb.de> abrufbar.

Von-Coels-Straße 390, 52080 Aachen
www.dersportverlag.de

Member of the World Sport Publishers' Association (WSPA)
Gesamtherstellung (Druck): Print Consult GmbH, München, www.printconsult.de

MIX
Papier | Fördert gute Waldnutzung
FSC® C106855

ISBN: 978-3-8403-7962-8
Bei Fragen zur Sicherheit unserer Produkte wenden Sie sich bitte an: kontakt@m-m-sports.com.

INHALT

DANKSAGUNG

Unglaublich, wie schnell die Zeit vergeht. 2022 habe ich mein erstes Buch veröffentlicht und nun darf ich bereits mein fünftes in den Händen halten. Ein eigenes Buch zu schreiben war lange ein großer Traum von mir, doch dass sich daraus eine ganze Reihe entwickeln würde, hätte ich niemals gedacht.

All das ist nur möglich geworden, weil mich viele Menschen auf diesem Weg begleitet und unterstützt haben. Von ihnen durfte ich lernen, mit ihrer Hilfe konnte ich weiter wachsen und immer wieder neue Perspektiven gewinnen. Besonders prägend war für mich Dr. Eric Cobb von Z-Health Performance. Viele Inhalte dieses Buchs sind inspiriert von seinem Kurs *Fall Prevention*, den ich jedem nur wärmstens empfehlen kann.

Mein Dank gilt auch der professionellen Begleitung rund um dieses Projekt. Dazu gehören Astrid Buscher von ARTZT, die mich stets mit Herzblut und großem Engagement unterstützt hat, Mira Hampel und Doriana Rafti, deren Fotos diesem Buch ein besonderes Gesicht verleihen, und meine Fotomodelle Klaus Schmidt und Liesel Gasteier, die mit Geduld und Freude mitgewirkt haben. Nicht zuletzt danke ich dem gesamten Team des Meyer & Meyer Verlags für das Vertrauen und die hervorragende Betreuung, die mir auch dieses Mal den Rücken gestärkt hat.

Ein besonderer Dank geht an meine Familie, meine Freunde und ganz besonders an meine Frau. Ihr gebt mir das Umfeld, die Ruhe und die Energie, die es braucht, um ein Projekt dieser Größenordnung neben den täglichen Herausforderungen zu meistern.

Und schließlich danke ich Ihnen, liebe Leserinnen und Leser. Danke, dass Sie meinen Gedanken und Ideen Raum geben. Ich hoffe, dass die Inhalte dieses Buchs Ihnen neue Impulse schenken – für Ihre Arbeit mit Kunden und Patienten oder ganz einfach für Sie selbst.

Mit Freude und Dankbarkeit
Kevin Grafen

November 2025

VORWORT

Gleichgewicht ist weit mehr als die Fähigkeit auf einem Bein zu stehen oder auf einem Balancekissen zu trainieren. Es ist Ausdruck von Stabilität, Anpassungsfähigkeit und Vertrauen in den eigenen Körper. Gleichgewicht bedeutet, in Bewegung zu bleiben, ohne die Kontrolle zu verlieren. Es ist die Grundlage für Sicherheit, Selbstständigkeit und Lebensqualität.

Wer einmal erlebt hat, wie das Gleichgewicht verloren geht, weiß, wie sehr es das Leben beeinflussen kann. Ein einziger Sturz kann nicht nur den Körper, sondern auch das Vertrauen in ihn erschüttern. Viele Menschen beginnen danach, Bewegungen zu vermeiden, werden vorsichtiger oder verlieren an Zuversicht. Doch die gute Nachricht ist: Verbesserung ist immer möglich. Unser Nervensystem bleibt ein Leben lang lernfähig, anpassungsfähig und veränderbar.

In meiner täglichen Arbeit erlebe ich, wie häufig Gleichgewichtstraining auf einfache Übungen reduziert wird. Oft geht es um das Halten von Positionen, um statische Balance oder um den Einsatz von Geräten, die ein Schwanken provozieren sollen. Solche Trainingsformen haben ihre Berechtigung, denn ohne Kraft, Beweglichkeit und strukturelle Stabilität kann kein System sicher funktionieren. Biomechanische Prinzipien und muskuläre Kontrolle bilden die Basis jeder Bewegung. Doch sie sind nur ein Teil eines größeren, komplexeren Systems. Erst wenn das Nervensystem die strukturellen Komponenten präzise steuert und integriert, kann das Gleichgewicht aufrechterhalten werden.

Effektives Gleichgewichtstraining beginnt also nicht unbedingt an den Muskeln, sondern im Gehirn. Es geht um Wahrnehmung, Orientierung und Integration. Der Mensch ist keine Ansammlung einzelner Strukturen, sondern ein hochkomplexes System, das nur dann stabil bleibt, wenn alle Ebenen miteinander kommunizieren. Ein Muskel kann nur dann effizient reagieren, wenn das Gehirn die richtigen Informationen erhält und sie sinnvoll verarbeitet.

Ein modernes Gleichgewichtstraining sollte deshalb alle beteiligten Systeme berücksichtigen. Das propriozeptive System liefert Informationen über die Körperposition, das vestibuläre System sorgt für Orientierung im Raum und das visuelle System vermittelt Sicherheit und Überblick. Wenn diese drei Systeme harmonisch zusammenarbeiten und die strukturellen Komponenten einwandfrei ansteuern, entsteht funktionelle Stabilität. Wenn eines dieser Systeme gestört ist, verliert der Körper seine innere Ordnung. Genau hier liegt der Schlüssel für wirksame Interventionen: Nicht der Muskel ist das Ziel, sondern die Verbesserung der sensorischen und neuronalen Integration, die Bewegungen überhaupt erst möglich macht.

Dieses Buch soll Mut machen, Gleichgewicht neu zu denken. Es richtet sich an Trainer und Therapeuten, Ärzte und an alle, die verstehen möchten, wie Bewegung, Wahrnehmung und Stabilität zusammenhängen. Es zeigt, dass ein effektives Training des Gleichgewichts unabhängig von Alter, Vorerkrankung oder Leistungsniveau immer möglich ist. Das Gehirn kann lernen, sich neu zu organisieren, wodurch deutliche Verbesserung in Stabilität und Haltung erreicht werden können.

Ziel dieses Buches ist es, die wissenschaftlichen Grundlagen mit der praktischen Umsetzung zu verbinden. Es soll zeigen, wie Gleichgewicht auf neuronaler Ebene entsteht, wie man Defizite erkennt und wie man mit gezielten Reizen das gesamte System verbessert. Das Training, das daraus entsteht, ist dynamisch, individuell und ganzheitlich. Es umfasst mehr als Bewegung, es schult Wahrnehmung, Aufmerksamkeit und Reaktion.

Gleichgewicht bedeutet nicht Stillstand, sondern ständige Anpassung. Jeder Mensch kann diese Anpassungen durch gezieltes Training erzeugen und dadurch Sicherheit und Bewegungsfreude zurückzugewinnen. Ich wünsche mir, dass dieses Buch dazu beiträgt, neue Perspektiven zu eröffnen, veraltete Vorstellungen zu hinterfragen und die enorme Leistungsfähigkeit des Nervensystems ebenso zu würdigen wie die Bedeutung struktureller Grundlagen.

Viel Freude beim Lesen und Umsetzen der Inhalte!
Kevin Grafen

November 2025

Vorwort

1

EINLEITUNG

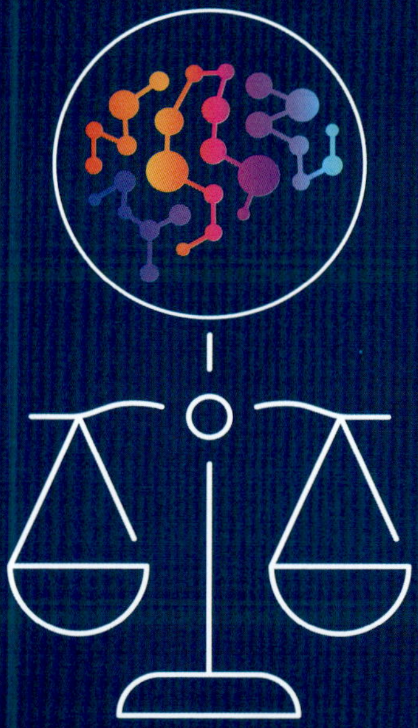

Ein einziger Moment kann alles verändern. Ein Schritt zur Seite, ein kurzer Augenblick der Ablenkung, eine rutschige Stelle am Boden. Plötzlich gerät unser Gleichgewicht außer Kontrolle. Was nur Sekundenbruchteile dauert, kann langfristige Folgen haben. Verletzungen, Operationen, anhaltende Schmerzen oder der Verlust von Mobilität und Selbstständigkeit, ein einziger Sturz kann den Alltag von Grund auf verändern. Während Kinder Stürze meist problemlos wegstecken, stellen sie für ältere Menschen oft den Beginn eines körperlichen und sozialen Rückzugs dar. Selbst bei Leistungssportlern kann ein unkontrollierter Sturz das Ende einer Karriere bedeuten.

Was häufig unterschätzt wird: Stürze zählen weltweit zu den gefährlichsten und zugleich alltäglichsten Ursachen für Verletzungen und betreffen Menschen jeden Alters. Laut der Weltgesundheitsorganisation (2021) sind sie die zweithäufigste Ursache für unbeabsichtigte verletzungsbedingte Todesfälle. Auch James et al. (2020) bestätigen diese Einschätzung auf Basis der Global Burden of Disease Study 2017. Beide Quellen berichten zudem, dass Stürze jährlich mehr als 684.000 Todesfälle weltweit verursachen – ein eindrücklicher Beleg für ihre globale gesundheitliche Relevanz.

Mit zunehmendem Alter nehmen sowohl die Häufigkeit als auch die Schwere der Verletzungsfolgen deutlich zu. In der Europäischen Union beispielsweise sterben jährlich rund 36.000 Menschen über 65 Jahre an den Folgen eines Sturzes. Hinzu kommen etwa 2,3 Millionen Notfallbehandlungen und 1,4 Millionen Krankenhauseinweisungen (AIHW 2023).

Neben der hohen Zahl tödlicher Ereignisse verdeutlichen vor allem die Millionen nicht tödlicher Verletzungen, wie verbreitet und belastend Stürze sind, und das über alle Altersgruppen hinweg. Zwar unterscheiden sich Art, Häufigkeit und Folgen je nach Lebensphase, doch das zugrunde liegende Risiko ist universell: Stürze können überall, jederzeit und jedem passieren.

Im Kindesalter zählen sie zu den häufigsten Ursachen nicht tödlicher Verletzungen. Daten aus europäischen Notaufnahmen zeigen, dass zwischen 25 Prozent und 52 Prozent aller unfallbedingten Behandlungen bei Kindern auf Stürze zurückzuführen sind (Peden et al., 2008).

Auch im Erwachsenenalter stellen Stürze ein relevantes Risiko dar – insbesondere im beruflichen oder sportlichen Kontext. Internationale Studien zeigen, dass sturzbedingte Verletzungen in dieser Altersgruppe zu den häufigsten Gründen für Notfallbehandlungen gehören. Eine prospektive Langzeitstudie aus Australien identifiziert Stürze als bedeutenden Faktor für Arztbesuche, Krankenhausaufenthalte und gesundheitliche Folgekosten (Mitchell et al., 2022).

Studien zeigen zudem, dass etwa ein Drittel aller Menschen über 65 mindestens einmal pro Jahr stürzt, bei über 85-Jährigen ist die Rate noch deutlich höher (Bennett et al., 2021).

Diese Zahlen machen deutlich: Stürze sind kein reines Altersphänomen, sondern ein systemisches Risiko, das durch gezielte Maßnahmen frühzeitig erkannt und reduziert werden muss.

Doch warum stürzen wir überhaupt? Und vor allem: Warum sprechen wir so selten über die Systeme, die uns eigentlich davor schützen sollten? Es wird intensiv über Muskelkraft, Beweglichkeit und Ausdauer diskutiert und trainiert, doch wer widmet sich gezielt dem Nervensystem, der zentralen Steuerungseinheit unseres Körpers, wenn es um Stabilität und Gleichgewicht geht?

Genau hier setzt dieses Buch an. Es verdeutlicht, warum Stürze kein reiner Zufall sind, sondern häufig das Ergebnis eines Nervensystems, das in entscheidenden Momenten überfordert oder nicht ausreichend vorbereitet ist. Klassische Gleichgewichtsübungen reichen oft nicht aus, weil sie die komplexe neurofunktionelle Steuerung hinter unseren Bewegungen zu wenig berücksichtigen. Deshalb geht dieses Buch neue Wege und verfolgt einen ganzheitlichen, neurozentrierten Ansatz zur Sturzprävention. Im Mittelpunkt steht die Idee, dass Sturzrisiken erkannt, minimiert und im Ernstfall souverän bewältigt werden können, wenn wir lernen, unser Nervensystem gezielt zu trainieren und zu optimieren.

Um zu verstehen, wie Stürze entstehen, müssen wir zunächst erkennen, dass sie multifaktoriell sind. Sie entstehen selten durch eine einzige Ursache, sondern meist durch ein komplexes Zusammenspiel mehrerer Faktoren: körperlicher, umweltbedingter und verhaltensgesteuerter Art. Genau diese Vielschichtigkeit macht die Prävention so herausfordernd und gleichzeitig so notwendig. Es ist entscheidend zu begreifen, dass ein guter Gleichgewichtssinn nicht einfach nur „da" oder „nicht da" ist. Vielmehr ist Gleichgewicht eine spezifische, komplexe Fähigkeit, die je nach Situation völlig unterschiedliche Anforderungen stellt.

Um präventiv arbeiten zu können, müssen wir deshalb die verschiedenen Einflussfaktoren auf unser Gleichgewicht systematisch betrachten und analysieren. Nur so lassen sich gezielte, nachhaltige Maßnahmen entwickeln, die genau dort ansetzen, wo sie die größte Wirkung zeigen.

Aus diesem Grund widmet sich das nächste Kapitel den Risikofaktoren für Stürze. Erst, wenn wir verstehen, warum und unter welchen Umständen wir stürzen, können wir wirksame Strategien entwickeln, um diese Situationen in Zukunft besser zu meistern und unser Gleichgewicht aktiv zu schützen.

Quellen:

- World Health Organization (26.04.2021). *Falls.* https://www.who.int/news-room/fact-sheets/detail/falls, Zugriff am 24.06.2025
- James, S. L., Lucchesi, L. R., Bisignano, C., Castle, C. D., Dingels, Z. V., Fox, J. T., ... & Mokdad, A. H. (2020). The global burden of falls: Global, regional and national estimates of morbidity and mortality from the Global Burden of Disease Study 2017. *Injury Prevention, Volume 26* (Suppl 2), i3–i11. https://doi.org/10.1136/injuryprev-2019-043286, Zugriff am 24.06.2025
- Mitchell, R., Cameron, C. M., Bambach, M. R., & Watson, A. (2022). Injury burden and health-care use associated with falls in adults: A prospective longitudinal study. *Injury, 53*(4), 1121–1129. https://doi.org/10.1016/j.injury.2022.01.008, Zugriff am 25.06.2025
- Bennett, J. E., Kontis, V., Mathers, C. D., Guillot, M., Rehm, J., Chalkidou, K., ... & Ezzati, M. (2021). Future life expectancy in 35 industrialised countries: Projections with a Bayesian model ensemble. *The Lancet, 389* (10076), 1323–1335. https://doi.org/10.1016/S0140-6736(16)32381-9, Zugriff am 25.06.2025
- AIHW – Australian Institute of Health and Welfare. (2023). *Falls.* https://www.aihw.gov.au/reports-data, Zugriff am 25.06.2025
- Peden, M., Oyegbite, K., Ozanne-Smith, J., Hyder, A. A., Branche, C., Rahman, A. F., Rivara, F., & Bartolomeos, K. (Eds.). (2008). *World report on child injury prevention.* Geneva: World Health Organization. https://www.ncbi.nlm.nih.gov/books/NBK310642/ letzter Zugriff am 03.09.2025

2

RISIKOFAKTOREN FÜR STÜRZE

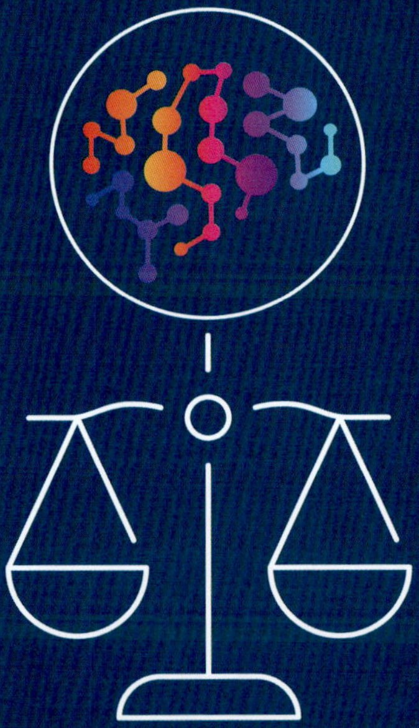

Stürze entstehen in den seltensten Fällen durch eine einzelne Ursache. Vielmehr handelt es sich meist um das Ergebnis eines Zusammenspiels verschiedener Faktoren, körperlich, umweltbedingt oder verhaltensgesteuert. Genau diese Vielschichtigkeit macht die Risikobewertung so herausfordernd und die Prävention so notwendig. Denn wer versteht, welche Bedingungen Stürze begünstigen, kann gezielt ansetzen, bevor sie passieren.

Diese multifaktorielle Entstehung bedeutet zugleich, dass es nicht „den einen Risikofaktor" gibt, sondern eine Vielzahl möglicher Ursachen, die sich oft gegenseitig verstärken. Ein Mensch mit eingeschränkter Balance und schwacher Muskulatur ist beispielsweise deutlich anfälliger für einen Sturz, wenn zusätzlich Stolperfallen in der Wohnung, schlechte Beleuchtung oder ungeeignetes Schuhwerk hinzukommen. Auch Medikamente, Angst vor dem Stürzen oder eine geringe Alltagsaktivität können das Risiko weiter erhöhen.

Um die Komplexität greifbarer zu machen, hat sich eine Unterteilung in drei übergeordnete Risikokategorien etabliert:

1. **intrinsische Risikofaktoren**, die innerhalb des Körpers liegen (z. B. sensorische Defizite, Erkrankungen, Mobilitätseinschränkungen),
2. **extrinsische Risikofaktoren**, die aus der Umwelt resultieren (z. B. unebener Boden, fehlende Haltegriffe) und
3. **verhaltensbezogene Risikofaktoren**, die das individuelle Handeln und Alltagsverhalten betreffen (z. B. riskante Bewegungen, Ablehnung von Hilfsmitteln).

Diese Einteilung dient nicht nur der Systematisierung in Forschung und Praxis, sie ermöglicht auch eine gezielte, mehrdimensionale Intervention. Im Folgenden werden die drei Kategorien im Detail betrachtet.

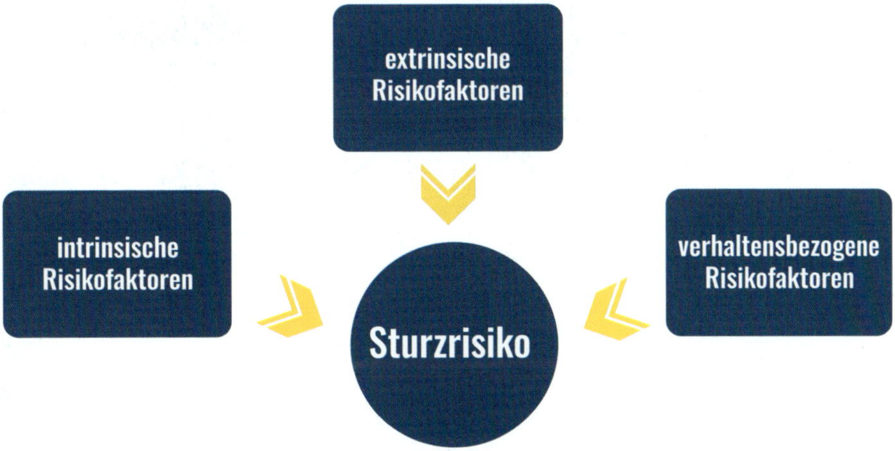

Abb. 1: Risikofaktoren bei Stürzen

2.1 Intrinsische Risikofaktoren

Intrinsische Risikofaktoren beschreiben alle körperinternen Ursachen, die das Sturzrisiko erhöhen können. Sie entstehen aus physiologischen Veränderungen, chronischen Erkrankungen oder altersbedingten Prozessen und betreffen zentrale Systeme wie das Nervensystem, die Muskulatur, das Herz-Kreislauf-System oder die Sinnesorgane.

Ein zentrales Merkmal dieser Risikofaktoren ist, dass sie in der Person selbst verankert sind, unabhängig von äußeren Einflüssen. Manche dieser Faktoren sind vorübergehend (z. B. eine akute Erkrankung oder Medikamentennebenwirkung), andere hingegen dauerhaft oder progredient, wie etwa eine Parkinson-Erkrankung oder eine altersbedingte vestibuläre Funktionsminderung.

Zu den am häufigsten dokumentierten intrinsischen Risikofaktoren zählen:

- **Gleichgewichts- und Gangstörungen**, z. B. durch vestibuläre Defizite oder zentrale Koordinationsprobleme,
- **unausgeprägte Muskulatur bzw. Muskelschwäche (Sarkopenie)**,
- **eingeschränkte Mobilität**,
- **Reaktionsverzögerungen**,
- **Seh- und Hörstörungen**, die das Navigieren im Raum erschweren,
- **kognitive Einschränkungen**, z. B. bei Demenz oder Aufmerksamkeitsdefiziten,
- **chronische Erkrankungen** wie Parkinson, Diabetes mellitus oder kardiovaskuläre Störungen,
- **frühere Stürze**, Frakturen oder Stolperereignisse in der Vorgeschichte,
- **Polypharmazie** bzw. Einnahme bestimmter Medikamente (z. B. Psychopharmaka, Antihypertensiva),
- **Schwindel**, Synkopen oder orthostatische Hypotonie,
- **psychische Faktoren** wie Angst vor dem Stürzen, Depression oder Antriebslosigkeit,
- **Fußprobleme**,
- **Schmerzen** und
- **sensorische Defizite** (z. B. bei Neuropathien).

Viele dieser Faktoren treten nicht isoliert auf. So kann eine Person mit Muskelschwäche gleichzeitig unter Schwindel, kognitiven Einschränkungen und Medikamentennebenwirkungen leiden, was das Sturzrisiko deutlich erhöht. Die Kombination mehrerer intrinsischer Faktoren gilt als besonders kritisches Warnsignal in der klinischen Einschätzung.

Gerade hier setzt ein systemisches Verständnis von Sturzprävention an: Denn auch wenn viele dieser Faktoren, wie Alter, chronische Erkrankungen oder sensorische Defizite, nicht vollständig reversibel sind, lassen sich doch zahlreiche Einflussgrößen gezielt verbessern. Entscheidend ist, diese körperinternen Risiken frühzeitig zu identifizieren und differenziert zu betrachten: Welche Systeme sind betroffen? Wie stark ist die Einschränkung? Wo liegen kompensatorische Potenziale?

Auf dieser Basis können individuelle Maßnahmen abgeleitet werden - etwa ein spezifisches Kraft- oder Gleichgewichtstraining, die Verbesserung der Reaktionsfähigkeit über neurozentrierte Reize oder eine medizinische Optimierung bei Polypharmazie, orthostatischer Hypotonie oder chronischen Schmerzzuständen. Intrinsische Faktoren sind damit keine starren Gegebenheiten, sondern Ansatzpunkte für gezielte Interventionen. Wer das Zusammenspiel von sensorischer Wahrnehmung, neuromuskulärer Steuerung und kognitiver Kapazität versteht, kann funktionelle Ressourcen gezielt stärken - und das Sturzrisiko nachhaltig senken.

Zentrale Erkenntnis

Je besser die körperinternen Risikofaktoren erkannt werden, desto gezielter kann durch Training, Therapie oder medizinische Maßnahmen Einfluss genommen werden - insbesondere auf Gleichgewicht, Kraft, Wahrnehmung und kognitive Funktionen.

2.2 Extrinsische Risikofaktoren

Extrinsische Risikofaktoren umfassen alle äußeren Einflüsse, die unabhängig vom körperlichen Zustand der betroffenen Person das Sturzrisiko erhöhen. Sie ergeben sich aus der Umgebung, den räumlichen Gegebenheiten oder dem fehlenden Einsatz unterstützender Hilfsmittel und sind damit häufig veränder- oder gestaltbar, was sie zu einem besonders relevanten Ziel in der Prävention macht.

Ein klassisches Beispiel ist eine schlecht beleuchtete Wohnung mit Teppichkanten, glatten Böden oder fehlenden Haltegriffen im Badezimmer. Auch alltägliche

Hindernisse wie Kabel, lose Matten, ungesicherte Treppen oder unebene Gehwege können, insbesondere bei bereits vorbestehenden körperlichen Einschränkungen, zu gefährlichen Auslösern werden.

Zu den häufigsten extrinsischen Risikofaktoren zählen:

» **Stolperfallen im Wohnumfeld** (Teppiche, Möbel, Türschwellen, Kabel),

» **mangelhafte Beleuchtung**, vor allem in Fluren, Treppenhäusern oder nächtlichen Gängen zur Toilette,

» **fehlende Haltegriffe** in Bad und Dusche,

» **ungeeignetes Schuhwerk** (z. B. offene Schlappen, glatte Sohlen, schlechte Passform),

» **nicht angepasste Gehhilfe**n oder falscher Einsatz von Rollatoren und Stöcken,

» **nicht barrierefreie Wohnsituationen** (z. B. keine Handläufe, steile Treppen, keine Sitzgelegenheiten im Alltag),

» **Haustiere**, die plötzlich zwischen die Beine laufen,

» **schlecht sitzende Kleidung**, die Bewegung einschränkt oder zur Stolperfalle wird,

» **ungünstige Umgebung im öffentlichen Raum**, z. B. durch Baustellen, Glatteis oder fehlende Sitzgelegenheiten.

In der Praxis zeigt sich: Ein unsicheres Umfeld wirkt als Risikoverstärker, wenn zusätzlich intrinsische Einschränkungen wie Gleichgewichtsprobleme oder visuelle Defizite bestehen. Umso wichtiger ist es, das Umfeld gezielt zu analysieren und anzupassen, sei es im privaten Wohnraum, in Pflegeeinrichtungen oder im öffentlichen Raum.

Bereits kleine Anpassungen wie bessere Beleuchtung, rutschfeste Matten, barrierefreie Wege oder korrekt eingestellte Hilfsmittel können das Risiko erheblich senken. Entscheidend ist dabei nicht nur die bauliche Maßnahme, sondern auch die Sensibilisierung der betroffenen Person und ihres Umfelds.

Sturzprävention im Umfeld bedeutet dabei nicht, eine Wohnung vollständig umzubauen. Oft reichen einfache, durchdachte Veränderungen: etwa Lichtquellen so zu platzieren, dass sie auch nachts eine gute Orientierung ermöglichen, oder Laufwege so zu gestalten, dass keine unnötigen Hindernisse bestehen. Auch das Verständnis dafür, welche Alltagssituationen kritischer sind als andere, kann bereits einen Unterschied machen. Wer erkennt, dass ein vermeintlich harmloser Teppich zur Stolperfalle werden kann oder dass das Schuhwerk im Haus ebenso sicher sein sollte wie draußen, trifft Entscheidungen mit Wirkung.

Besonders wirksam wird Prävention dann, wenn das Umfeld gemeinsam betrachtet und angepasst wird - im Gespräch mit Angehörigen, mit Fachpersonen oder durch eigene Reflexion. Denn die größten Veränderungen entstehen oft nicht durch Technik oder Umbauten, sondern durch bewusste Aufmerksamkeit für das, was um uns herum passiert.

Zentrale Erkenntnis

Sturzrisiken lauern oft in den kleinen Dingen des Alltags. Wer sie erkennt und anpackt, schafft mehr Sicherheit - ohne gleich alles umbauen zu müssen.

2.3 Verhaltensbezogene Risikofaktoren

Neben körperlichen und umweltbedingten Ursachen spielen auch individuelle Verhaltensmuster und Entscheidungen eine zentrale Rolle im Kontext von Stürzen. Verhaltensbezogene Risikofaktoren beziehen sich auf alltägliche Handlungen, Gewohnheiten und Einstellungen, die das Risiko erhöhen, teils unbewusst, teils durch bewusste (Fehl)Entscheidungen.

Besonders tückisch ist: Viele dieser Faktoren werden nicht als „riskant" empfunden, sondern erscheinen aus Sicht der Betroffenen als praktisch oder notwendig, wie etwa das Hochsteigen auf einen Stuhl anstelle einer Leiter oder der Verzicht auf eine Gehhilfe aus Scham oder Stolz.

Zu den häufigsten verhaltensbezogenen Risikofaktoren zählen:

» **geringe körperliche Aktivität** und Bewegungsvermeidung,

» **Überforderung im Alltag**, z. B. durch das Tragen schwerer Gegenstände oder schnelles Aufstehen,

» **riskante Bewegungsmuster**, etwa beim Hantieren auf Stühlen, Bücken mit Rotationen oder Eile auf glatten Böden,

» **Ablehnung von Hilfsmitteln** wie Rollatoren, Haltegriffen oder orthopädischen Schuhen,

» **Alkohol- oder Medikamentenkonsum** (insbesondere in Kombination mit eingeschränkter Reaktionsfähigkeit),

- **mangelndes Gefahrenbewusstsein**, besonders bei Personen mit kognitiven oder neurologischen Einschränkungen,
- **fehlende Routine** bei Sicherungsstrategien, z. B. beim nächtlichen Gang zur Toilette ohne Licht,
- **unangepasste Kleidung** (zu weite Hosenbeine, lange Nachthemden etc.).

Auch psychologische Aspekte wie Überforderung, Scham oder Verdrängung spielen eine Rolle. Viele Menschen nehmen das eigene Risiko nicht wahr oder leugnen es aus Angst vor Abhängigkeit oder dem Gefühl, Schwäche einzugestehen. In der Arbeit mit Betroffenen wird deshalb deutlich: Sturzprävention ist immer auch Beziehungsarbeit und Überzeugungsarbeit. Es geht nicht nur darum, Maßnahmen vorzuschlagen, sondern darum, gemeinsam zu reflektieren, wie sicherheitsrelevantes Verhalten im Alltag konkret aussehen kann.

Verhaltensbezogene Risikofaktoren umfassen dabei eine Vielzahl alltäglicher Entscheidungen: Das Tragen schwerer Einkaufstaschen über mehrere Etagen, das schnelle Aufstehen, ohne sich festzuhalten, das Stehen auf einem Stuhl statt einer Trittleiter – oder auch der Verzicht auf eine Gehhilfe aus Stolz oder Angst vor Stigmatisierung. All diese Handlungen erscheinen im Moment oft pragmatisch, stellen jedoch in Summe eine erhebliche Gefährdung dar. Auch ein zu hoher Bewegungsdrang ohne realistische Einschätzung der eigenen Fähigkeiten oder die falsche Einschätzung von Medikamentenwirkungen können das Risiko erhöhen.

Trainings- und Therapiekonzepte sollten daher nicht nur den Körper, sondern auch das Verhalten adressieren: durch edukative Maßnahmen, Sicherheitstraining, motivierende Gespräche, praktische Alternativen und klare Kommunikation, insbesondere bei älteren Menschen oder solchen mit bereits erlebten Sturzereignissen. Ebenso wichtig ist die Arbeit mit dem sozialen Umfeld: Partner, Familienangehörige oder Pflegepersonen können aktiv zur Sicherheitskultur beitragen oder sie unbewusst behindern, etwa durch Überbehütung oder Bagatellisierung.

Zentrale Erkenntnis

Verhalten ist beeinflussbar, aber nur, wenn es bewusstgemacht wird. Wer risikoreiche Gewohnheiten erkennt und Schritt für Schritt verändert, kann sein Sturzrisiko im Alltag deutlich reduzieren, nicht durch Verzicht, sondern durch kluge Entscheidungen.

Zusammenfassend zeigt sich: Stürze sind selten das Resultat einer einzelnen Ursache. Vielmehr sind sie eine Folge des Zusammenwirkens vieler Einflussfaktoren, die sich gegenseitig verstärken können, im Körper, im Umfeld und im Verhalten. Gerade bei den extrinsischen und verhaltensbezogenen Faktoren liegt viel Potenzial darin, Risiken bewusst wahrzunehmen und dort, wo es möglich ist, mit einfachen Mitteln zu reduzieren. Wer Gefahren erkennt, kann sie verändern.

Die Inhalte dieses Buches richten den Blick jedoch vor allem auf die intrinsischen Risikofaktoren, also auf die Frage, wie gezielte Übungen und neurozentrierte Ansätze die körperinternen Voraussetzungen für mehr Sicherheit und Stabilität verbessern können. Um zu verstehen, welche Übungen sinnvoll sind, wann sie angewendet werden und wie sie wirken, braucht es zunächst ein klares Bild davon, wie unser Gleichgewichtssystem funktioniert.

Im nächsten Kapitel werfen wir deshalb einen genauen Blick darauf, wie unser Gleichgewichtssystem funktioniert und warum es die Basis jeder erfolgreichen Sturzprävention ist.

3

GRUNDLAGEN DES GLEICHGEWICHTS

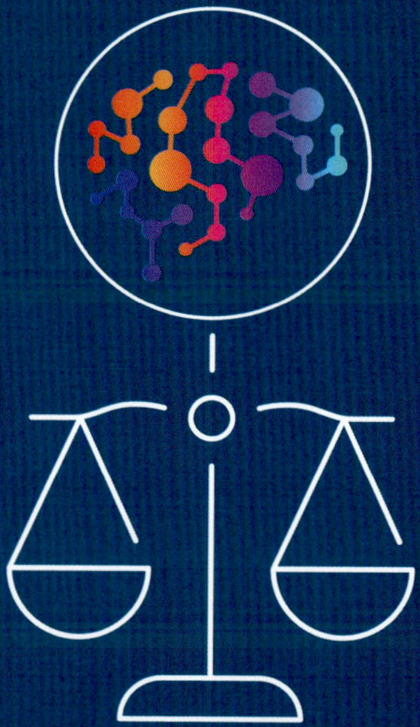

Gleichgewicht ist in Wirklichkeit das Ergebnis eines hochkomplexen Zusammenspiels verschiedener körperlicher und neuronaler Systeme. Wer denkt, Balance sei eine allgemeine Fähigkeit, die sich mit ein paar Standübungen verbessern lässt, irrt gewaltig. Denn Gleichgewicht ist immer aufgabenspezifisch und damit vielschichtiger, als es auf den ersten Blick scheint.

Zur besseren Orientierung lässt sich Gleichgewicht in **vier Hauptkategorien** einteilen:

1. **statisches Gleichgewicht**, z. B. beim Stehen oder Sitzen,
2. **dynamisches Gleichgewicht**, etwa beim Gehen, Laufen oder Springen,
3. **antizipatives Gleichgewicht**, also vorausschauende Anpassung an erwartete Störungen und
4. **reaktives Gleichgewicht**, das blitzschnelle Reagieren auf unerwartete Veränderungen oder Stürze.

Zwischen diesen Kategorien bestehen erstaunlich geringe Zusammenhänge. Wer also ruhig stehen kann, ist noch lange nicht reaktionsschnell im Ernstfall, und wer gut im Gehen ausbalanciert, muss nicht automatisch beim Sitzen stabil sein. Aus neurofunktioneller Sicht bedeutet das: Gleichgewicht ist kein „Allroundtalent", sondern muss je nach Anforderung spezifisch bewertet und trainiert werden.

Diese Differenzierung ist entscheidend für die Praxis: Denn wer Gleichgewicht ganzheitlich verbessern möchte, muss sich bewusst machen, dass es „das eine Gleichgewicht" so nicht gibt. Stattdessen sprechen wir von einer Vielzahl unterschiedlicher Gleichgewichtsfähigkeiten, die jeweils unter anderen Bedingungen stattfinden, anderen neuronalen Anforderungen unterliegen und auch unterschiedlich trainierbar sind. Genau aus diesem Grund ist es notwendig, im nächsten Schritt ein klares Verständnis dafür zu entwickeln, was Gleichgewicht überhaupt ist, wie es sich definieren lässt und vor allem: welche Systeme daran beteiligt sind.

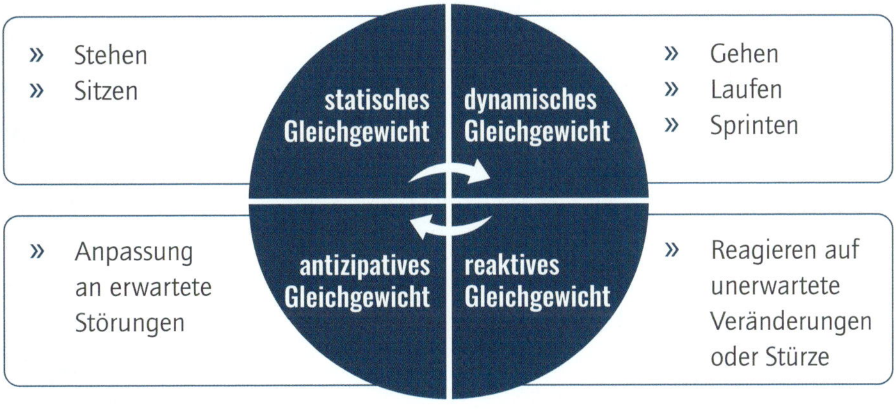

Abb. 2: Die vier Kategorien des Gleichgewichts

3.1 Was ist Gleichgewicht?

Die Fähigkeit, das Gleichgewicht zu halten, zählt zu den grundlegenden motorischen Leistungen des Menschen. Sie ist Voraussetzung für jede Form von aufrechter Haltung und Fortbewegung. Trotz ihrer zentralen Bedeutung wird sie im Alltag kaum wahrgenommen - zumindest solange sie reibungslos funktioniert. Erst wenn sie gestört ist, etwa durch Krankheit, Alterungsprozesse oder äußere Einflüsse, wird deutlich, wie komplex und leistungsfähig das Gleichgewichtssystem ist.

Aus physiologischer Sicht handelt es sich beim Gleichgewicht nicht um einen stabilen Zustand, sondern um einen fortlaufenden, hochgradig regulierten Prozess. Mehrere Teilsysteme des Körpers arbeiten eng zusammen, um kontinuierlich Informationen über die aktuelle Körperlage zu erfassen, sie zu bewerten und geeignete Reaktionen einzuleiten.

Diese Fähigkeit ist beim Menschen besonders herausfordernd, da er sich aufrecht auf zwei Beinen durch den Raum bewegt. Diese Herausforderung des Gleichgewichts wird besonders deutlich, wenn man den Menschen aus biomechanischer Perspektive betrachtet. Als Zweibeiner verfügt er mit seinen Füßen über eine vergleichsweise kleine Unterstützungsfläche bei gleichzeitig hohem Körperschwerpunkt. Die aufrechte Körperhaltung erfordert eine vertikale Organisation der Körpersegmente, die stabilisiert, kontrolliert bewegt und fein aufeinander abgestimmt werden müssen.

Bereits kleine Gewichtsverlagerungen können so zu einer Destabilisierung führen, was kontinuierliche Anpassungen erfordert. Der scheinbar ruhige Stand ist in Wirklichkeit ein aktiver Zustand, der durch präzise neuromuskuläre Regulation aufrechterhalten wird. In Bewegung steigen die Anforderungen noch viel weiter an. Hier muss das Gleichgewicht nicht nur gehalten, sondern teils gezielt verlassen und unmittelbar wiederhergestellt werden.

Die biomechanische Grundlage des Gleichgewichts bilden die passiven und aktiven Struktursysteme des Körpers. Das Skelett sorgt für die grundlegende Stabilität und trägt die Körperlast. Bänder und Faszien stabilisieren passiv die Gelenke und begrenzen extreme Bewegungen. Die Muskulatur übernimmt in Zusammenarbeit mit dem Gehirn die aktive Kontrolle. Sie reagiert auf Veränderungen und ermöglicht gezielte motorische Handlungen.

Gleichgewicht ist dabei kein stabiler Endzustand, sondern ein dynamischer Prozess, der durch fortlaufende Anpassung aufrechterhalten wird. Selbst in Ruhe führen Atmung, Herzschlag und minimale Muskelaktivität zu ständigen Schwankungen des Körperschwerpunkts. Diese werden ununterbrochen durch feine Ausgleichsbewegungen korrigiert.

In Bewegung wird diese Dynamik noch komplexer. Der Körper muss nicht nur stabilisieren, sondern auch antizipieren, umlagern, abfangen und neu ausrichten. Gleichgewicht bedeutet deshalb nicht nur Stabilität, sondern vor allem Flexibilität, Reaktionsfähigkeit und Integration.

All diese komplexen Anpassungen und Reaktionen werden vor allem durch ein System ermöglicht: das Nervensystem. Es ist der zentrale Akteur, der alle Informationen verarbeitet, Bewegungen steuert, Reaktionen plant und in Echtzeit anpasst. Ohne die schnelle, präzise und koordinierte Arbeit von Gehirn, Rückenmark und peripheren Nerven wäre selbst der scheinbar stabile Stand unmöglich.

Trotz dieser zentralen Rolle wird das Nervensystem in klassischen Trainingsinterventionen, in der Rehabilitation und selbst in der Medizin noch immer oft unterschätzt oder nur am Rande betrachtet. Der Fokus liegt meist auf der strukturellen Ebene: auf Muskeln, Gelenken, Bändern und der Biomechanik. Wenn das Nervensystem überprüft wird, dann häufig lediglich im Hinblick auf seine strukturelle Integrität – ob Nervenleitgeschwindigkeiten normal sind, Reflexe auslösbar oder neurologische Ausfälle vorliegen.

Was dabei kaum berücksichtigt wird, ist seine funktionelle Qualität: Wie gut verarbeitet das Nervensystem sensorische Informationen? Wie effizient koordiniert es motorische Reaktionen? Wie flexibel kann es sich auf wechselnde Anforderungen einstellen?

Genau diese funktionelle Perspektive ist jedoch entscheidend, wenn es darum geht, Gleichgewicht nicht nur als biomechanisches Phänomen, sondern als neurophysiologisches Gesamtkonstrukt zu verstehen.

Die Funktion dieses neurophysiologischen Gesamtkonstrukts gleicht einem Wunder, wenn wir uns vor Augen führen, was es Tag für Tag leistet. Ohne bewusstes Nachdenken halten wir unser Gleichgewicht beim Gehen auf unebenem Boden, gleichen U-Bahn-Beschleunigungen aus, fangen Stolperer reflexartig ab oder balancieren beim Erreichen eines hohen Regals auf Zehenspitzen – vieles erfolgt in Sekundenbruchteilen und oft, ohne dass wir es überhaupt bemerken.

Um ein besseres Verständnis darüber zu erhalten, wie dieses System arbeitet und was es für einen sicheren Stand und eine stabile Bewegung braucht, lohnt es sich, seine Funktion in mehrere Schritte aufzuteilen. Denn Gleichgewicht ist kein einfacher Reflex, sondern das Ergebnis eines hochkomplexen, präzise abgestimmten Zusammenspiels verschiedener Systeme und Prozesse.

Damit wir unser Gleichgewicht halten können, sind im Körper unzählige Abläufe notwendig, die in perfekter Abstimmung miteinander arbeiten. Betrachtet man diese Vorgänge genauer, lassen sie sich in fünf zentrale Schritte unterteilen:

Schritt 1: Informationen sammeln
Zunächst muss der Körper wissen, wo er sich befindet. Verschiedene Sinnessysteme liefern die notwendigen Informationen über Lage, Position, Bewegung und Umgebung.

Schritt 2: Informationen weiterleiten und kommunizieren
Die gesammelten Sinnesreize müssen zuverlässig und schnell an das zentrale Nervensystem weitergeleitet werden, damit dort eine Verarbeitung überhaupt möglich ist.

Schritt 3: Informationen analysieren, interpretieren und verstehen
Im Gehirn werden alle eingehenden Informationen analysiert, miteinander abgeglichen und zu einem Gesamtbild zusammengefügt, um die aktuelle Situation zu verstehen.

Schritt 4: Entscheidung treffen und ausführen
Basierend auf der Analyse entscheidet das Gehirn, welche motorische Antwort angemessen ist – und leitet entsprechende Bewegungsprogramme zur Ausführung an die Muskulatur weiter.

Schritt 5: Feedback und Korrekturen
Nach der Bewegungsausführung überprüft das Nervensystem permanent, ob die gewünschte Reaktion erfolgreich war. Falls nötig, werden Korrekturen eingeleitet, um Stabilität und Sicherheit aufrechtzuerhalten.

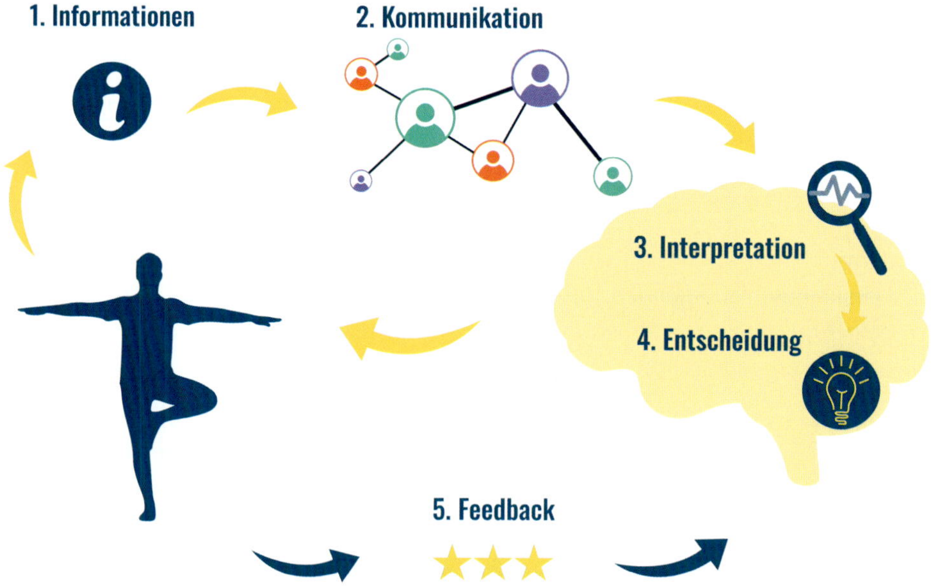

Abb. 3: Gleichgewicht in Bezug zum Input-Interpretation-Output-Modell (Grafische Elemente in der Abbildung: © Vii – stock.adobe.com, © kornetka – stock.adobe.com, © Kabaka – stock.adobe.com, © Atique – stock.adobe.com)

Um diese fünf Schritte wirklich zu verstehen, reicht es nicht, nur ihre Funktion zu kennen.

Hinter jedem dieser Prozesse stehen spezialisierte Strukturen und komplexe Verschaltungen, die gemeinsam dafür sorgen, dass Gleichgewicht überhaupt möglich ist. Von Sinnesrezeptoren in Gelenken und Muskeln über periphere Nervenbahnen bis hin zu hochkomplexen Arealen im Gehirn arbeitet der Körper in einem präzise abgestimmten Zusammenspiel – jeder Bereich mit seiner eigenen Aufgabe, alle miteinander verbunden.

Wenn wir wissen wollen, an welchen Stellschrauben wir therapeutisch oder im Training gezielt ansetzen können, müssen wir die neuroanatomischen Grundlagen kennen:

» Welche Strukturen sind beteiligt?

» Welche Funktionen übernehmen sie?

» Und wie arbeiten sie zusammen, um Stabilität, Sicherheit und Bewegungsfähigkeit zu gewährleisten?

Ein tieferes Verständnis dieser Fragen eröffnet nicht nur neue Perspektiven, sondern bildet auch die Grundlage für alle folgenden Interventionen und Trainingsansätze.

Im nächsten Kapitel werfen wir daher einen detaillierten Blick auf die anatomischen und neurologischen Grundlagen, die unser Gleichgewicht überhaupt erst möglich machen.

Zentrale Erkenntnis

Gleichgewicht ist kein statischer Zustand, sondern ein hochkomplexer, dynamischer Prozess. Es entsteht durch das Zusammenspiel verschiedener Sinnessysteme und der integrativen Leistung unseres Nervensystems, das all diese Informationen verarbeitet, bewertet und in präzise Bewegungen übersetzt. Nur wer diese funktionelle Perspektive versteht, kann Gleichgewicht gezielt trainieren und verbessern.

3.2 Sinnessysteme des Gleichgewichts

Im vorherigen Kapitel haben wir bereits gelernt, dass Gleichgewicht kein einfacher Prozess ist, sondern das Ergebnis eines hochkomplexen Zusammenspiels verschiedener Systeme und Funktionen. Es entsteht durch die präzise Zusammenarbeit zahlreicher Sinnes- und Steuerungsmechanismen, die in jeder Sekunde unseres Lebens Informationen aufnehmen, verarbeiten und in sichere, koordinierte Bewegungen umsetzen.

In diesem Kapitel wollen wir uns diese Systeme Schritt für Schritt genauer ansehen. Zunächst betrachten wir die verschiedenen Sinnessysteme, die unserem Gehirn überhaupt erst ermöglichen, zu verstehen, wo sich unser Körper im Raum und in Relation zur Umwelt befindet und wie er sich bewegt. Dazu gehören die Propriozeption (Körperwahrnehmung), das vestibuläre System (Gleichgewichtsorgan im Innenohr), das visuelle System (Augen) sowie andere ergänzende sensorische Informationen.

Anschließend werden wir uns mit den neuroanatomischen Grundlagen und der funktionellen Integration beschäftigen. Hierbei geht es um die Frage, welche Strukturen im Nervensystem dafür sorgen, dass diese Sinneseindrücke zu einer kohärenten Wahrnehmung und letztlich zu gezielten Bewegungsreaktionen zusammengeführt werden.

Darauf aufbauend werfen wir einen Blick auf ein vereinfachtes Modell der Bewegungssteuerung, um besser zu verstehen, wie unser Nervensystem diese komplexen Informationen in scheinbar simple Bewegungen übersetzt.

Abschließend betrachten wir kritisch die gängigen Trainingsansätze zur Verbesserung des Gleichgewichts, hinterfragen, warum viele davon nicht den gewünschten Erfolg bringen, und bereiten so den Boden für eine neue, neurozentrierte Perspektive auf Gleichgewichtstraining und Sturzprävention.

3.2.1 Propriozeption

Die Propriozeption – auch als „Tiefensensibilität" oder „Körpersinn" bezeichnet – ist eines der zentralen Sinnessysteme, die unserem Gehirn Informationen über die Position und Bewegung des eigenen Körpers liefern. Sie ermöglicht uns, Bewegungen sicher und koordiniert auszuführen und bildet damit die Grundlage für jede Form von stabiler Haltung, gezielter Bewegung und dynamischem Gleichgewicht.

Ohne Propriozeption wären selbst einfachste Aufgaben kaum möglich: aufstehen, eine Treppenstufe sicher treffen oder im Dunkeln den Lichtschalter finden. All das setzt voraus, dass wir genau wissen, wo sich unsere Körperteile befinden und wie sie zueinander ausgerichtet sind.

Propriozeption ist dabei kein einzelnes Organ, sondern ein funktionelles System, das auf der Arbeit verschiedener spezialisierter Rezeptoren basiert. Diese befinden sich in Muskeln, Sehnen, Gelenken und Faszien und liefern dem Nervensystem kontinuierlich Informationen über:

» **Gelenkstellung**: Ist mein Arm gebeugt oder gestreckt?

» **Muskelspannung**: Wie stark ist ein Muskel gerade angespannt oder gedehnt?

» **Druckverhältnisse und Kontaktflächen**: Wie fühlt sich der Boden unter meinen Fußsohlen an? Wo liegt mein Körpergewicht auf?

» **Position des Körpers im Raum**: Wo befinden sich meine Gliedmaßen in Relation zueinander und zur Umwelt?

All diese Informationen fließen zusammen und ermöglichen dem Gehirn die Erstellung einer inneren Körperkarte, einer Art ständig aktualisiertem Lageplan unseres Körpers, der sowohl für bewusste Bewegungsplanung als auch für unbewusste, automatische Korrekturen genutzt wird.

Denn Propriozeption ist nicht ausschließlich ein bewusster Wahrnehmungsprozess. Im Gegenteil: Der Großteil dieser Informationen wird unbewusst verarbeitet und blitzschnell verschaltet, um Haltung zu stabilisieren, Gleichgewichtsanpassungen einzuleiten und Reaktionen vorzubereiten, lange bevor wir sie überhaupt bewusst wahrnehmen. Gleichzeitig können propriozeptive Informationen jedoch auch bewusst werden, wenn wir unsere Körperhaltung korrigieren oder eine Bewegung gezielt ansteuern.

Im Folgenden betrachten wir die unterschiedlichen Rezeptortypen der Propriozeption genauer und erläutern, welche Informationen sie liefern und welche Rolle sie für Gleichgewicht, Bewegungssteuerung und Trainingsansätze spielen.

Rezeptoren der Propriozeption

Die Propriozeption basiert auf verschiedenen Rezeptortypen, die in Muskeln, Sehnen, Gelenken, Faszien und der Haut eingebettet sind. Jeder dieser Rezeptoren liefert spezifische Informationen über die aktuelle Körperlage, Bewegung oder Gewebespannung und trägt somit seinen eigenen, essenziellen Anteil zur Erstellung der inneren Körperkarte bei.

Muskelspindeln
Muskelspindeln befinden sich in den Muskeln und sind parallel zu den extrafusalen Muskelfasern angeordnet. Sie registrieren Längenänderungen des Muskels sowie die Geschwindigkeit dieser Dehnungen. Diese Informationen sind entscheidend für die Regulierung des Muskeltonus und die Auslösung des Dehnungsreflexes, der vor plötzlicher Überdehnung schützt. Sie ermöglichen auch schnelle, meist reflektorisch ausgelöste Korrekturbewegungen, um Stabilität und Gelenkschutz zu gewährleisten.

Golgi-Sehnenorgane
Diese Rezeptoren sitzen an der Übergangsstelle zwischen Muskel und Sehne. Sie messen die Spannung innerhalb der Sehne und melden dem Nervensystem, wie intensiv der Muskelzug auf die Sehnenstruktur wirkt. Dadurch schützen sie die Sehnen vor Überlastung, regulieren die Kraftdosierung und ermöglichen eine fein abgestimmte Bewegungssteuerung.

Gelenkrezeptoren
In den Gelenkkapseln befinden sich verschiedene Mechanorezeptoren, die Informationen über Gelenkstellung, Bewegungsrichtung und -geschwindigkeit liefern. Sie sind vor allem in den Endgraden der Bewegungen aktiv und helfen, Extremstellungen und potenzielle Überbelastungen wahrzunehmen, zu verhindern oder rechtzeitig muskuläre Schutzmechanismen zu aktivieren.

Hautrezeptoren (kutane Mechanorezeptoren)
Diese Rezeptoren reagieren auf Druck, Zug und Vibration und gehören ebenfalls zu den Mechanorezeptoren, genau wie Muskelspindeln und Golgi-Sehnenorgane. Sie liefern Informationen über Kontaktflächen, Oberflächenbeschaffenheit und Druckverteilung, was besonders für die Stand- und Gangstabilität wichtig ist. Über die Fußsohlen beispielsweise geben sie Rückmeldung über den Untergrund und die Gewichtsverlagerung.

Nozizeptoren
Fälschlicherweise werden Nozizeptoren oft als „Schmerzrezeptoren" bezeichnet. Tatsächlich registrieren sie potenziell gewebeschädigende Reize und liefern Bedrohungssignale an das Gehirn, das dann entscheidet, ob Schmerz ausgelöst wird. Viele nozizeptive Signale erhöhen die Wahrscheinlichkeit einer Schmerzauslösung durch das Gehirn. Nozizeption hat indirekten Einfluss auf die Propriozeption, da Schmerzen Bewegungsmuster verändern, Schutzreaktionen und Kompensationsstrategien auslösen und motorische Steuerung adaptieren. Chronische Schmerzen führen häufig zu einer veränderten sensorischen Integration, veränderter Bewegungsqualität und stabilisierten Schutzmustern, die nicht immer funktional sind.

Thermorezeptoren

Diese Rezeptoren melden Temperaturveränderungen der Haut und spielen primär eine Rolle beim Schutz vor Unterkühlung oder Überhitzung. Sie beeinflussen jedoch auch Wahrnehmung, Komfort und motorische Reaktionen, da Kälte oder Hitze Anpassungsstrategien im Bewegungsverhalten hervorrufen können. Für die Bewegungsplanung und Gleichgewichtskontrolle haben sie wahrscheinlich eine geringere direkte Relevanz als Mechanorezeptoren oder Nozizeptoren, sollten jedoch im Training nicht vollständig ausgeklammert werden.

Rezeptortyp	Lokalisation	Funktion/vermittelte Information
Muskelspindeln	Muskeln	Registrierung von Muskellängenänderung und Dehnungsgeschwindigkeit; Regulation von Muskeltonus und Auslösung von Dehnungsreflexen
Golgi-Sehnenorgane	Übergang Muskel - Sehne	Messung der Sehnenspannung; Schutz vor Überlastung; Regulation der Kraftdosierung
Gelenkrezeptoren	Gelenkkapseln und Bänder	Informationen über Gelenkstellung, Bewegungsrichtung und Endstellungen; Schutz vor Überbelastung
Hautrezeptoren	Haut	Wahrnehmung von Druck, Zug, Vibration; Information über Oberflächenbeschaffenheit; Kontaktflächen und Gewichtsverlagerung
Nozizeptoren	Haut, Muskeln, Sehnen, Gelenke	Registrierung potenziell gewebeschädigender Reize; Auslösung von Schutzreaktionen und Anpassung von Bewegungsmustern, Bedrohungssignale („Schmerz")
Thermorezeptoren	Haut	Wahrnehmung von Temperaturveränderungen; Schutzverhalten und motorische Reaktionen

Tab. 1: Rezeptortypen und ihre Funktionen

Quellen:

- Bear, M. F., Connors, B. W., & Paradiso, M. A. (2015). *Neuroscience: Exploring the Brain* (4th ed.). Wolters Kluwer.
- Kandel, E. R., Schwartz, J. H., Jessell, T. M., Siegelbaum, S. A., & Hudspeth, A. J. (2013). *Principles of Neural Science* (5th ed.). McGraw-Hill.
- Moseley, G. L., & Butler, D. S. (2017). *Explain Pain* (2nd ed.). NOIgroup Publications.
- Trepel, M. (2017). *Neuroanatomie: Struktur und Funktion* (6. Aufl.). München: Springer.

Wo lassen sich propriozeptive Defizite vermuten?

Propriozeptive Defizite oder Störungen einzelner Rezeptoren lassen sich häufig dort vermuten, wo Menschen über sensorische Auffälligkeiten oder Empfindungsstörungen klagen. Typische Beschreibungen sind Aussagen wie: „Es fühlt sich an, als wäre es eingeschlafen", „ich spüre hier ein Kribbeln" oder „diese Stelle ist taub". In solchen Fällen lohnt es sich immer, zu testen, ob die betroffene Körperregion auf taktile Reize wie beispielsweise Berührung, Pieksen oder Druck adäquat reagiert.

Wird ein Stimulus grundsätzlich wahrgenommen, bietet es sich an, die Qualität der Empfindung im Seitenvergleich zu prüfen: Fühlt sich der Reiz auf der betroffenen Seite genauso an wie auf der gesunden Gegenseite? Gibt es Unterschiede in Intensität, Lokalisation oder Qualität der Wahrnehmung? Auf diese Weise kann ein eventuelles Defizit herausgefiltert werden, insbesondere wenn eine Seite weniger sensibel oder sogar hypersensibel auf Reize reagiert.

Darüber hinaus finden sich Rezeptorstörungen häufig in Bereichen mit alten Gewebeschädigungen, etwa nach Verletzungen oder Operationen. Besonders Narbengewebe ist hier von Bedeutung, ebenso wie Tätowierungen. Entscheidend ist dabei nicht nur die Lokalisation, sondern vor allem der funktionelle Einfluss auf die Körperwahrnehmung: Selbst Verletzungen aus der Kindheit können über Jahre hinweg unbewusste Kompensationsmuster auslösen, die Bewegungsqualität, Stabilität und Gleichgewicht beeinflussen.

Fehlen Rezeptorinformationen in einem Gewebebereich, beispielsweise aufgrund einer alten Narbe oder Gewebeschädigung, erhält das Gehirn keine klaren Signale mehr aus dieser Region. Ohne präzise sensorische Rückmeldungen kann dieser Bereich nicht eindeutig in die „Körperkarte" integriert werden. Bleibt diese Information aus, ist auch eine gezielte Ansteuerung und Kontrolle der betroffenen Struktur erschwert – es fehlt an Sicherheit und an einer verlässlichen Grundlage für Bewegungssteuerung.

Generell bleibt es wichtig zu verstehen, dass Narben, Tattoos und andere sensorische Defizite unbedingt auf ihre Funktion überprüft, getestet und trainiert werden sollten - idealerweise unter Berücksichtigung aller Rezeptortypen.

Nähere Informationen zur praktischen Umsetzung dieser Tests und Trainingsansätze sowie zur genaueren Verarbeitung und Verschaltung der Rezeptoren im Nervensystem werden in den folgenden Kapiteln erläutert.

Zentrale Erkenntnis

Verschiedene Rezeptoren vermitteln unterschiedliche Informationen über Länge, Spannung, Stellung, Druck, Bedrohung oder Temperatur. Sie alle beeinflussen die Bewegungssteuerung und haben damit einen direkten oder indirekten Einfluss auf Gleichgewicht und Bewegungsqualität. Mechanorezeptoren und Nozizeptoren scheinen dabei eine besonders bedeutende Rolle zu spielen, da sie unmittelbar mit motorischen Anpassungen, Schutzreaktionen und Bewegungsmodulation verknüpft sind. Dennoch gilt: Alle Rezeptortypen sollten im Training berücksichtigt und getestet werden, um das propriozeptive System ganzheitlich zu aktivieren und optimale Bewegungsstrategien zu fördern.

3.2.2 Vestibuläres System

Das vestibuläre System, auch Gleichgewichtsorgan genannt, ist ein hochspezialisiertes Sinnessystem, das im Innenohr lokalisiert ist. Es liegt eingebettet im knöchernen Labyrinth des Felsenbeins (Pars petrosa des Os temporale) und ist eng mit der Cochlea (Hörschnecke) verbunden. Trotz seiner geringen Größe (kaum größer als eine Erbse) erfüllt es eine essenzielle Aufgabe: Es liefert dem Gehirn präzise Informationen über die Lage, Position und Bewegung des Kopfes im Raum und spielt damit eine zentrale Rolle für Haltungskontrolle, Gleichgewicht, Orientierung und Wahrnehmung der Schwerkraft.

Das vestibuläre System ist dabei nicht nur ein passiver Sensor, sondern entscheidend für Gleichgewicht und Stabilität. Seine Sinnesorgane registrieren jede Änderung der Kopfposition und -bewegung und leiten diese Informationen an verschiedene Gehirnbereiche weiter. Über direkte Verschaltungen in den Hirnstamm werden Reflexwege ausgelöst, die kompensatorische Bewegungen einleiten, um Stabilität aufrechtzuerhalten oder wiederherzustellen (mehr dazu in Kapitel *3.4.3 Vestibuläre Verarbeitung*). Projektionen in den Kortex sorgen hingegen dafür, dass wir bewusst wahrnehmen, wie wir uns im Raum bewegen oder zur Schwerkraft ausgerichtet sind.

Aufbau und Funktion

Fachlich betrachtet besteht das vestibuläre System aus drei Bogengängen (Canales semicirculares) - horizontal, anterior und posterior - sowie den beiden Makulaorganen Utriculus und Sacculus.

Bogengänge
Die Bogengänge sind spezialisiert auf die Erfassung von Rotationsbewegungen des Kopfes in allen drei Raumebenen: Drehen zur Seite, Nicken nach vorne und hinten, sowie Kippen zur Schulter. Sie lassen sich bildlich vorstellen wie drei winzige Hula-Hoop-Reifen, die in unterschiedlichen Ebenen angeordnet sind. Jeder dieser Reifen ist mit Flüssigkeit (Endolymphe) gefüllt. Darin befindet sich eine nervale Struktur, die wie ein kleines „Segel" (Cupula) funktioniert.

Wenn wir den Kopf drehen, bewegt sich der knöcherne Kanal mit, während die Flüssigkeit aufgrund ihrer Trägheit zunächst „stehen bleibt" und somit relativ entgegengesetzt zur Kopfbewegung strömt. Diese Strömung drückt das Nervensegel (ähnlich wie Wind ein Segel bewegt) und reizt so Haarzellen, die elektrische Signale an das Gehirn weiterleiten.

Besonders spannend ist dabei das Push-Pull-Prinzip: Beide Ohren arbeiten als Spiegelbildsystem. Drehen wir den Kopf nach links, fließt die Endolymphe in beiden horizontalen Kanälen relativ nach rechts. Das Nervensegel wird auf beiden Seiten in die gleiche Richtung gedrückt. Dennoch führt dies im linken Ohr zu einer Aktivierung der Haarzellen (Depolarisation), während es im rechten Ohr zu einer Hemmung (Hyperpolarisation) kommt. Durch diesen Gegensatz kann das Gehirn präzise bestimmen, in welche Richtung und mit welcher Geschwindigkeit der Kopf rotiert.

Makulaorgane
Die Makulaorgane Utriculus und Sacculus registrieren lineare Beschleunigungen sowie die Kopfposition relativ zur Schwerkraft. Ihre Funktion lässt sich mit einer Schale Wackelpudding vergleichen, auf der kleine Steine liegen. Diese Steine sind die Otoconia („Ohrsteine"), die in einer gallertartigen Membran (dem „Wackelpudding") eingebettet sind. Darin liegen feine Haarzellen.

Wenn wir uns linear bewegen oder beschleunigen, z. B. beim Anfahren eines Autos oder in einem Aufzug, bleiben die Otoconia aufgrund ihrer Trägheit zunächst an Ort und Stelle, während sich die Membran relativ dazu verschiebt. Diese Verschiebung biegt die Haarzellen in eine bestimmte Richtung und erzeugt so elektrische Signale, die dem Gehirn mitteilen, wie schnell und in welche Richtung wir beschleunigen oder geneigt sind.

Der Utriculus ist vor allem für horizontale Bewegungen zuständig (vorwärts, rückwärts, seitwärts).

Der Sacculus registriert vor allem vertikale Bewegungen (aufwärts, abwärts).

Interessant ist: Diese Rezeptoren registrieren nicht die Geschwindigkeit an sich, sondern Änderungen der Geschwindigkeit, also Beschleunigung oder Abbremsen.

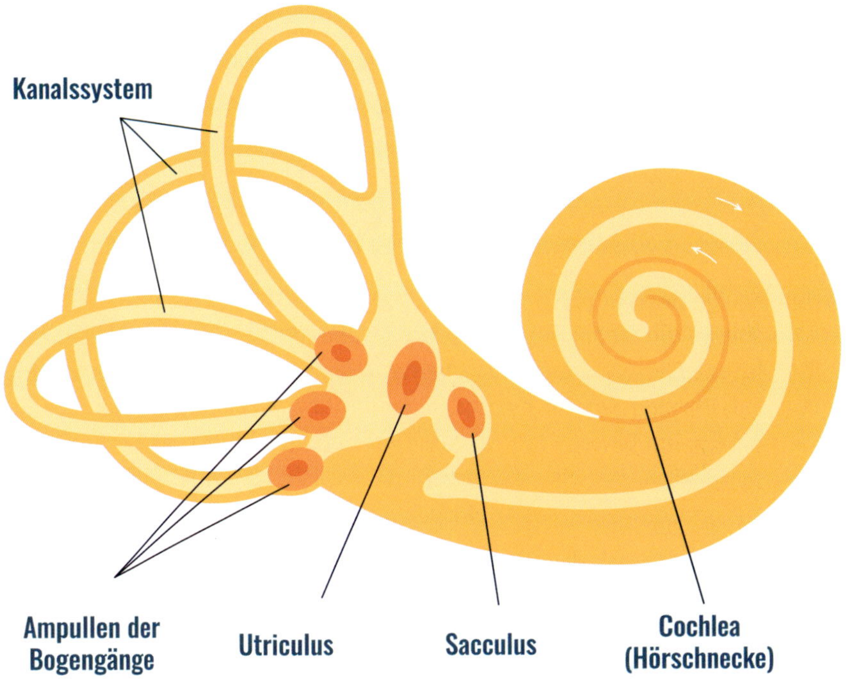

Abb. 4: Vestibuläres System (Grafik: © pikovit - stock.adobe.com)

Vestibuläre Reflexe

Das vestibuläre System liefert nicht nur Informationen über Kopfposition, Beschleunigung und Schwerkraft - es ist auch direkt in verschiedene Reflexwege eingebunden, die entscheidend für Gleichgewicht, Orientierung und Stabilität sind.

Vestibulo-okulärer Reflex (VOR)
Der VOR sorgt dafür, dass wir trotz Kopfbewegungen stabil und klar sehen können. Er funktioniert wie ein „Bildstabilisator" in einer Kamera: Während der Kopf sich bewegt, steuert er die Augen in entgegengesetzter Richtung, sodass das Bild auf der Netzhaut stabil bleibt. Drehen wir beispielsweise den Kopf nach rechts, bewegen sich die Augen automatisch nach links, um den Blickpunkt zu fixieren. Ohne diesen Reflex würden Objekte bei jeder kleinen Kopfbewegung verschwimmen oder „hüpfen", was vor allem beim Gehen, Laufen oder schnellen Blickwechseln fatale Auswirkungen auf Orientierung und Sicherheit hätte.

Vestibulo-spinaler Reflex (VSR)
Der VSR ist für die Haltungs- und Gleichgewichtskontrolle verantwortlich. Er arbeitet kontinuierlich, nicht nur bei drohendem Sturz, sondern auch bei alltäglichen Bewegungen wie Gehen oder Stehen.

Registriert das vestibuläre System eine Kopfbewegung oder eine Änderung der Körperposition, sendet es Signale an das Rückenmark, wodurch Muskelgruppen in Rumpf und Beinen automatisch aktiviert und angepasst werden. So stabilisiert der VSR den Körper permanent und ermöglicht uns, aufrecht und sicher zu stehen oder zu gehen. Wird plötzlich eine größere Instabilität registriert, löst er zudem schnelle kompensatorische Bewegungen aus – etwa einen Ausfallschritt beim Stolpern –, um das Gleichgewicht wiederherzustellen oder einen Sturz zu verhindern.

Vestibulo-collic Reflex (VCR)
Der VCR steuert die Stabilisierung des Kopfes über die Nackenmuskulatur. Auch er ist nicht nur eine Reaktion auf plötzliche Bewegungen, sondern arbeitet ständig im Hintergrund, um den Kopf in einer stabilen Position zu halten. Er aktiviert gezielt Nackenmuskeln, um Bewegungen abzufangen oder den Kopf trotz Körperbewegungen ruhig zu halten. Das ist essenziell für klare Sicht, Orientierung im Raum und sichere Bewegungsabläufe – zum Beispiel beim Autofahren, Sport oder schnellen Drehbewegungen im Alltag.

Funktionelle Bedeutung

Das vestibuläre System übernimmt weit mehr als nur Gleichgewichtskontrolle. Es sorgt dafür, dass wir trotz Kopfbewegungen klare, stabile visuelle Eindrücke erhalten und unsere Umgebung präzise wahrnehmen können. Gleichzeitig stabilisiert es den Kopf und unterstützt die Muskulatur des Nackens und Rumpfes, sodass wir in jeder Situation eine sichere Haltung bewahren.

Diese Funktionen arbeiten ununterbrochen im Hintergrund – beim Gehen auf unebenem Boden, bei schnellen Drehungen im Sport oder beim einfachen Blickwechsel im Alltag. Darüber hinaus vermittelt uns das vestibuläre System ständig Informationen darüber, wie unser Körper im Verhältnis zur Schwerkraft ausgerichtet ist. Dies ist eine essenzielle Grundlage für jede Form von Bewegungsplanung, Stabilität und Orientierung im Raum.

Überblick der Funktionen des vestibulären Systems:

- » **klare, ruhige visuelle Wahrnehmung** trotz Kopfbewegung,
- » **sichere Kontrolle der Körperhaltung** im Stand und in Bewegung,
- » **Stabilisierung des Kopfes** als Basis für Orientierung und gezielte Bewegungen,

» **Unterstützung der Rumpfstabilität** durch Aktivierung und Koordination der Muskulatur,

» **Wahrnehmung der eigenen Körperposition** zur Schwerkraft als Grundlage für Bewegungsplanung und Orientierung.

Wo lassen sich vestibuläre Defizite vermuten?

Auf Basis der zuvor beschriebenen Funktionen wird deutlich, dass Störungen im vestibulären System weitreichende Auswirkungen haben können und sich oft in vielfältigen und teils unspezifischen Symptomen zeigen.

Am auffälligsten sind häufig Gleichgewichts- und Stabilitätsprobleme - unsicherer Stand, Schwanken beim Gehen oder eine generelle Instabilität in dynamischen Situationen. Um diese Unsicherheiten zu kompensieren, entwickeln viele Betroffene einen steifen oder sehr breiten Gang, um ihre Unterstützungsfläche zu vergrößern, oder nehmen eine nach vorn gebeugte Haltung ein, um den Körperschwerpunkt näher zur Standfläche zu bringen.

Ein weiteres typisches Zeichen ist ein instabiler Kopf beim Gehen, der unruhig wippt oder „wackelt". Häufig reagiert der Körper darauf mit starker Anspannung der Hals- und Nackenmuskulatur, was zu Verspannungen und einer eingeschränkten Beweglichkeit führt. Diese kompensatorischen Strategien können auch Rückenschmerzen beim Gehen oder längerem Stehen verursachen sowie eine dauerhaft erhöhte Spannung der Rückenmuskulatur begünstigen. Auch Probleme mit Sehschärfe und visueller Orientierung, insbesondere bei Kopfbewegungen, treten häufig auf. Bilder erscheinen unscharf oder „wackeln", was auf eine gestörte Funktion des vestibulo-okulären Reflexes hinweist.

Neben diesen motorischen und visuellen Auffälligkeiten sind Haltungsasymmetrien ein weiterer Hinweis auf vestibuläre Defizite. Dazu zählen Skoliosen, Schulterschiefstände, Beckenschiefstände oder scheinbare Beinlängendifferenzen. Da das vestibuläre System die muskuläre Tonusregulation beeinflusst, kann eine fehlerhafte Ansteuerung zu solchen statischen Veränderungen führen.

Darüber hinaus treten häufig Schwindel beim Aufstehen, Reise- oder Seekrankheit sowie Angst vor Fortbewegung in Dunkelheit auf, da in solchen Situationen das vestibuläre System stärker isoliert arbeiten muss. Auch Angst beim Treppensteigen oder Höhenangst können vestibuläre Ursachen haben, da hierbei die räumliche Orientierung und Schwerkraftwahrnehmung besonders gefordert sind.

Nicht selten berichten Betroffene, dass sie beim Spazierengehen stehen bleiben müssen, wenn sie sich unterhalten, weil Gehen und Sprechen gleichzeitig zu viel bewusste Stabilisationsleistung erfordert.

Zentrale Erkenntnis

Das vestibuläre System ist weit mehr als ein „Gleichgewichtsorgan“: Es ist essenziell für klare visuelle Wahrnehmung, stabile Kopf- und Körperhaltung, Rumpfkontrolle und Orientierung im Raum. Störungen in diesem System äußern sich nicht nur als Schwindel, sondern in vielfältigen Symptomen – von Haltungsschiefständen über Verspannungen bis hin zu Ängsten und unsicherem Gang. Ein funktionelles Verständnis und gezieltes Training sind daher unerlässlich, um Gleichgewicht und Bewegungsqualität nachhaltig zu verbessern.

3.2.3 Visuelles System

Das visuelle System ist eines der leistungsstärksten und zugleich komplexesten Sinnessysteme des Menschen. Anatomisch beginnt es bei den Augen als peripherem Rezeptororgan und reicht über die Sehnervenbahnen (Nervus opticus), die Umschaltung im Thalamus (Corpus geniculatum laterale) bis hin zur primären Sehrinde im Okzipitallappen und zahlreichen weiteren Arealen im Gehirn, die für die Verarbeitung, Integration und Interpretation visueller Informationen zuständig sind.

Jedes Auge funktioniert dabei wie eine hochspezialisierte Kamera: Licht trifft durch Hornhaut, Linse und Glaskörper auf die Netzhaut (Retina), wo über 100 Millionen Photorezeptoren (Stäbchen und Zapfen) Licht in elektrische Impulse umwandeln. Diese Signale werden über den Sehnerv ins Gehirn geleitet und dort in komplexen Verarbeitungsprozessen zu einem Bild zusammengefügt. Doch Sehen ist weit mehr als nur das Empfangen von Lichtreizen – es ist ein aktiver Prozess, der Aufmerksamkeit, motorische Steuerung, Wahrnehmung, Gedächtnis und Emotionen integriert.

Wenn es um die Augen und das Sehen geht, denken die meisten Menschen zunächst an die Sehschärfe. Kein Wunder, denn sobald das Sehen schlechter wird, geht man zum Optiker, und nahezu jeder Sehtest oder jede Brillenanpassung zielt darauf ab, diese Fähigkeit wieder zu verbessern. Meist wird überprüft, wie gut ein unbewegtes Objekt auf eine bestimmte Distanz scharf erkannt werden kann. Doch Sehen bedeutet weitaus mehr, als nur klar sehen zu können.

In Wirklichkeit ist die visuelle Wahrnehmung ein hochkomplexer, dynamischer Prozess, der zahlreiche spezialisierte Funktionen vereint. Natürlich ist die Sehschärfe wichtig, ebenso wie die Akkommodation, also die Fähigkeit, Objekte in unterschiedlichen Entfernungen scharfzustellen. Darüber hinaus sind präzise Augenbewegungen erforderlich, um den Blick in alle Richtungen zu lenken, sowie flüssige Folgebewegungen, um bewegte Objekte stabil zu verfolgen.

Unverzichtbar sind auch Sakkaden, schnelle Blicksprünge zwischen verschiedenen Fixationspunkten, und die Fähigkeit zur Blickstabilisierung (Gaze Stabilisation), um den Blick ruhig auf einen Punkt zu richten und dort zu halten, ohne dass die Augen unkontrolliert abweichen. Vergenzbewegungen ermöglichen es, die Augenachse optimal anzupassen, also nah und fern zu fokussieren. Das periphere Sehen wiederum erlaubt, Bewegungen und Objekte außerhalb des direkten Fokusfeldes wahrzunehmen - ein entscheidender Faktor für Sicherheit und Orientierung. Schließlich spielt auch die Verarbeitung von Farben und Kontrasten eine zentrale Rolle, um Reize sicher zu differenzieren und Hindernisse oder Gefahren rechtzeitig zu erkennen.

Erst durch das Zusammenspiel all dieser Fähigkeiten kann die Umwelt präzise, sicher und stabil wahrgenommen werden. Sehen ist demnach nicht nur die Fähigkeit „scharf sehen können", sondern vielmehr eine koordinierte Gesamtleistung verschiedenster visueller Teilsysteme.

Ein Beispiel verdeutlicht diese Komplexität: Stellen Sie sich vor, Sie fahren Auto. Sie lesen Verkehrszeichen (Sehschärfe und Akkommodation), wechseln Ihren Blick schnell zwischen Straße, Rückspiegel und Tacho (Sakkaden), halten den Blick ruhig auf den vorausfahrenden Wagen gerichtet (Blickstabilisierung), verfolgen flüssig seine Bewegungen (Folgebewegungen), passen Ihre Augenachse an, wenn Sie vom Rückspiegel wieder auf die Straße schauen (Vergenz), nehmen peripher wahr, wenn sich jemand von der Seite nähert, und erkennen durch Farben und Kontraste, ob die Fahrbahn nass oder trocken ist. All das geschieht in Sekundenbruchteilen - unbewusst, aber gesteuert von einem höchst komplexen visuellen System.

Für das Gleichgewichtssystem ist diese Vielfalt visueller Fähigkeiten von zentraler Bedeutung. Sehen liefert nicht nur Informationen darüber, wo man sich befindet und was einen umgibt. Nahezu das gesamte Gehirn ist an der Verarbeitung visueller Reize beteiligt - inklusive jener Areale, die Haltung, Stabilität, Bewegungsplanung und Orientierung steuern. Visuelle Reize sind damit weit mehr als nur „Sehen" - sie sind eine der wichtigsten Grundlagen für Aktivierung, Balance, Bewegungsqualität und Sicherheit im Alltag.

Zur Optimierung des Gleichgewichts ist es demnach essenziell, all diese visuellen Fähigkeiten nicht nur zu kennen, sondern auch auf ihre Funktion zu überprüfen und gezielt zu trainieren. Denn Defizite in einem dieser Teilbereiche können die gesamte visuelle Verarbeitung beeinträchtigen und somit Haltung, Stabilität und Bewegungssicherheit negativ beeinflussen. Wie genau diese Testung und die Durchführung der entsprechenden Trainingsübungen aussehen, wird in den Folgekapiteln ausführlich behandelt und praxisnah aufgezeigt.

Im Folgenden sollen zunächst die einzelnen visuellen Fähigkeiten genauer betrachtet und vorgestellt werden, um ein tieferes Verständnis für ihre Funktion, Bedeutung und mögliche Einschränkungen zu schaffen.

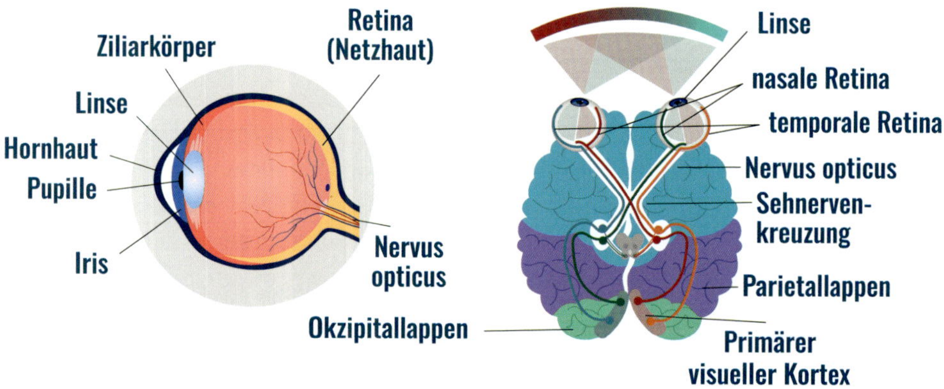

Abb. 5: Visuelles System (© Oksana – stock.adobe.com)

Sehschärfe und Akkommodation

Die Sehschärfe beschreibt die Fähigkeit, Details und feine Strukturen von Objekten klar zu erkennen. Sie wird maßgeblich durch die Dichte der Fotorezeptoren in der Netzhaut, insbesondere in der Makula (Fovea centralis), bestimmt. Eine hohe Sehschärfe ermöglicht es, Konturen präzise zu differenzieren und Objekte eindeutig zu identifizieren. Einschränkungen der Sehschärfe können dazu führen, dass die visuelle Umwelt unscharf oder verschwommen wahrgenommen wird, was Unsicherheiten in Orientierung und Bewegung zur Folge haben kann.

Die Akkommodation hingegen bezeichnet die Fähigkeit des Auges, Objekte in unterschiedlichen Entfernungen scharfzustellen. Verantwortlich dafür ist der Ziliarmuskel, der durch Anspannung oder Entspannung die Form der Linse verändert. Bei nahen Objekten kontrahiert der Ziliarmuskel, wodurch die Linse kugeliger wird und ihre Brechkraft zunimmt. Blickt man in die Ferne, entspannt sich der Muskel, die Linse wird abgeflacht und die Brechkraft nimmt ab. Dieses Zusammenspiel sorgt dafür, dass Objekte unabhängig von ihrer Distanz scharf auf der Netzhaut abgebildet werden.

Für das Gleichgewichtssystem sind beide Funktionen von großer Bedeutung, da sie präzise Informationen über die Umwelt liefern. Unscharfes Sehen, eine unzureichende Akkommodationsfähigkeit oder verzögerte Scharfstellung können dazu führen, dass das Gehirn weniger verlässliche Daten über Entfernungen, Hindernisse oder Bodenbeschaffenheiten erhält. Dies wiederum erhöht die Abhängigkeit von anderen Systemen wie dem vestibulären System oder der Propriozeption und kann instabile Bewegungen, Unsicherheiten im Gangbild oder eine reduzierte Gleichgewichtsfähigkeit verursachen.

Augenbewegungen

Dank ihrer kugeligen Form lassen sich die Augen in nahezu alle Richtungen bewegen. Verantwortlich dafür sind sechs äußere Augenmuskeln, die je nach Bewegungsrichtung einzeln oder in Kombination aktiv werden und so präzise Ausrichtungen des Blicks ermöglichen.

Für Trainings- und Analysezwecke werden in der Regel acht Hauptbewegungsrichtungen definiert: nach oben, oben rechts, rechts, unten rechts, unten, unten links, links und oben links. Hinzu kommt die Neutralposition in der Mitte als Ausgangslage. Jede dieser Bewegungsrichtungen erfordert eine andere muskuläre Ansteuerung und Koordination, da jeweils unterschiedliche Muskeln oder Muskelfunktionen gefordert sind.

Im klassischen Krafttraining ist es selbstverständlich, möglichst viele Muskelgruppen zu trainieren, um Dysbalancen und Einschränkungen vorzubeugen. Für die Augen gilt dasselbe Prinzip: Werden bestimmte Bewegungsrichtungen über längere Zeit kaum genutzt, nimmt nicht nur die muskuläre Leistungsfähigkeit ab, sondern auch die neuronale Ansteuerung und Bewegungsqualität.

Ein Blick auf das heutige Sehverhalten verdeutlicht dieses Problem. Die meiste Zeit schauen Menschen nach unten auf Bildschirme, Smartphones, Tablets oder Laptops. Dadurch befindet sich der Blick überwiegend in einer leicht gesenkten und enggestellten Position - verbunden mit einer dauerhaften Aktivierung bestimmter Augenmuskeln. Gleichzeitig werden Bewegungen nach oben oder in die Ferne im Alltag kaum noch ausgeführt, was langfristig zu einseitiger Beanspruchung, muskulären Dysbalancen und funktionellen Defiziten führt.

Auch das Tragen von Brillen beeinflusst das Bewegungsausmaß der Augen. Häufig bewegen sich die Augen nur innerhalb der Fläche des Brillenglases, während Bewegungen darüber hinaus durch Kopfbewegungen kompensiert werden. So bleiben extreme Augenbewegungen untrainiert und die volle Funktionalität wird nicht genutzt.

Darüber hinaus ist es entscheidend zu verstehen, dass Augenbewegung nicht gleich Augenbewegung ist: Unterschiedliche Fähigkeiten wie Augenfolgebewegungen, Sakkaden, Blickstabilisierung und Vergenz beanspruchen zwar teilweise dieselben

Muskeln, erfordern aber jeweils spezifische neuronale Steuerungs- und Anforderungsprofile im Gehirn.

Aus diesem Grund ist es wichtig, alle Fähigkeiten regelmäßig zu trainieren, um eine ausgewogene muskuläre Funktion sowie eine präzise neuronale Steuerung sicherzustellen.

Im Folgenden werden die spezifischen Augenbewegungen und ihre Funktionen genauer betrachtet, um ein tieferes Verständnis dafür zu entwickeln.

Augenfolgebewegungen

Augenfolgebewegungen, auch Smooth Pursuits genannt, sind flüssige Bewegungen der Augen, mit denen bewegte Objekte kontinuierlich verfolgt werden können. Im Unterschied zu Sakkaden, die schnelle Blicksprünge zwischen Fixationspunkten ermöglichen, sorgen Smooth Pursuits dafür, dass ein bewegter Reiz stabil auf der Fovea - dem Bereich des schärfsten Sehens auf der Netzhaut - bleibt. Ohne diese Funktion würden bewegte Objekte auf der Netzhaut verschwimmen und könnten nicht klar erkannt oder verarbeitet werden.

Gesteuert werden Augenfolgebewegungen durch ein komplexes Zusammenspiel verschiedener Bereiche des Gehirns, darunter Kortex, Kleinhirn und Hirnstamm. Dieses Netzwerk passt die Augenbewegungen präzise an Geschwindigkeit und Richtung des verfolgten Objekts an, sodass eine flüssige und stabile Nachführung gewährleistet wird.

Für das Gleichgewicht sind Augenfolgebewegungen essenziell, da sie dem Gehirn wichtige Informationen über Bewegungen in der Umwelt liefern. Diese visuellen Reize werden gemeinsam mit Informationen aus dem vestibulären und propriozeptiven System integriert, um Stabilisations- und Haltungsreaktionen einzuleiten. Ist die Fähigkeit eingeschränkt, bewegte Objekte mit den Augen zu verfolgen, kann dies nicht nur die visuelle Wahrnehmung, sondern auch die posturale Kontrolle und Orientierung im Raum negativ beeinflussen.

Zur Testung und zum Training von Augenfolgebewegungen werden in der Praxis häufig sogenannte Vision Sticks eingesetzt. Ein Vision Stick ist ein farbiger Stab mit Zahlen oder Buchstaben, der als beweglicher Fixpunkt dient. Für den Einstieg genügt jedoch bereits jeder markante Gegenstand, der sich langsam und flüssig in verschiedene Richtungen führen lässt.

Die genaue Durchführung von Tests und Trainingsübungen für Smooth Pursuits wird im Kapitel *4.4.2 Assessments für Augenbewegungen* praxisnah beschrieben und erläutert.

Sakkaden

Sakkaden sind extrem schnelle, impulsartige Augenbewegungen, die es ermöglichen, den Blick blitzschnell von einem Fixationspunkt zum nächsten zu richten. Sie stehen eng im Zusammenhang mit Aufmerksamkeit, da sie steuern, wohin der Fokus im nächsten Moment gelenkt wird.

Im Gegensatz zu Augenfolgebewegungen, die ein Objekt kontinuierlich verfolgen, dienen Sakkaden dazu, verschiedene Punkte im Raum nacheinander anzusteuern. Während dieser Bewegung ist die visuelle Wahrnehmung kurzzeitig unterdrückt – ein Mechanismus, der als sakkadische Suppression bezeichnet wird. Er verhindert, dass die schnelle Augenbewegung als verschwommenes Bild wahrgenommen wird.

Neurophysiologisch betrachtet zählen Sakkaden zu den schnellsten Bewegungen des menschlichen Körpers. Sie werden über komplexe Verschaltungen im Gehirn gesteuert, die Bewegungsplanung, Koordination und motorische Ausführung optimal aufeinander abstimmen. Dabei sind kortikale und subkortikale Areale, das Kleinhirn sowie der Hirnstamm beteiligt.

Für das Gleichgewicht spielen Sakkaden eine wichtige Rolle, da sie es ermöglichen, die Umgebung rasch und gezielt zu scannen. Das Gehirn kann so visuelle Informationen schnell erfassen, bewerten und mit vestibulären sowie propriozeptiven Reizen integrieren, um angemessene Reaktionen zur Stabilisierung und Orientierung einzuleiten. Eingeschränkte Sakkaden können demnach nicht nur die visuelle Informationsverarbeitung verlangsamen, sondern auch Haltungskontrolle, Bewegungsplanung und Gleichgewichtssicherheit negativ beeinflussen.

Zur Testung und zum Training von Sakkaden bieten sich in der Praxis die schon erwähnten Vision Sticks an, die in unterschiedlichen Positionen fixiert werden, um schnelle Blicksprünge gezielt zu trainieren. Für den Einstieg reicht jedoch jeder markante Gegenstand, der nacheinander in verschiedenen Positionen fixiert werden kann.

Die genaue Durchführung der Testung und des Trainings von Sakkaden wird im Kapitel *4.4.2 Assessments für Augenbewegungen* praxisnah beschrieben und erläutert.

Blickstabilisierung (Gaze Stabilisation)

Blickstabilisierung, im Englischen als Gaze Stabilisation bezeichnet, beschreibt die Fähigkeit, den Blick ruhig auf einen Fixationspunkt zu richten und dort zu halten, unabhängig von Störreizen oder innerem Bewegungsdrang der Augen. Sie ist essenziell, um Informationen präzise aufzunehmen und zuverlässig zu verarbeiten.

Im Gegensatz zu Augenfolgebewegungen oder Sakkaden, bei denen die Augen aktiv bewegt werden, geht es bei der Blickstabilisierung darum, ungewollte Mikrobewegungen, Zittern oder ein Abdriften der Augenachse zu kontrollieren. Neurophysiologisch basiert diese Fähigkeit (wie auch Augenfolgebewegungen und Sakkaden) auf einer präzisen Steuerung durch verschiedene Hirnregionen, darunter kortikale Areale, das Kleinhirn und der Hirnstamm, die gemeinsam die Augenmuskeln feinjustiert aktivieren.

Für das Gleichgewicht ist eine stabile Blickfixation von großer Bedeutung, da ein unruhiger oder „zitternder" Blick die visuelle Wahrnehmung unscharf und unpräzise macht. Dies erschwert Orientierung, Bewegungsplanung und das sichere Halten von Positionen erheblich. Menschen mit eingeschränkter Blickstabilisierung berichten häufig von Unsicherheitsgefühlen, da sie Fixationspunkte nicht zuverlässig halten können, was sich direkt negativ auf Standfestigkeit und Gleichgewicht auswirkt.

Zur Testung und zum Training der Blickstabilisierung werden in der Praxis ebenfalls häufig Vision Sticks eingesetzt. Für den Einstieg genügt es jedoch bereits, einen markanten Punkt bewusst zu fixieren und zu beobachten, ob der Blick ruhig und stabil gehalten werden kann, ohne unwillkürlich zu „springen" oder zu zittern.

Die genaue Durchführung von Tests und Trainingsübungen für Gaze Stabilisation wird im Kapitel *4.4.2 Assessments für Augenbewegungen* praxisnah beschrieben und erläutert.

Vergenz

Vergenz bezeichnet die koordinierte Bewegung beider Augen nach innen (Konvergenz) oder außen (Divergenz), um Objekte in unterschiedlichen Entfernungen scharf und präzise zu fixieren. Sie ist essenziell für Tiefenwahrnehmung, Distanzeinschätzung und ein stabiles, räumliches Bild der Umwelt.

Während Konvergenz dafür sorgt, dass nahe Objekte – wie beim Lesen oder Betrachten des Smartphones – klar erkannt werden, ermöglicht Divergenz die Anpassung des Blicks auf weit entfernte Ziele, etwa beim Autofahren oder Beobachten entfernter Objekte. Neurophysiologisch wird die Vergenz durch ein komplexes Zusammenspiel von Augenmuskeln, Hirnstammzentren und kortikalen Arealen gesteuert. Dieses präzise Zusammenspiel stellt sicher, dass sich beide Augenachsen exakt auf denselben Punkt ausrichten. Nur so können Doppelbilder vermieden und visuelle Informationen optimal verarbeitet werden.

Für das Gleichgewicht spielt die Vergenz eine bedeutende Rolle, da sie maßgeblich zur räumlichen Orientierung beiträgt. Ist die Vergenz eingeschränkt, kann es zu Problemen bei der Distanzeinschätzung kommen, was sich direkt negativ auf Bewegungsplanung, Trittsicherheit und Balance auswirkt. Betroffene berichten häufig von Unsicherheiten beim Treppensteigen, beim Gehen auf unebenem Boden oder beim schnellen Wechsel des Blicks zwischen nahen und fernen Objekten.

Zur Testung und zum Training der Vergenz werden in der Praxis häufig Vision Sticks oder die Brock-Schnur eingesetzt. Beide ermöglichen es, Konvergenz und Divergenz gezielt zu trainieren, indem sie Fixationspunkte in unterschiedlichen Entfernungen vor den Augen anbieten.

Die genaue Durchführung der Testung und des Trainings der Vergenz wird im Kapitel *4.4.3 Assessments für Tiefenwahrnehmung und binokulares Sehen* genauer beschrieben.

Peripheres Sehen

Das periphere Sehen ist die Wahrnehmung von Objekten und Bewegungen außerhalb des direkten Fokusbereichs, also außerhalb der zentralen Fixation. Während die Fovea centralis auf der Netzhaut für das scharfe Sehen im Zentrum des Blickfeldes verantwortlich ist, ist das periphere Sehen vor allem darauf spezialisiert, Bewegungen, Kontraste und grobe Formen in einem weiten Radius wahrzunehmen.

Neurophysiologisch erfüllt das periphere Sehen vor allem die Aufgabe, schnelle Veränderungen in der Umgebung zu registrieren. Details können hier zwar nicht scharf erkannt werden, jedoch liefert es entscheidende Informationen für Orientierung, Bewegungsplanung und Sicherheit. Aus evolutionsbiologischer Sicht half es dem Menschen, Gefahren oder sich nähernde Tiere frühzeitig zu erkennen. Auch im heutigen Alltag bleibt diese Funktion unverzichtbar, beispielsweise beim Überqueren der Straße, wenn Autos von der Seite kommen, oder beim Sport, wenn Mitspielende und Gegner gleichzeitig im Blick behalten werden müssen.

Für das Gleichgewicht spielt das periphere Sehen eine zentrale Rolle, da es dem Gehirn kontinuierlich Informationen über die räumliche Umgebung liefert und somit maßgeblich zur Orientierung beiträgt. Besonders bei schnellen Bewegungen oder in unbekannten Umgebungen sorgt es dafür, dass Stabilität und Sicherheit gewährleistet werden. Einschränkungen in diesem Bereich können dazu führen, dass Hindernisse zu spät erkannt werden, Bewegungen unsicher wirken oder die posturale Kontrolle gestört ist.

Zur Testung und zum Training des peripheren Sehens werden häufig Übungen eingesetzt, bei denen der Blick auf einen zentralen Punkt gerichtet bleibt, während gleichzeitig Reize im seitlichen Sichtfeld wahrgenommen und benannt werden müssen. So lässt sich die periphere Wahrnehmung gezielt fördern und in das Training zur Verbesserung von Gleichgewicht und Bewegungssteuerung integrieren.

Die genaue Durchführung der Testung und des Trainings des peripheren Sehens wird im Kapitel *4.4.4 Assessments peripheres Sehen* genauer erläutert.

Farben und Kontraste

Die Fähigkeit, Farben und Kontraste wahrzunehmen, ist ein essenzieller Bestandteil des visuellen Systems. Auf der Netzhaut befinden sich spezialisierte Photorezeptoren: die Zapfen, die für die Farbwahrnehmung zuständig sind, sowie die Stäbchen, die primär für das Sehen bei schlechten Lichtverhältnissen (Dämmerungssehen) verantwortlich sind. Es existieren drei Zapfentypen, die jeweils auf unterschiedliche Lichtwellenlängen reagieren: Rot, Grün und Blau. Erst durch die kombinierte Aktivität dieser Zapfen entsteht ein vollständig farbiges Abbild der Umwelt, während die Stäbchen vor allem Bewegungen und Kontraste auch bei geringer Beleuchtung registrieren.

Farben spielen jedoch nicht nur für die Differenzierung und Identifikation von Objekten eine Rolle, sondern scheinen auch direkten Einfluss auf die neuronale Aktivierung und Funktionalität des Gehirns zu haben. Dieses Prinzip nutzt der Einsatz von Farbbrillen. Hierbei werden farbige Gläser verwendet, um gezielt bestimmte Farbkanäle auf der Netzhaut zu aktivieren. Trägt man beispielsweise eine rote Brille, werden vor allem die Rot-Zapfen stimuliert, während andere Farbanteile weniger Aktivierung erfahren.

Erfahrungen aus der Praxis zeigen, dass das Tragen solcher Farbfilter bei vielen Menschen zu teils enormen Veränderungen führen kann - beispielsweise in der Bewegungsansteuerung, Bewegungsqualität, dem Gleichgewicht oder sogar bei Schmerzen. Erste Untersuchungen deuten darauf hin, dass unterschiedliche Farben im Gehirn zu variierenden Aktivierungsmustern führen können. Welche Farbe dabei den größten Effekt erzielt, ist von Mensch zu Mensch verschieden und muss stets individuell ausgetestet werden.

Neben der Farbwahrnehmung spielt auch die Kontrastwahrnehmung eine entscheidende Rolle. Kontraste ermöglichen es dem visuellen System, Objekte klar von ihrem Hintergrund abzuheben, Konturen deutlich zu erkennen und Hindernisse rechtzeitig wahrzunehmen. Besonders bei schlechten Lichtverhältnissen oder in komplexen, unübersichtlichen Umgebungen ist eine gute Kontrastwahrnehmung essenziell für sicheres Gehen, schnelle Reaktionen und die Vermeidung von Stürzen. Einschränkungen in der Kontrastwahrnehmung führen dazu, dass Kanten, Stufen oder unebene Bodenverhältnisse schlechter erkannt werden, was das Risiko für Unsicherheiten und Stürze erheblich erhöht.

Für das Gleichgewichtssystem sind Farben und Kontraste somit weit mehr als nur visuelle Details: Sie liefern wichtige Informationen für die Bewegungsplanung und können durch ihren gezielten Einsatz im Training sowohl Wahrnehmung als auch motorische Reaktion und Stabilität verbessern.

Zentrale Erkenntnis

Sehen ist weit mehr als nur die Fähigkeit, Objekte scharf wahrzunehmen. Es umfasst ein hochkomplexes Zusammenspiel zahlreicher visueller Teilsysteme – von Augenbewegungen, Vergenz und peripherem Sehen bis hin zu Farben und Kontrasten. Jeder dieser Teilbereiche liefert dem Gehirn entscheidende Informationen, die für Orientierung, Bewegungsplanung, Stabilität und Gleichgewicht unerlässlich sind. Einschränkungen in einem dieser Bereiche können die gesamte Bewegungssteuerung beeinträchtigen und führen nicht selten zu Unsicherheiten, Gleichgewichtsproblemen oder Fehlhaltungen. Nur wenn alle visuellen Fähigkeiten gezielt überprüft, trainiert und integriert werden, kann das visuelle System seine volle Wirkung als Grundlage für sichere und effiziente Bewegungen entfalten.

Quellen:

» Eckstut, A., & Eckstut, J. (2020). *What is color?: 50 questions and answers on the science of color.* New York: Abrams.

» Grafen, K., Müller, D., Suslik, D., & Schauenberg, D. (2024). *Neurozentriertes Training in der Sportphysiotherapie.* Stuttgart: Georg Thieme Verlag.

» Steffen, H., & Kaufmann, H. (Hrsg.) (2020). *Strabismus* (5., vollständig überarbeitete Aufl.). Stuttgart: Georg Thieme Verlag.

3.2.4 Ergänzende Systeme

Neben den bereits besprochenen Sinnessystemen (Propriozeption, Vestibularsystem und visuelles System) existieren weitere sensorische und strukturelle Einflussfaktoren, die häufig unterschätzt werden, jedoch einen maßgeblichen Beitrag zu Stabilität, Gleichgewicht und Bewegungsqualität leisten.

Geruch, Geschmack, Atmung sowie Strukturen wie Kiefer und Zunge scheinen auf den ersten Blick nicht direkt mit Haltungskontrolle und Bewegungssteuerung verbunden zu sein. Betrachtet man jedoch ihre vielseitigen Verbindungen im Nervensystem und ihre Einflüsse auf Spannung, Körperwahrnehmung und neuronale Aktivierung, wird deutlich, dass sie in einem ganzheitlichen Trainings- und Therapiekonzept nicht außer Acht gelassen werden sollten.

Im Folgenden werden diese Systeme deshalb kurz vorgestellt, um ein Bewusstsein für ihre Bedeutung zu schaffen und ihre mögliche Relevanz für Gleichgewicht, Stabilität und Bewegungsleistung aufzuzeigen.

Geruch und Geschmack

Geruch und Geschmack sind eng miteinander verbundene chemische Sinnessysteme, die über das olfaktorische (Riechen) und gustatorische (Schmecken) System Informationen aus der Umwelt aufnehmen. Beide Systeme haben direkte Verschaltungen zu evolutionär alten Hirnregionen wie dem limbischen System, das für Emotionen, Gedächtnis und Motivation zuständig ist, sowie zum Hypothalamus, der zahlreiche vegetative Funktionen reguliert.

Die Relevanz dieser Sinne für Gleichgewicht, Haltung und Bewegungssteuerung liegt weniger in einer direkten biomechanischen Wirkung, sondern vielmehr in ihrem Einfluss auf die neuronale Aktivierung und emotionale Regulation. Bestimmte Gerüche können beispielsweise das sympathische oder parasympathische Nervensystem aktivieren oder hemmen und so Muskeltonus, Aufmerksamkeit und Stabilität beeinflussen. Zentral ist dabei ihr Effekt auf das gesamte Gehirn: Im neurozentrierten Training werden gezielte Geruchsreize gesetzt, um die neuronale Aktivierung zu modulieren, wodurch sich Verarbeitungsgeschwindigkeit, motorische Kontrolle und Gleichgewichtspotenzial verbessern können.

Ein bekanntes Beispiel ist der Einsatz von Riechsalzen oder Ammoniak im Kraftsport. Viele Sportler nutzen diese Stoffe vor entscheidenden Versuchen im Wettbewerb, um sich wacher, reaktionsschneller und „aktivierter" zu fühlen. Wissenschaftliche Studien zeigen hier uneinheitliche Ergebnisse: Während sich Leistungssteigerungen objektiv meist nicht eindeutig nachweisen lassen, berichten viele Sportler von subjektiv gesteigerter Leistungsfähigkeit und besserem Fokus. Es wird angenommen, dass dieser Effekt vor allem auf eine kurzfristige Aktivierung des zentralen Nervensystems und eine erhöhte Wachheit zurückzuführen ist.

Aus der praktischen Erfahrung neurozentrierter Arbeit zeigt sich, dass der gezielte Einsatz von Geruchsreizen – in Kombination mit anderen Interventionen – bei vielen Menschen positive Effekte auf Bewegungsqualität, Stabilität, Reaktionsschnelligkeit und sogar Schmerzwahrnehmung haben kann. Dennoch bleibt festzuhalten: Der genaue Wirkmechanismus ist wissenschaftlich nicht abschließend geklärt, und nicht jeder reagiert gleichermaßen stark auf diese Stimuli.

Zusammenfassend lässt sich sagen, dass Geruch und Geschmack nicht nur Sinnesinformationen über Nahrung oder Umwelt liefern, sondern über neurovegetative und emotionale Mechanismen gezielt genutzt werden können, um Spannung, Wachheit, motorische Kontrolle und Stabilität zu beeinflussen - vorausgesetzt, sie werden individuell getestet und sinnvoll in Trainings- oder Therapieprogramme integriert.

Atmung

Die Atmung ist in erster Linie unsere wichtigste Schnittstelle zur Umwelt, wenn es um die Energieversorgung geht. Ohne eine ausreichende Sauerstoffaufnahme können keine physiologischen Prozesse optimal ablaufen, weder im Nervensystem noch in der Muskulatur. Sauerstoffmangel führt zu Leistungseinbußen, verringert die neuronale Verarbeitungsgeschwindigkeit und beeinflusst damit direkt Haltungskontrolle, Bewegungsqualität und Gleichgewicht.

Doch Atmung ist weit mehr als nur ein Mittel zur Sauerstoffaufnahme. Jeder Atemzug löst eine Vielzahl biomechanischer und neurophysiologischer Prozesse aus, die unmittelbaren Einfluss auf Stabilität, Haltung und Bewegungssteuerung haben. Im Zentrum steht dabei unser wichtigster Atemmuskel: das Zwerchfell. Seine rhythmische Bewegung bei jedem Ein- und Ausatmen verändert Volumen und Druckverhältnisse im Bauch- und Brustraum und erzeugt damit stetige, subtile Verschiebungen im Rumpfbereich.

Diese Veränderungen stellen für das Nervensystem eine dauerhafte Herausforderung dar, da es die entstehenden Störimpulse permanent ausgleichen muss, um die Körperstatik aufrechtzuerhalten. Besonders kritisch wird es, wenn das Zwerchfell nicht gleichmäßig oder asymmetrisch arbeitet, wie etwa durch muskuläre Dysbalancen, funktionelle Einschränkungen oder fehlerhafte Atemmuster. Solche Asymmetrien können zu Verschiebungen der Körpermittellinie führen, was wiederum kompensatorische Reaktionen anderer Muskelgruppen erfordert und sich negativ auf Haltung, Bewegungsökonomie und Gleichgewichtsfähigkeit auswirken kann.

Darüber hinaus ist die Atmung ein direkter Zugang zum autonomen Nervensystem. Unterschiedliche Atemmuster können entweder den Sympathikus aktivieren und den Körper in einen wachen, leistungsbereiten Zustand versetzen oder den Parasympathikus stimulieren und eine beruhigende, entspannende Wirkung entfalten. Langsame, tiefe Atemzüge wirken beispielsweise dämpfend auf Stressreaktionen, fördern die vagale Aktivität und erhöhen die Stabilität des Systems. Schnelle und kraftvolle Atemtechniken hingegen können kurzfristig die Wachheit steigern und den Muskeltonus erhöhen - ein Prinzip, das sich auch gezielt im Training nutzen lässt.

Einige ausgewählte Atemtechniken werden in Kapitel *5.1.2 Krafttraining* gezeigt.

Kiefer und Zunge

Der Kiefer und die Zunge sind zwei Strukturen, die auf den ersten Blick wenig mit dem Gleichgewicht zu tun haben. Doch wer sich intensiver mit der Steuerung von Haltung und Bewegung beschäftigt, erkennt schnell, dass der Mundraum funktionell eng mit dem Nervensystem verknüpft ist. Aus neurozentrierter Sicht ist er daher hochrelevant, um Einfluss auf Stabilität und Körperhaltung zu nehmen.

Anatomisch wird die Kaumuskulatur vor allem über den Nervus trigeminus (V) innerviert, während die Zungenbewegungen maßgeblich vom Nervus hypoglossus (XII) gesteuert wird. Beide Hirnnerven sind eng mit zentralen Strukturen wie dem Hirnstamm und dem sensomotorischen Kortex verbunden. Diese Verbindungen ermöglichen eine schnelle und präzise Rückmeldung über Muskelspannung, Lage und Aktivität im Mundbereich.

Die Zunge selbst gilt als eine der am dichtesten innervierten Strukturen des menschlichen Körpers, was sie zu einem hochsensiblen Sensor für das zentrale Nervensystem macht.

Studien belegen, dass Veränderungen im Kieferbereich messbare Auswirkungen auf das Gleichgewicht haben können. Eine Untersuchung von Alghadir et al. (2015) zeigte beispielsweise, dass bewusstes Zusammenbeißen der Zähne (Okklusion) die Standstabilität verbessern kann, besonders bei herausfordernden Aufgaben wie dem Gehen auf instabilen Untergründen.

Auch die Position der Zunge spielt eine bedeutende Rolle: Liegt sie am Gaumen an, kann dies über reflektorische Verschaltungen (unter anderem vermittelt durch den N. trigeminus und den N. hypoglossus) das zentrale Nervensystem stimulieren und eine verbesserte Haltungskontrolle und erhöhte Körperspannung bewirken.

Für die Praxis bedeutet das, dass über gezielte Impulse des Mundraums, wie durch eine Kiefermobilisation oder Zungenposition, das Gleichgewichtssystem aktiv angesprochen und sinnvoll ergänzt werden kann.

Wie genau diese Techniken aussehen und in das Training integriert werden können, wird in Kapitel *5.1.2 Krafttraining* vorgestellt.

Zentrale Erkenntnis

Auch wenn sie auf den ersten Blick nicht im direkten Zusammenhang mit Haltung oder Gleichgewicht stehen, haben Geruch, Geschmack, Atmung sowie der Kiefer- und Zungenbereich das Potenzial, zentrale Schaltstellen im Nervensystem gezielt zu beeinflussen. Sie wirken dabei nicht primär über strukturelle oder mechanische Reize - auch wenn etwa Zwerchfell, Kiefer und Zunge durchaus biomechanisch relevante Funktionen erfüllen -, sondern vor allem über neuronale Aktivierungsprozesse und die Regulation vegetativer Funktionen. Genau deshalb können sie, richtig eingesetzt, wertvolle Schlüsselreize für mehr Stabilität, eine verbesserte Bewegungssteuerung und eine gesteigerte Körperwahrnehmung darstellen. In einem neurozentrierten Trainingsansatz sollten diese Systeme daher nicht als Beiwerk, sondern als integrative, aktivierbare Ressource verstanden und gezielt eingebunden werden.

Quellen:

» Alghadir, A. H., Zafar, H., & Iqbal, Z. A. (2015). Effect of three different jaw positions on postural stability during standing. *Functional Neurology*, *30*(1), 53-57. https://pubmed.ncbi.nlm.nih.gov/26329542/ letzter Zugriff am 03.09.2025

» Calais-Germain, B. (2006). *Anatomy of Breathing*. Port Townsend, WA: Eastland Press.

» Trepel, M. (2017). *Neuroanatomie: Struktur und Funktion* (6. Aufl.). München: Springer.

3.3 Neuroanatomische Grundlagen

Wenn es um Gleichgewicht, Stabilität und Bewegungssteuerung geht, führt kein Weg am Nervensystem vorbei. Es ist das zentrale Steuerzentrum des Körpers und besteht im Wesentlichen aus zwei Hauptkomponenten: dem zentralen Nervensystem (ZNS), zu dem Gehirn und Rückenmark gehören, sowie dem peripheren Nervensystem (PNS), das alle außerhalb des ZNS verlaufenden Nerven umfasst. Diese beiden Systeme stehen in ständiger Kommunikation miteinander. Informationen aus der Umwelt und dem Körperinneren gelangen über das PNS ins ZNS, werden dort verarbeitet und anschließend in motorische oder regulative Reaktionen übersetzt.

Im vorherigen Kapitel haben wir bereits intensiv über die verschiedenen Sinnesrezeptoren gesprochen, also die Strukturen, die diese Informationen überhaupt erst aufnehmen. Damit sind die ersten Schritte des Input-Interpretation-Output-Modells abgedeckt: Die Sinne liefern Input, der das Fundament für alle weiteren Entscheidungen darstellt.

Doch Input allein genügt nicht. Die entscheidende Frage ist: Was macht das Gehirn mit diesen Informationen?

Denn bevor eine motorische Reaktion (der „Output") erfolgen kann, müssen die eintreffenden Signale zunächst interpretiert, gefiltert, priorisiert und in Bewegung übersetzt werden. Genau diese „Interpretation" ist Aufgabe zentralnervöser Strukturen, deren Zusammenspiel über Haltung, Stabilität und Bewegungserfolg entscheidet.

Das menschliche Gehirn ist dabei in unterschiedliche Areale und Ebenen unterteilt, denen sich verschiedene Aufgabenprofile zuordnen lassen: von der groben Koordination bis zur bewussten Bewegungsausführung. Funktionell lässt sich das Gehirn jedoch nicht in klar abgegrenzte „Zuständigkeiten" aufteilen. Vielmehr arbeitet es hochgradig vernetzt, dynamisch und kontextabhängig. Oft sind mehrere Areale gleichzeitig aktiv, um ein Gleichgewichtssignal korrekt zu verarbeiten.

Um dieses komplexe System dennoch greifbar zu machen, konzentrieren wir uns in diesem Kapitel auf drei Kernstrukturen, die für Gleichgewicht und Stabilität von besonderer Bedeutung sind:

1. **Hirnstamm** (als grundlegende Schaltzentrale),
2. **Kleinhirn** (als Koordinationsinstanz) und
3. **Kortex** (als bewusste Verarbeitungsebene).

Diese Auswahl dient als praktischer Leitfaden. Nicht, weil andere Strukturen unwichtig wären, sondern weil eine tiefgreifende Betrachtung aller Ebenen den Rahmen dieses Buches sprengen würde. Strukturen wie beispielsweise der Thalamus, die Insula oder auch das Rückenmark leisten ebenfalls wertvolle Beiträge zur Gleichgewichtskontrolle, werden aber nur am Rande gestreift oder finden sich in weiterführender Literatur.

In den folgenden Unterkapiteln beleuchten wir deshalb jene drei zentralen Ebenen - (Hirnstamm, Kleinhirn und Kortex) genauer, um zu verstehen, wie das Gehirn mit den aufgenommenen Reizen arbeitet, sie miteinander verknüpft und letztlich Bewegungen erzeugt, stabilisiert und anpasst. Dieses Verständnis ist essenziell, um gezielte Interventionen entwickeln und anwenden zu können.

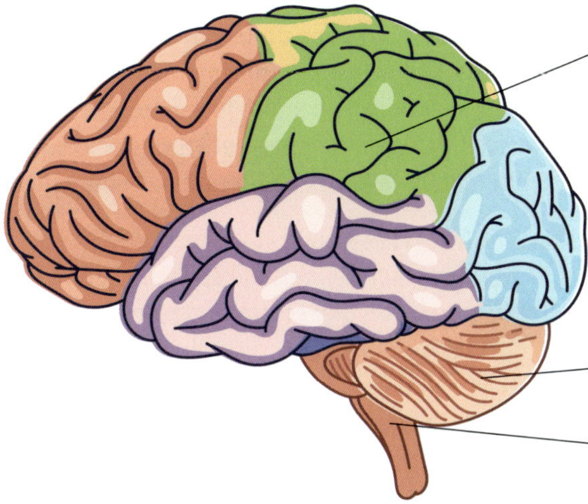

Abb. 6: Darstellung des Gehirns: Kortex, Kleinhirn und Hirnstamm (Grafik: © VectorMine – stock.adobe.com)

3.3.1 Hirnstamm

Der Hirnstamm zählt zu den evolutionär ältesten Teilen unseres Gehirns und stellt gewissermaßen das „Fundament" vieler unbewusster Körperfunktionen dar. Er verbindet das Gehirn mit dem Rückenmark und übernimmt zentrale Aufgaben wie Atmung, Kreislaufregulation, Muskeltonus, Schlucken, Augenbewegungen und Gleichgewicht. Ohne dass wir es merken, regelt der Hirnstamm also viele der Prozesse, die im Hintergrund ständig unterbewusst mitlaufen. Anatomisch besteht der Hirnstamm aus drei Teilen: Mittelhirn (Mesencephalon), Brücke (Pons) und verlängertes Mark (Medulla oblongata). Hier befinden sich auch wichtige Kerngebiete der Hirnnerven, über die Informationen von Auge, Innenohr, Atmung und Mundraum direkt verarbeitet werden, also genau jene Strukturen, die in den vorherigen Kapiteln beschrieben wurden.

Für das Gleichgewicht besonders relevant sind mehrere spezialisierte Areale im Hirnstamm (mehr dazu im Kapitel *3.4 Funktionelle Integration*), darunter:

» die **vestibulären Kerne**, die Signale aus dem Gleichgewichtsorgan des Innenohrs empfangen und mit dem Rückenmark, dem Kleinhirn und den Augenbewegungen koordinieren,

» die **Formatio reticularis**, ein komplexes Netzwerk, das Wachheit, Muskeltonus, Aufmerksamkeit und vegetative Funktionen reguliert sowie

» die **Verbindung zu Hirnnerven**, etwa für Augen-, Kiefer- und Zungenbewegungen.

Der Hirnstamm entscheidet maßgeblich darüber, ob und wie stabil wir stehen, gehen oder auf äußere Störungen reagieren. Er verknüpft Informationen aus verschiedenen sensorischen Systemen (z. B. Augen, Innenohr, Propriozeption) und steuert daraus resultierende automatische Anpassungen, wie etwa das Nachjustieren der Rumpfspannung oder das Stabilisieren des Blicks bei Kopfbewegungen (vestibulo-okulärer Reflex).

Zudem wirkt der Hirnstamm wie eine zentrale Verteilerstelle: Er filtert Reize nach Relevanz, passt den Muskeltonus situativ an und kommuniziert mit anderen Ebenen wie dem Kleinhirn oder dem Kortex. Störungen oder Irritationen in diesem Bereich, sei es durch mangelnde sensorische Integration, Stress oder neurophysiologische Ungleichgewichte, können sich entsprechend unmittelbar auf das Gleichgewicht auswirken.

Gerade weil der Hirnstamm so grundlegend wirkt, können gezielte Reize in diesem Bereich starke Effekte erzielen, sowohl im positiven als auch im negativen Sinne. Übungen, die das visuelle oder vestibuläre System aktivieren (z. B. Augen- oder Gleichgewichtsübungen), beeinflussen die Aktivität des Hirnstamms direkt. Auch Atemtechniken, Kopfpositionen, Kiefer- und Zungenübungen oder Geschmacksreize wirken hier stimulierend. In der neurozentrierten Praxis bedeutet das: Je besser die Grundverarbeitung auf der Ebene des Hirnstamms funktioniert, desto stabiler und sicherer arbeitet das gesamte System. Wie genau solche Reize aussehen können und wann sie sinnvoll eingesetzt werden, wird im Kapitel *5 Übungen und Interventionen* anhand konkreter Praxisbeispiele erläutert.

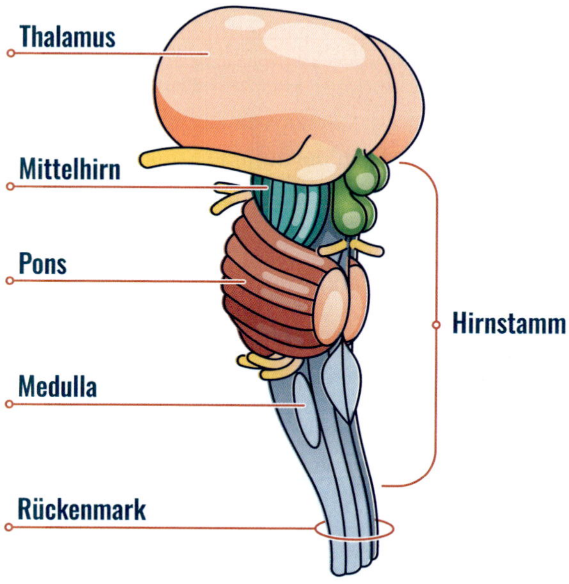

Abb. 7: Darstellung des Hirnstamms (Grafik: © VectorMine – stock.adobe.com)

3.3.2 Kleinhirn (Cerebellum)

Das Kleinhirn (Cerebellum) ist eine der zentralen Schaltstellen für Koordination, Gleichgewicht und automatisierte Bewegungsabläufe. Es liegt anatomisch hinter dem Hirnstamm und macht nur etwa zehn Prozent des Gehirnvolumens aus, beherbergt aber mehr als die Hälfte aller Neuronen. Ein klares Indiz für seine enorme Rechenleistung, wenn es um das präzise Zusammenspiel von sensorischem Input und motorischer Kontrolle geht.

Funktionell lässt sich das Kleinhirn als eine Art „Qualitätssicherung von Bewegung" verstehen: Es vergleicht kontinuierlich die geplanten Bewegungen mit dem, was über Sinneskanäle (z. B. Gleichgewicht, Körperwahrnehmung oder visuelle Informationen) zurückgemeldet wird. Kommt es zu Abweichungen, wie etwa durch einen unebenen Untergrund, sendet das Kleinhirn korrigierende Signale an die Muskulatur. So sorgt es dafür, dass Bewegungen koordiniert, ökonomisch und stabil ausgeführt werden.

Anatomisch und funktionell wird das Kleinhirn häufig in drei Zonen unterteilt, die jeweils spezifische Aufgaben übernehmen:

» **Vermis** (Wurm): liegt in der Mittellinie und verarbeitet vor allem Informationen zur Körpermitte (z. B. Rumpfkontrolle, Haltung, Gleichgewicht).

» **Intermediäre Zone**: befindet sich zwischen Vermis und lateraler Zone, ist besonders für die Steuerung der Extremitätenbewegungen zuständig, vor allem proximaler Gelenkstrukturen (Schulter, Ellbogen, Hüfte und Knie).

» **Laterale Zone**: ist für die Planung, Feinabstimmung und Automatisierung komplexer, gezielter Bewegungen in Verbindung mit dem Kortex verantwortlich (Kognition). Darüber hinaus spielt diese Zone eine große Rolle bei der Ansteuerung distaler Gelenkstrukturen (Hand- und Fußgelenk, sowie Finger und Zehen).

Ergänzt wird diese Aufteilung durch die drei funktionellen Bereiche:

» **Vestibulocerebellum**: verarbeitet Informationen aus dem Gleichgewichtsorgan (Vestibularsystem) und ist stark an der Steuerung der Haltung und der Augenbewegungen beteiligt.

» **Spinocerebellum**: umfasst Vermis und intermediäre Zonen und erhält vor allem Informationen aus dem Rückenmark (Propriozeption). Es reguliert Muskeltonus und korrigiert Bewegungen in Echtzeit.

» **Pontocerebellum** (auch Cerebrocerebellum): entspricht größtenteils der lateralen Zone und kommuniziert mit dem Großhirn (Kortex), um Bewegungen vorausschauend zu planen und zu automatisieren.

Diese Unterteilungen arbeiten eng zusammen und kommunizieren sowohl mit subkortikalen Strukturen wie dem Hirnstamm als auch mit dem sensomotorischen Kortex. Gerade diese Integrationsleistung macht das Kleinhirn so entscheidend für Stabilität im dynamischen Kontext, wie etwa beim Reagieren auf Stolpern oder beim gezielten Greifen in Bewegung.

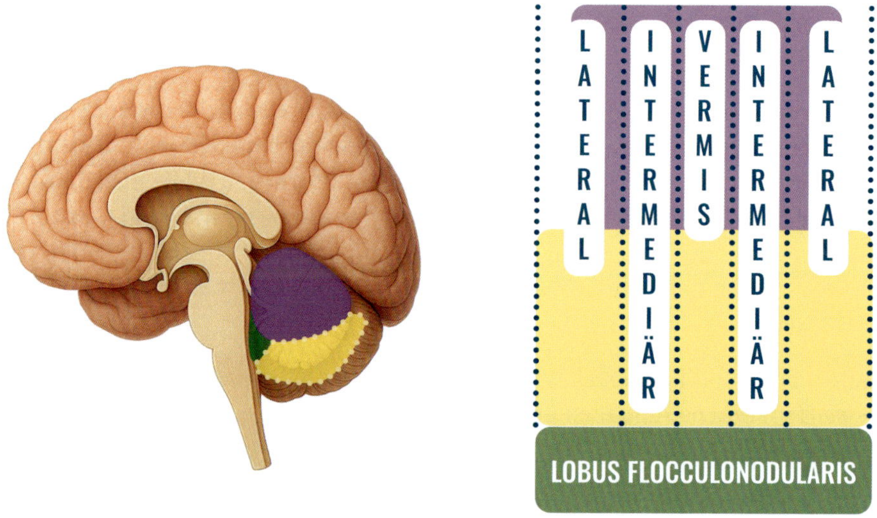

Abb. 8: Darstellung und Unterteilung des Kleinhirns in seine einzelnen Segmente (Grafik links: © Teeradej – stock.adobe.com)

Für das Gleichgewicht übernimmt das Kleinhirn mehrere zentrale Funktionen:

- **Integration sensorischer Informationen** aus Augen, Gleichgewichtsorgan und Körperwahrnehmung,
- Anpassung und Korrektur **motorischer Ausführung** in Echtzeit,
- **Koordination von Halte- und Zielbewegungen** (posturale vs. phasische Muskulatur) sowie
- zeitliche und räumliche **Feinsteuerung von Bewegungsabfolgen**.

Störungen im Kleinhirn, wie etwa durch Degeneration oder mangelnde Stimulation äußern sich häufig in Form von Ataxien (schwankende, unkoordinierte Bewegungen), verzögerter Reaktion oder auch gestörter Blickstabilisierung bei Kopfbewegungen.

Für Training und Therapie bedeutet das: Wer das Kleinhirn gezielt anspricht, kann zentrale Schaltstellen für Gleichgewicht, Koordination und Reaktionsfähigkeit verbessern. Typische Reize hierfür sind:

- visuelle Aufgaben, bei denen Bewegung und Blick koordiniert werden müssen,
- balancierende Bewegungen, bei denen Stabilität und Dynamik zusammenkommen,
- präzise, komplexe oder wechselnde Bewegungsmuster, die die Feinabstimmung fordern.

Je besser das Kleinhirn sensorische Informationen verarbeiten und motorisch umsetzen kann, desto effektiver agiert das gesamte System bei Gleichgewichtsanforderungen.

3.3.3 Kortex

Der Kortex, auch Großhirnrinde genannt, ist die äußerste Schicht des Gehirns und für viele unserer bewussten kognitiven und motorischen Funktionen zuständig. Er wird häufig mit Denken, Planen, Entscheiden und bewusster Bewegung in Verbindung gebracht. Gleichzeitig ist er auch tief in die Steuerung von Haltung, Gleichgewicht und Bewegungsanpassung eingebunden, allerdings auf eine deutlich bewusstere und oft feinere Ebene als etwa der Hirnstamm oder das Kleinhirn.

Anatomisch lässt sich der Kortex in vier große Lappen unterteilen, die jeweils unterschiedliche Aufgabenbereiche abdecken:

- **Frontallappen** (Stirnlappen): Er ist das Zentrum für Planung, Handlungssteuerung, bewusste Bewegung und Impulskontrolle. Hier befindet sich der motorische Kortex, der Bewegungen auslöst, sowie der präfrontale Kortex, der Entscheidungen trifft, Aufmerksamkeit lenkt und emotionale Bewertungen vornimmt.
- **Parietallappen** (Scheitellappen): Zuständig für die Verarbeitung von Körperwahrnehmung (z. B. Berührung, Druck, Temperatur) und vor allem für die Integration räumlicher Informationen. Der somatosensorische Kortex in diesem Areal verarbeitet propriozeptive Signale und hilft, den eigenen Körper im Raum zu verorten.
- **Temporallappen** (Schläfenlappen): Beinhaltet das Hörzentrum und spielt eine wichtige Rolle bei Gedächtnis, Sprachverarbeitung und der emotionalen Bewertung von Reizen. Funktionen, die indirekt auch Gleichgewicht und Haltung beeinflussen können.
- **Okzipitallappen** (Hinterhauptslappen): Das visuelle Zentrum des Gehirns. Hier werden visuelle Reize verarbeitet, Bewegungen im Gesichtsfeld analysiert und Informationen zur Blicksteuerung und Stabilität weitergeleitet.

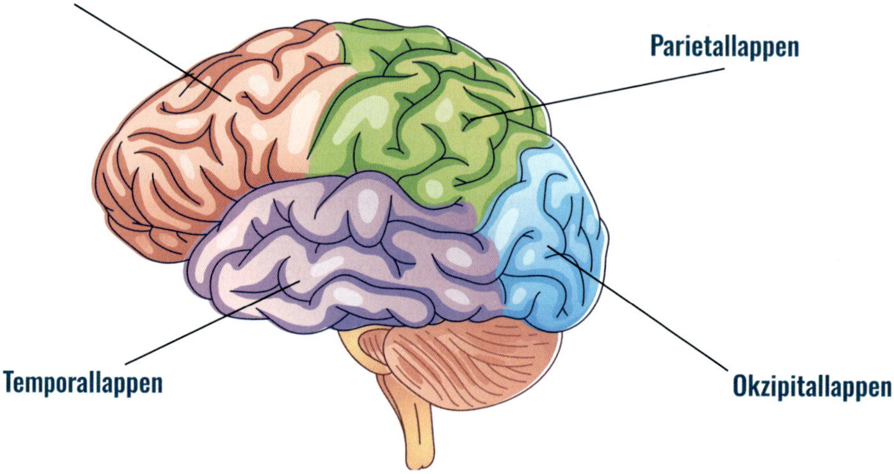

Abb. 9: Darstellung und Unterteilung des Kortex in seine einzelnen Segmente (Grafik: © VectorMine – stock.adobe.com)

Besonders relevant für Gleichgewicht und Stabilität ist das Zusammenspiel all dieser Areale. Der Kortex entscheidet z. B., wie stark auf ein Gleichgewichtssignal reagiert werden soll, ob eine Bewegung korrigiert oder lieber kompensiert wird oder wie sich der Körper an eine instabile Umgebung anpasst. Auch die bewusste Kontrolle von Haltung oder die kognitive Bewertung von Unsicherheiten („Ist das gefährlich?") sind Aufgaben des Kortex.

Diese kognitive Einbindung erklärt auch, warum mentale Zustände wie Angst, Unsicherheit oder Stress einen erheblichen Einfluss auf das Gleichgewicht haben können. Das Gehirn „entscheidet", ob eine Situation stabil erscheint oder nicht.

Für die Praxis bedeutet das: Der Kortex ist der Bereich, in dem Gleichgewicht bewusst wahrgenommen und willentlich beeinflusst werden kann, etwa durch visuelle Aufmerksamkeit, bewusste Körperspannung oder gezielte Bewegungssteuerung. Training, das den Kortex fordert, kann daher auch komplexere motorische Fähigkeiten verbessern, wie etwa durch Dual-Task-Übungen (zwei Dinge gleichzeitig durchführen), Balance mit visueller Ablenkung oder kognitive Herausforderungen während einer Bewegung.

Zentrale Erkenntnis

Hirnstamm, Kleinhirn und Kortex sind drei entscheidende Strukturen, wenn es um die Steuerung von Gleichgewicht und Stabilität geht. Der Hirnstamm sorgt für automatische Haltungskontrolle und reflektorische Stabilität. Das Kleinhirn koordiniert Bewegungsabläufe in Echtzeit und übernimmt präzise Bewegungskorrekturen. Der Kortex ermöglicht die bewusste Wahrnehmung von Instabilität, die gezielte Bewegungssteuerung und die kognitive Bewertung von Situationen.

Auch wenn das Gehirn in Wirklichkeit deutlich komplexer arbeitet und viele weitere Strukturen beteiligt sind, bietet diese Einteilung eine praxisnahe Orientierung. Sie hilft zu verstehen, wo und wie das Nervensystem auf Gleichgewichtseinflüsse reagiert - und wie man gezielt darauf einwirken kann.

3.4 Funktionelle Integration

Nach der Einordnung der zentralen Strukturen Hirnstamm, Kleinhirn und Kortex stellt sich nun die Frage, wie das Gehirn die Vielzahl sensorischer Reize verarbeitet, wie es diese Informationen bewertet und wie daraus gezielte Bewegungsreaktionen entstehen. Dabei steht weniger die anatomische Vollständigkeit im Vordergrund, sondern vielmehr das funktionelle Verständnis. Entscheidend ist die Frage, wie aus sensorischem Input eine stabile Haltung, eine koordinierte Bewegung oder eine präzise Reaktion entsteht.

Dieses Kapitel zeigt, auf welchen Wegen sensorische Informationen aus dem Körperinneren und der Umgebung durch das Nervensystem geleitet werden, welche Bahnsysteme beteiligt sind und wie diese Reize in den verschiedenen Hirnregionen weiterverarbeitet werden. Es wird deutlich, dass bewusste und unbewusste Steuerungsprozesse unterschiedlich organisiert sind, verschiedene Zielregionen angesteuert und gezielt über bestimmte Reize angesprochen werden können.

Ziel ist es, ein praxisrelevantes Verständnis dafür zu entwickeln, wie das Gehirn auf unterschiedliche Reize reagiert, welche Verschaltungsprinzipien zugrunde liegen und wie sich dieses Wissen in Training und Therapie gezielt nutzen lässt. Eine Übersichtstabelle am Ende des Kapitels fasst die wichtigsten Aktivierungsstrategien der beteiligten Hirnstrukturen zusammen und bietet eine klare Orientierung für die Auswahl sinnvoller Übungen.

3.4.1 Informationsverarbeitung im Gehirn

Damit Gleichgewicht entstehen kann, braucht das Gehirn eine Vielzahl von Informationen. Wie bereits angesprochen stammen diese aus verschiedenen Sinnessystemen, wie zum Beispiel den Augen, dem Innenohr oder den Rezeptoren in Muskeln und Gelenken. Doch wie wird aus diesen Daten Stabilität erzeugt? Eine hilfreiche Perspektive bietet die Betrachtung zweier Prinzipien von grundlegenden Verarbeitungsrichtungen im Gehirn: „Bottom-up" und „Back-to-front".

Bottom-up

„Bottom-up" bezeichnet die Informationsverarbeitung von unten nach oben, also von den sensorischen Systemen über das Rückenmark hin zu höheren Gehirnzentren. Es ist der klassische Weg, auf dem Daten aus der Peripherie in das zentrale Nervensystem gelangen. Beispiel: Wenn eine Person auf einem unebenen Boden steht, registrieren Mechanorezeptoren in Fuß und Sprunggelenk fortlaufend Veränderungen im Druck- und Spannungsverhältnis. Diese Informationen werden über die peripheren Nerven zum Rückenmark weitergeleitet und gelangen von dort aus zum Hirnstamm, ins Kleinhirn und schließlich in den Kortex. Parallel erfassen auch die Augen visuelle Veränderungen in der Umgebung, während das Gleichgewichtsorgan im Innenohr die Lageveränderung des Körpers im Raum detektiert. Auch diese Signale werden über den Hirnstamm und das Kleinhirn weiterverarbeitet. Erst wenn alle eingehenden Informationen miteinander abgeglichen, bewertet und integriert wurden, reagiert das System mit einer passenden motorischen Antwort – etwa durch das gezielte Ausbalancieren oder das Nachgreifen zur Stabilisierung.

Back-to-front

Gleichzeitig folgt die Reizverarbeitung im Gehirn häufig einem Back-to-front-Prinzip, also von den hinteren sensorischen zu den vorderen motorischen Hirnarealen.

Auch hier ein typisches Beispiel: Steht eine Person auf einem unebenen Boden, erfasst das visuelle System die Beschaffenheit der Umgebung und leitet die Informationen an den Okzipitallappen weiter, wo sie verarbeitet werden. Gleichzeitig registrieren die Mechanorezeptoren in Füßen und Gelenken die genaue Position und Belastung des Körpers. Diese propriozeptiven Signale gelangen in den Parietallappen, wo sie mit den visuellen Eindrücken abgeglichen werden. Erst wenn beide Informationsquellen integriert sind, werden die Daten an den Frontallappen weitergeleitet. Dort wird entschieden, welche motorische Reaktion notwendig ist, wie etwa ein Ausfallschritt oder das Abstützen mit dem Arm. Der motorische Kortex aktiviert daraufhin gezielt die Muskulatur, um die Bewegung einzuleiten. Diese Verarbeitungsrichtung von hinten nach vorne (von der Wahrnehmung zur Entscheidung und schließlich zur Ausführung) ist typisch für bewusste, koordinierte Bewegungsreaktionen in komplexen Situationen.

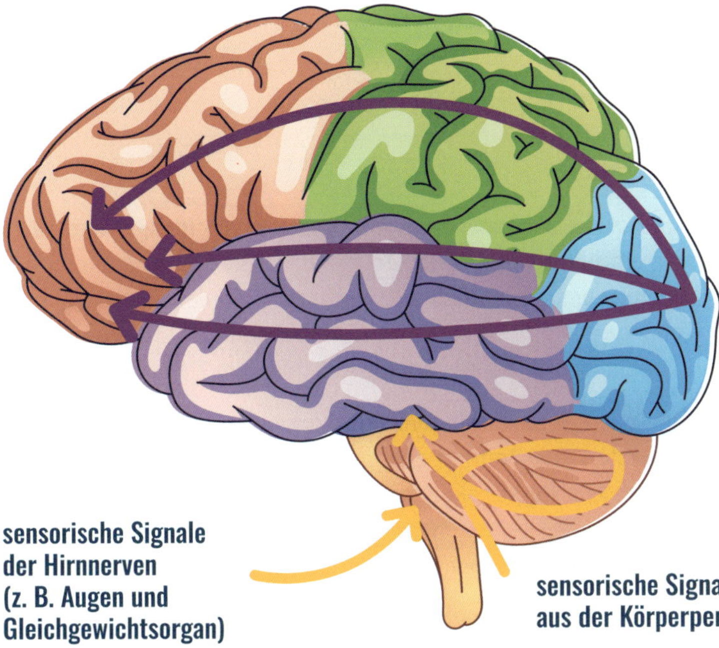

Abb. 10: Aktivierungskaskade im Gehirn: von unten nach oben – von hinten nach vorne (Grafik: © VectorMine – stock.adobe.com)

In der Realität laufen Bottom-up- und Back-to-front-Prozesse gleichzeitig, permanent und stark vernetzt ab. Das Gehirn sammelt über sensorische Inputs ständig neue Informationen, gleicht sie mit gespeicherten Erfahrungen, der aktuellen Körperposition und motorischen Plänen ab und reagiert darauf mit zielgerichteten Bewegungen.

Ein weiterer spannender Aspekt: Je automatisierter eine Bewegung ist, desto stärker verlässt sich das System auf „untere" Zentren wie Hirnstamm und Kleinhirn. Je neuer oder herausfordernder die Situation ist, desto mehr schaltet sich der Kortex ein. Genau dieses Zusammenspiel ist entscheidend zur Erreichung oder Aufrechterhaltung des Gleichgewichts.

Um ein besseres Verständnis dafür zu entwickeln, wie das Gehirn die einzelnen Sinnesinformationen verarbeitet und wie gezielte Reize auf Hirnstamm, Kleinhirn und Kortex wirken können, werden die folgenden Unterkapitel die jeweiligen Systeme und ihre Aktivierungsmöglichkeiten näher beleuchten.

3.4.2 Propriozeptive Verarbeitung

Nachdem wir bereits in Kapitel 3.2.1 geklärt haben, was Propriozeption ist und welche Rezeptoren daran beteiligt sind, geht es in diesem Kapitel darum, wie diese Informationen im Nervensystem verarbeitet werden, also wie sie vom Körperinneren ins Gehirn gelangen und dort bewertet werden.

Die Reizverarbeitung beginnt mit einer Aktivierung der Rezeptoren, wie etwa in Muskeln, Sehnen oder Gelenken. Diese erfassen mechanische Veränderungen wie Dehnung, Winkelstellung oder Zugspannung. Die Signale werden über periphere Nerven zum Rückenmark geleitet und dort an verschiedene Leitungsbahnen übergeben. Welche Bahn genutzt wird, hängt vom Reiztyp und vom Ziel im Gehirn ab.

Dabei ist wichtig: Nicht alle Informationen nehmen denselben Weg. Ähnlich wie im häuslichen Sicherungskasten jede Leitung eine andere Funktion erfüllt, aktivieren verschiedene Reize spezifische neuronale Schaltkreise und damit unterschiedliche Gehirnareale.

Die drei folgenden Bahnsysteme sind für die Verarbeitung propriozeptiver und taktiler Reize in Bezug auf Gleichgewicht, Stabilität und Bewegung entscheidend und bilden die Hauptachsen:

1. **Hinterstrangbahn**

   Die Hinterstrangbahn ist zuständig für die Weiterleitung feiner Berührungen, Vibrationen sowie Informationen zur Gelenkstellung und Muskelspannung, also der bewussten Propriozeption.

   Die Bahn verläuft zunächst ipsilateral, also auf derselben Körperseite, über den Rückenmarkskanal aufsteigend bis zur Medulla oblongata. Erst dort kreuzen die Nervenfasern auf die gegenüberliegende Seite (dieser Kreuzungspunkt wird als Decussatio lemniscorum bezeichnet). Anschließend erfolgt die Weiterleitung über den Lemniscus medialis zum Thalamus, von wo aus die Signale schließlich an den kontralateralen (gegenüberliegenden) somatosensorischen Kortex im Parietallappen weitergeleitet werden.

   Eine Besonderheit dieses Systems ist seine hohe Leitungsgeschwindigkeit sowie die präzise Reizlokalisation, wodurch der Körper sehr differenziert und schnell auf feinfühlige propriozeptive Reize reagieren kann.

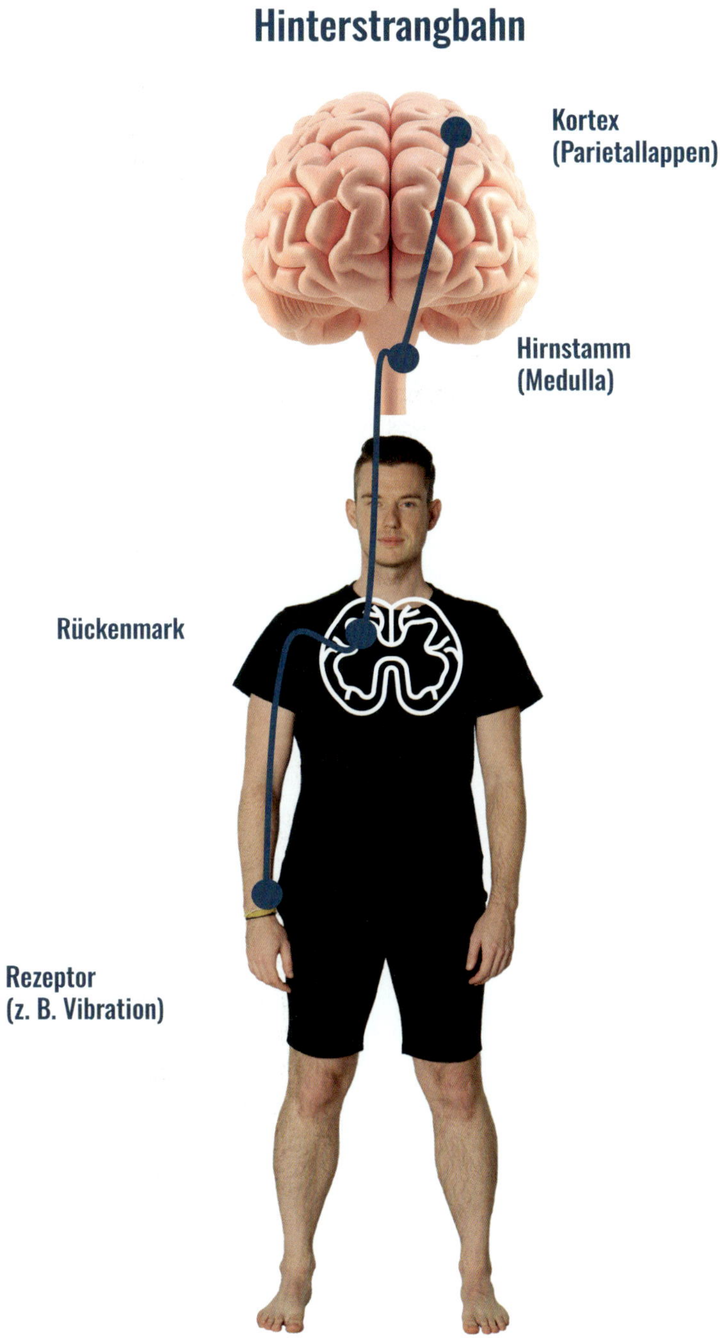

Abb. 11: Vereinfachte Darstellung der Hinterstrangbahn zur Weiterleitung bewusster Propriozeption, feiner Berührung und Vibration (Rückenmarkssegment: © narathip – stock.adobe.com, Gehirn: © Maule – stock.adobe.com)

2. **Anterolaterales System**
   Ein weiteres wichtiges System zur Weiterleitung somatosensorischer Reize ist das anterolaterale System, auch als Tractus spinothalamicus bekannt. Es transportiert vor allem Bedrohungszreize, Temperaturunterschiede sowie groben Druck.

   Im Gegensatz zur Dorsalstrangbahn kreuzen die Nervenfasern bereits auf Höhe des Rückenmarks auf die gegenüberliegende Seite. Von dort steigen sie zum kontralateralen Thalamus auf und werden anschließend an sensorische Areale der Großhirnrinde weitergeleitet.

   Auch wenn dieses System nicht direkt an der bewussten Propriozeption beteiligt ist, spielt es doch eine wichtige Rolle: Bedrohungsreize und Temperaturempfindungen können kompensatorische Mechanismen auslösen (Schmerz, Bewegungseinschränkungen etc.) und damit Gleichgewicht und Bewegung indirekt beeinflussen.

   Unabhängig vom Ursprung der Information ist das Ziel bewusster Verarbeitung in vielen Fällen der somatosensorische Kortex im Parietallappen. Hier treffen propriozeptive, visuelle und vestibuläre Signale zusammen, werden miteinander verglichen und integriert.

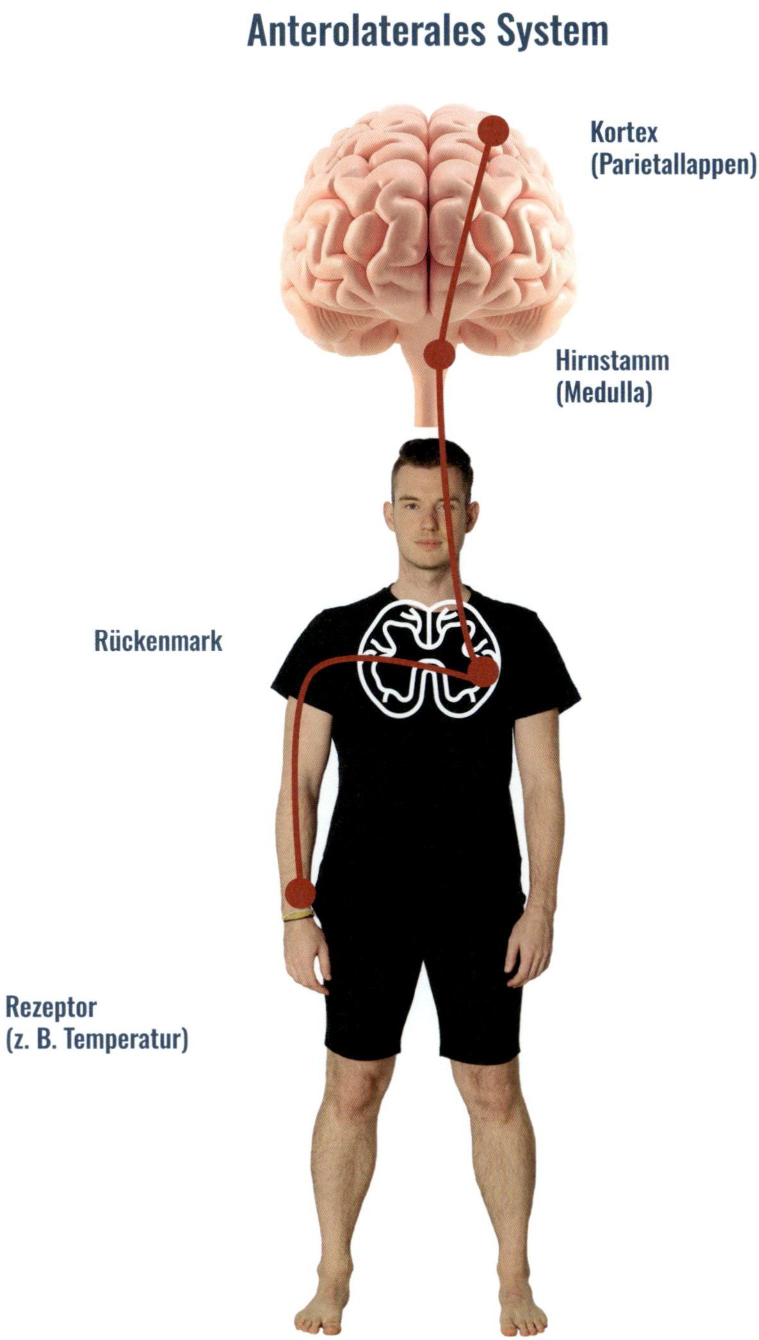

Abb. 12: Vereinfachte Darstellung des anterolateralen Systems zur Übertragung von Bedrohungs- und Temperaturreizen (Rückenmarkssegment: © narathip – stock.adobe.com, Gehirn: © Maule – stock.adobe.com)

3. **Spinozerebellare Bahnen**

Neben den Bahnen zur bewussten Wahrnehmung propriozeptiver Reize existieren auch Verbindungen, die direkt ins Kleinhirn führen und dort eine entscheidende Rolle für die unbewusste Bewegungskoordination spielen. Diese sogenannten spinozerebellaren Bahnen übertragen vor allem Informationen zur Muskelspannung, Gelenkstellung und Bewegungsdynamik, um Bewegungen in Echtzeit zu überwachen und gegebenenfalls zu korrigieren.

Zu diesen Bahnen zählen der dorsale und ventrale spinozerebellare Trakt, der cuneocerebellare Trakt sowie der rostrale spinozerebellare Trakt. Sie alle leiten Informationen aus Muskeln, Sehnen und Gelenken, teilweise aber auch interne Signale über die im Rückenmark erzeugten motorischen Programme an das Kleinhirn weiter. So erhält das Kleinhirn nicht nur Rückmeldungen über den aktuellen Bewegungszustand des Körpers, sondern auch Hinweise darauf, welche Bewegungen geplant oder bereits eingeleitet sind.

Die abgebildete Darstellung zeigt den Verlauf exemplarisch und bewusst stark vereinfacht. Sie verdeutlicht die Grundidee, ohne die komplexen Verschaltungen aller Bahnen im Detail abzubilden. Für eine genauere neuroanatomische Betrachtung und die Unterscheidung der einzelnen Trakte sei auf weiterführende Fachliteratur verwiesen.

Im Gegensatz zu den zuvor beschriebenen Bahnsystemen führen die Signale der spinozerebellaren Bahnen nicht zur bewussten Wahrnehmung. Stattdessen dienen sie der automatischen, reflexartigen Kontrolle motorischer Abläufe. Das Kleinhirn nutzt diese Daten, um Bewegungen permanent mit den gewünschten motorischen Programmen abzugleichen und Feinjustierungen in Echtzeit vorzunehmen. Auf diese Weise werden stabile, flüssige Bewegungsabläufe auch unter wechselnden Bedingungen ermöglicht – eine zentrale Voraussetzung für Gleichgewicht und Koordination im Alltag wie auch im Sport.

Hinweis

» Die Darstellung stellt eine grobe Übersicht dar und erhebt keinen Anspruch auf vollständige anatomisch-neurologische Präzision. In der Realität ist die Verschaltung deutlich komplexer, mit zahlreichen Zwischenstationen, Rückkopplungsschleifen und modulierenden Einflussfaktoren. Wer sich näher mit den neuroanatomischen Details befassen möchte, sollte ergänzende Fachliteratur konsultieren. Für die praktische Anwendung genügt es jedoch, zu verstehen: Unterschiedliche Reize aktivieren unterschiedliche Schaltkreise und nehmen unterschiedliche Pfade – mit jeweils spezifischen Wirkungen auf Wahrnehmung und Bewegung.

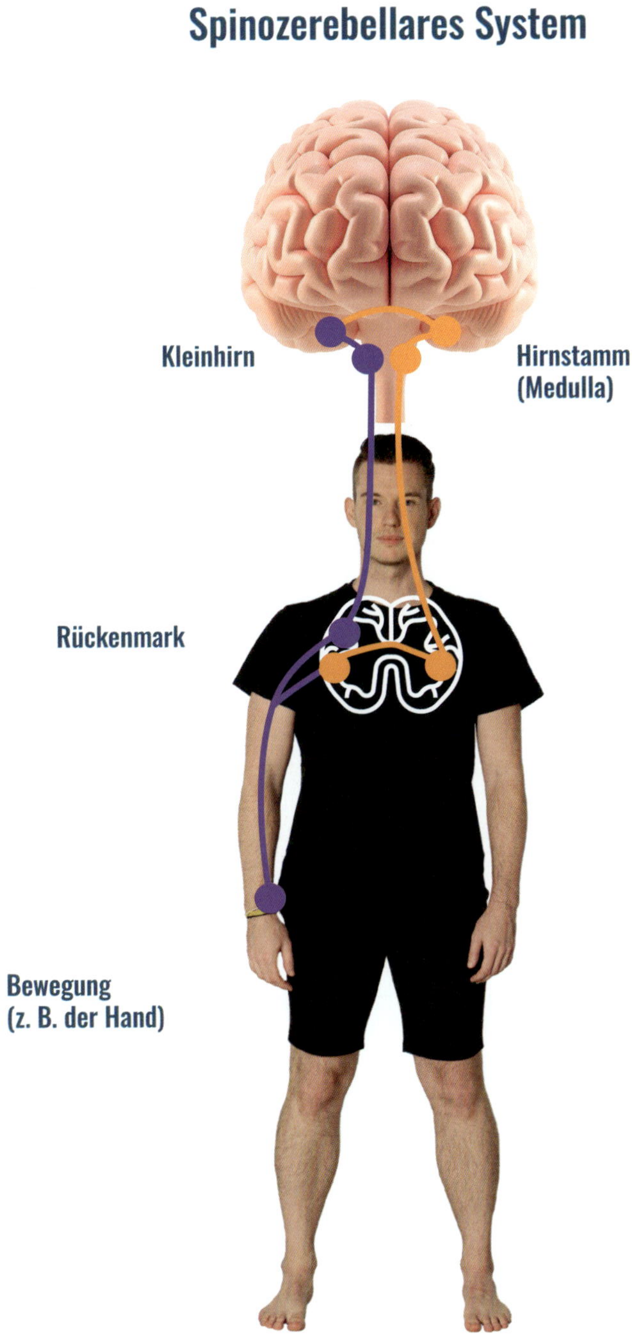

Abb. 13: Vereinfachte Darstellung der spinozerebellaren Bahnen zur Weiterleitung unbewusster propriozeptiver und motorischer Signale an das Kleinhirn zur Bewegungskoordination (Rückenmarkssegment: © narathip – stock.adobe.com, Gehirn: © Maule – stock.adobe.com)

Praktische Bedeutung der propriozeptiven Verschaltung

Für die praktische Arbeit ergeben sich aus den zuvor beschriebenen neuroanatomischen Grundlagen mehrere zentrale Erkenntnisse:

1. Unterschiedliche Reize aktivieren unterschiedliche Bahnen: Je nach Art des sensorischen Reizes (z. B. Druck, Vibration, Temperatur, Bewegung) werden verschiedene Leitungsbahnen aktiviert, die jeweils eigene Zielstrukturen im Gehirn ansteuern. Diese Vielfalt lässt sich gezielt nutzen, um bestimmte Hirnareale zu stimulieren.
2. Verschiedene Bahnen: Auch wenn sich manche Reize auf unterschiedlichen Wegen im Gehirn verarbeiten lassen, führen sie nicht zwangsläufig zum selben Ziel. Während bewusst wahrnehmbare propriozeptive Reize meist den somatosensorischen Kortex im Parietallappen erreichen, zielen unbewusste Bewegungsinformationen bevorzugt auf das Kleinhirn. Diese Unterscheidung erlaubt eine differenzierte Auswahl von Reizen je nach therapeutischem Ziel.
3. Seitenunterschiede in der Reizverarbeitung:
   - Bewusste sensorische Reize (z. B. Berührung, Vibration) werden nach Kreuzung im ZNS dem kontralateralen Kortex zugeführt. Das bedeutet: Ein Reiz auf der rechten Körperhälfte aktiviert primär den linken somatosensorischen Kortex.
   - Bewegungsinformationen (propriozeptiv) werden über spinozerebellare Bahnen ipsilateral, also auf derselben Körperseite, zum auf ebendieser Seite liegenden Kleinhirn geleitet. Das heißt: Willentliche oder reflexive Bewegungen auf der rechten Seite aktivieren das rechte Kleinhirn.

Diese Erkenntnisse liefern eine wertvolle Grundlage für gezielte Interventionen im Training und in der Therapie. Denn sie zeigen, wie über spezifische sensorische oder motorische Reize ausgewählte Hirnareale aktiviert und beeinflusst werden können, sei es zur Verbesserung der Wahrnehmung, zur Reorganisation neuronaler Prozesse oder zur Förderung motorischer Kontrolle.

Ein Überblick über die konkrete Anwendung dieses Wissens folgt im Kapitel *3.4.7 Aktivierungsmöglichkeiten für Hirnstamm, Kleinhirn und Kortex*.

Kapitel 4 beleuchtet anschließend typische Problematiken, die im Zusammenhang mit funktionellen Defiziten dieser Strukturen stehen, und zeigt auf, wie ein neurozentrierter Trainingsansatz dort gezielt beginnen kann.

3.4.3 Vestibuläre Verarbeitung

Die Informationen aus dem Gleichgewichtsorgan erreichen das Gehirn über den Nervus vestibulocochlearis (VIII. Hirnnerv). Dieser Nerv transportiert Signale sowohl aus den drei Bogengängen (für rotatorische Bewegungen) als auch aus den beiden Makulaorganen, dem Sacculus und dem Utriculus (für lineare Beschleunigungen und Gravitation).

An seinem Ziel im Hirnstamm (in der Medulla oblongata und der Pons) befinden sich vier vestibuläre Kerne (Nucleus vestibularis superior, inferior, medialis, lateralis), wo eine erste zentrale Verarbeitung stattfindet. Diese Kerne sind keine „Endstation", sondern fungieren als Schaltzentralen, die die Signale an verschiedenste Areale im Gehirn und Rückenmark weiterleiten, abhängig vom Kontext, der Bedeutung und dem Integrationsbedarf mit anderen Sinnessystemen.

1. **Nucleus vestibularis medialis (innerer vestibulärer Kern)**
   Ein besonders wichtiger Bestandteil des vestibulären Systems ist der Nucleus vestibularis medialis, also der mediale vestibuläre Kern. Er spielt eine zentrale Rolle bei der Koordination von Kopf- und Augenbewegungen. Seine wichtigste Verbindung verläuft über den medialen longitudinalen Fasciculus (MLF), eine schnelle Nervenbahn, die direkt zu den Augenmuskelkernen führt, insbesondere zum N. oculomotorius (Hirnnerv III), N. trochlearis (Hirnnerv IV) und N. abducens (Hirnnerv VI).

   Über diese Verbindung steuert der mediale Kern den vestibulo-okulären Reflex (VOR) (siehe Kapitel *3.2.2 Vestibuläres System*). Dieser Reflex koordiniert die Informationen aus dem Gleichgewichtsorgan mit den Augenbewegungen, sodass das Blickziel auch bei Kopfbewegungen stabil im Gesichtsfeld bleibt. Dreht man zum Beispiel den Kopf ruckartig nach rechts, bewegen sich die Augen automatisch nach links und zwar in exakt dem Maße, dass das Bild auf der Netzhaut stabil bleibt. Dieser Reflex funktioniert blitzschnell und ganz ohne bewusstes Zutun. Er ist im Alltag essenziell: Beim Gehen, Laufen, Autofahren oder Sport sorgt er dafür, dass wir trotz Bewegung klar sehen können.

   Zusätzlich hat der mediale vestibuläre Kern Verschaltungen mit dem Halsmark, also dem oberen Teil des Rückenmarks. Das erlaubt eine reflektorische Stabilisierung des Kopfes, zum Beispiel wenn wir aus dem Gleichgewicht geraten oder unerwartet ausrutschen.

   Einfach gesagt: Der mediale vestibuläre Kern sorgt dafür, dass Kopf und Augen sich perfekt abstimmen. Er ermöglicht uns, bei Bewegung den Überblick zu behalten und schützt uns davor, ständig den Fokus oder das Gleichgewicht zu verlieren.

2. **Nucleus vestibularis lateralis (äußerer vestibulärer Kern)**
   Der Nucleus vestibularis lateralis, auch bekannt als Deiters-Kern, spielt eine zentrale Rolle für unsere aufrechte Haltung und Stabilität. Er ist vor allem dafür verantwortlich automatische Haltemuster zu steuern.

   Seine wichtigste Bahn, der Tractus vestibulospinalis lateralis, projiziert vom Hirnstamm direkt ins Rückenmark und aktiviert dort gezielt proximale Extensoren, also Muskulatur, die für das Aufrichten des Körpers zuständig ist. Dazu gehören insbesondere die Rückenstrecker sowie Muskeln der Hüfte und Beine.

   Die Informationsgrundlage für diese Aktivierung liefern die Makulaorgane im Innenohr, also der Sacculus und der Utriculus.

   Zur Erinnerung: Diese Sinnesorgane registrieren die Stellung des Kopfes in Relation zur Schwerkraft und melden selbst kleinste Veränderungen (Beschleunigung), etwa wenn man leicht schwankt oder sich der Untergrund verschiebt. Diese Signale werden im lateralen Vestibularkern verarbeitet und direkt in automatische Haltungskorrekturen umgesetzt, ganz ohne bewusste Steuerung.

   Ein praktisches Beispiel: Wenn man beim Zähneputzen auf einem Bein steht und leicht zur Seite kippt, sorgt dieser Mechanismus blitzschnell dafür, dass die Rumpf- und Beinmuskulatur gegensteuert, bevor man überhaupt darüber nachdenken muss.

   Zusätzlich empfängt der laterale Vestibularkern Rückmeldungen vom Vestibulocerebellum (dem gleichgewichtsspezialisierten Teil des Kleinhirns), das die eingehenden Informationen weiterverarbeitet und feine Anpassungen vornimmt. Dadurch werden die motorischen Reaktionen nicht nur schnell, sondern auch gut abgestimmt.

3. **Nucleus vestibularis superior (oberer vestibulärer Kern)**
   Der Nucleus vestibularis superior, also der obere vestibuläre Kern, ergänzt die Arbeit des medialen Vestibularkerns und übernimmt eine zentrale Rolle bei der Feinsteuerung der Augenbewegungen, insbesondere dann, wenn Kopf und Augen gleichzeitig in Bewegung sind.

   Auch dieser Kern steht über den medialen longitudinalen Fasciculus (MLF) in direkter Verbindung mit den Hirnnervenkernen für die Augenmuskulatur (N. oculomotorius, N. trochlearis und N. abducens). Durch diese Verschaltung beeinflusst er gezielt sakkadische Augenbewegungen, also schnelle, springende Blickwechsel, sowie antizipative Augenbewegungen, die notwendig sind, um den Blick beim Gehen, Laufen oder Sport vorauszuplanen.

Stellen Sie sich vor, Sie gehen durch den Wald und wollen einem Ast am Boden frühzeitig ausweichen. Ihre Augen müssen sich dabei synchron mit der Kopfbewegung bewegen und genau hier ist der superiore Kern aktiv: Er stimmt die motorischen Impulse so ab, dass der Blick und die Körperbewegung trotz Dynamik im Einklang bleiben.

Darüber hinaus ist der Nucleus vestibularis superior an der Koordination mit dem visuellen Kortex beteiligt. Besonders bei visuell-vestibulären Konflikten, wie sie beim Autofahren oder beim Betrachten bewegter Bilder auf einem Bildschirm entstehen, ist seine Arbeit entscheidend. Er hilft dem Gehirn, widersprüchliche Informationen aus Auge und Innenohr zu verarbeiten und das Gleichgewicht zu erhalten, auch wenn der Körper stillsteht, aber das Bild „fährt".

Kurz gesagt: Der superiore Vestibularkern sorgt dafür, dass wir in Bewegung den Überblick behalten.

4. **Nucleus vestibularis inferior (unterer vestibulärer Kern)**
   Der Nucleus vestibularis inferior, auch unterer vestibulärer Kern genannt, ist der am tiefsten gelegene der vier vestibulären Kerne und übernimmt eine verbindende und stabilisierende Rolle innerhalb des gesamten vestibulären Netzwerks.

   Er erhält Informationen aus allen Teilen des Gleichgewichtsorgans, also sowohl aus den Bogengängen als auch aus den Makulaorganen (Sacculus und Utriculus) und wirkt dadurch wie eine Art Integrationszentrale für alle Lage- und Beschleunigungsinformationen. Seine Aufgabe ist es jedoch weniger, direkt motorische Reaktionen auszulösen, sondern vielmehr, Informationen zu sammeln, weiterzuleiten und mit anderen Hirnarealen abzugleichen.

   Insbesondere vermittelt der Nucleus vestibularis inferior Signale zum Kleinhirn, zum Hirnstamm und über aufsteigende Bahnen auch in Richtung Thalamus. Damit nimmt er Einfluss auf die Feinabstimmung von Haltungsreaktionen und die Stabilisierung des Muskeltonus, vor allem bei langsamen Lageveränderungen und subtilen Gleichgewichtsreizen.

   Einfach erklärt: Während der mediale und der laterale Vestibularkern eher schnelle oder automatische Anpassungen (z. B. Blickstabilisierung oder Haltemuskulatur) steuern, arbeitet der Inferior-Kern im Hintergrund, integriert sensorische Informationen und stellt sicher, dass das gesamte System sinnvoll miteinander kommuniziert.

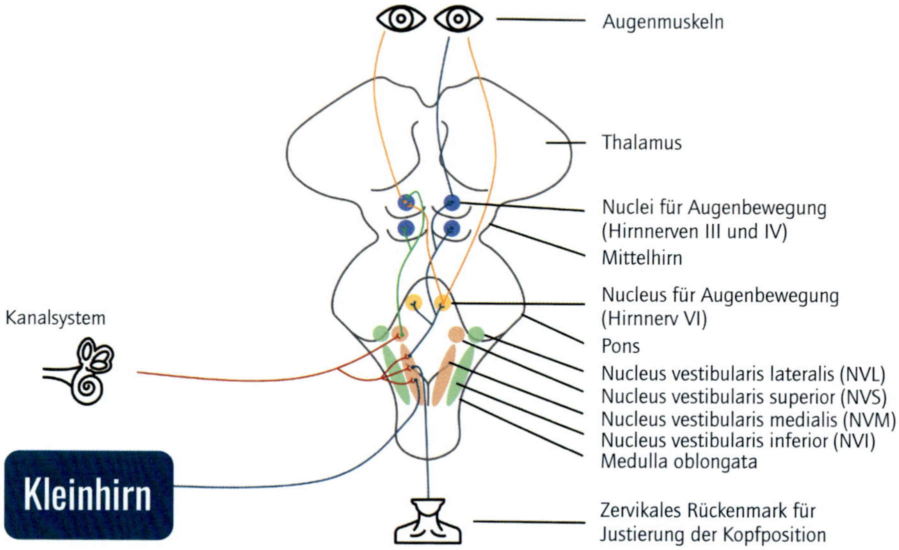

Abb. 14: Schematische Darstellung der Verschaltung der Bogengänge mit den vestibulären Kernen zur Steuerung von Augenbewegungen und Kopfdrehungen

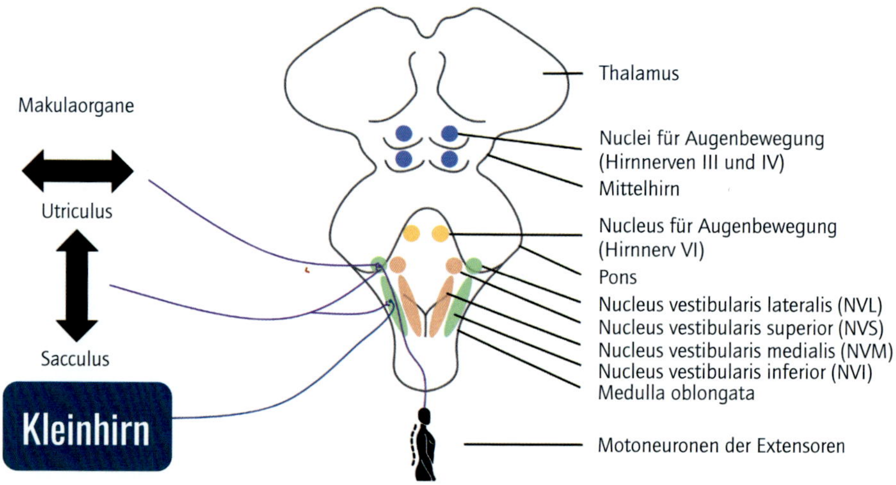

Abb. 15: Schematische Darstellung der Verschaltung von Utriculus und Sacculus mit den vestibulären Kernen zur Kontrolle von Haltung und Stabilität

Die vestibulären Kerne bilden eine entscheidende Schnittstelle zwischen sensorischem Input aus dem Innenohr und motorischen Anpassungen, die unsere Haltung und Blickstabilität ermöglichen. Ihre weitreichenden Verbindungen zu Augenmuskeln und Haltemuskulatur machen deutlich, wie komplex die zentrale Verarbeitung des Gleichgewichts tatsächlich ist.

Spätestens an dieser Stelle wird erkennbar, dass Gleichgewicht kein bewusster, willentlich gesteuerter Prozess ist, sondern ein reflexgesteuertes Zusammenspiel verschiedener Areale, insbesondere von Hirnstamm und Kleinhirn. Sie sorgen für blitzschnelle, automatische Anpassungen, ohne dass wir aktiv darüber nachdenken müssen. Wer Gleichgewicht verbessern möchte, sollte daher gezielt diese beiden Strukturen stimulieren und trainieren. Wie das konkret aussehen kann, wird im Kapitel *3.4.7 Aktivierungsmöglichkeiten für Hirnstamm, Kleinhirn und Kortex* praxisnah dargestellt.

3.4.4 Visuelle Verarbeitung

Nachdem im Kapitel 3.2.3 die anatomischen Grundlagen und die wichtigsten Fähigkeiten des visuellen Systems erläutert wurden, geht es in diesem Abschnitt nun um die funktionelle Verarbeitung im Gehirn. Denn visuelle Wahrnehmung ist weit mehr als die reine Aufnahme von Lichtreizen über die Retina. Vielmehr handelt es sich um einen hochkomplexen Prozess, bei dem zahlreiche Hirnregionen parallel aktiv sind, um das Gesehene in Orientierung, Stabilität und Handlung zu überführen.

Zur besseren Strukturierung ordnen wir die Verarbeitung visueller Informationen den drei bereits bekannten funktionellen Einheiten zu: Kortex, Hirnstamm und Kleinhirn. Dabei zeigt sich, wie eng die einzelnen Systeme zusammenarbeiten, um Sehen mit Bewegung, Gleichgewicht und motorischer Planung zu verbinden. Diese Einteilung dient in erster Linie der Verständlichkeit. Wie bereits erwähnt, greifen in der neurobiologischen Realität die beteiligten Strukturen eng ineinander und lassen sich funktionell nicht strikt voneinander abgrenzen.

Im Folgenden betrachten wir deshalb, wie visuelle Informationen über den Sehnerv das Gehirn erreichen, dort verarbeitet werden und auf welche Weise verschiedene Hirnareale zum Sehen und damit zu Haltung und Orientierung beitragen.

Kortex

Nachdem die Lichtreize von den Fotorezeptoren auf der Netzhaut (Retina) in elektrische Signale umgewandelt wurden, werden diese Informationen über den Nervus opticus (Hirnnerv II) zunächst bis zum Chiasma opticum geleitet, wo ein Teil der Nervenfasern kreuzt. Das bedeutet, dass die Informationen beider Augen aus dem linken Gesichtsfeld an den rechten visuellen Kortex weitergeleitet werden, die aus dem rechten Gesichtsfeld an den linken. So wird jedes Gesichtsfeld auf der **gegenüberliegenden (kontralateralen) Hirnseite** verarbeitet.

Nach der Kreuzung verlaufen die Signale im Tractus opticus weiter zum Corpus geniculatum laterale (CGL) im Thalamus, einem zentralen „Umschaltzentrum". Von dort gelangen sie in den primären visuellen Kortex (V1) im Okzipitallappen, wo grundlegende Merkmale wie Helligkeit, Kontrast, Bewegung und Richtung analysiert werden. (siehe Abbildung 5, Seite 42)

Anschließend werden die Informationen auf zwei spezialisierte Verarbeitungswege verteilt:

» **Dorsaler Pfad – der „Wo"-Pfad:**

  Dieser Weg zieht vom Okzipitallappen in den Parietallappen und analysiert räumliche Informationen wie Bewegung, Richtung und Position im Raum. Er hilft dabei, sich zu orientieren, Entfernungen einzuschätzen und Bewegung mit Handlung zu verknüpfen, wie zum Beispiel, wenn wir ein Objekt gezielt greifen oder einem Ball ausweichen. Für das Gleichgewicht ist dieser Pfad besonders bedeutsam, da er mit den propriozeptiven Signalen aus Muskeln und Gelenken zusammengeführt wird.

» **Ventraler Pfad – der „Was"-Pfad:**

  Dieser Weg führt vom Okzipitallappen in den Temporallappen. Hier werden Farben, Formen, Objekte und deren Bedeutung erkannt (Was sehe ich eigentlich?). Dieser Pfad spielt für die visuelle Aufmerksamkeit und Orientierung eine Rolle, etwa beim Erkennen von Hindernissen oder Gesichtern im Raum.

Dorsal → Wo befindet sich mein Körper in Relation zu meinem Umfeld?

Ventral → Was sehe ich und welche Bedeutung hat das Gesehene?

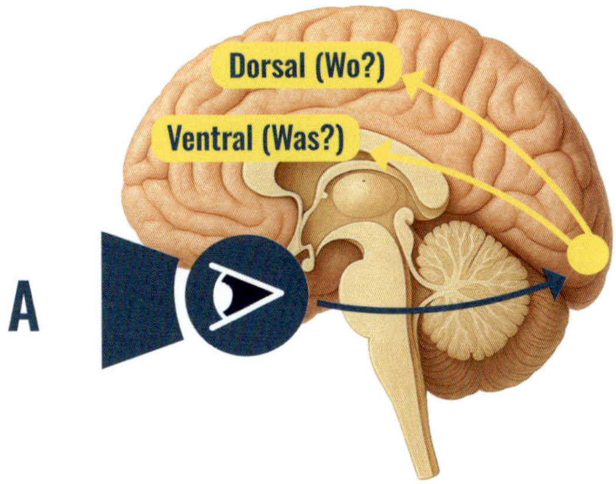

Abb. 16: Schematische Darstellung der visuellen Verarbeitung des dorsalen und ventralen "Pfades" (Grafik: © Teeradej - stock.adobe.com)

Hirnstamm

Ein wesentlicher Bestandteil der visuellen Steuerung ist im Hirnstamm verankert, insbesondere in der Regulation von Augenbewegungen. Drei der zwölf Hirnnervenpaare - der Nervus oculomotorius (III), Nervus trochlearis (IV) und Nervus abducens (VI) - entspringen im Bereich von Mittelhirn und Pons und steuern gemeinsam die äußere Augenmuskulatur. Sie ermöglichen gezielte Blickbewegungen in alle Richtungen, einschließlich Hebung, Senkung, Rotation und seitlicher Verschiebung der Augen.

Diese Bewegungen erfolgen nicht nur bewusst, etwa beim gezielten Umsehen, sondern auch reflexiv und hochgradig automatisiert. Dazu zählen schnelle Blicksprünge (Sakkaden), flüssige Folgebewegungen oder die Fixation bewegter Objekte. Der Hirnstamm übernimmt dabei eine zentrale Integrationsaufgabe: Durch seine enge Vernetzung mit kortikalen Steuerzentren, dem Kleinhirn sowie vestibulären und propriozeptiven Informationen koordiniert er die zeitliche und räumliche Abstimmung der Augenbewegungen mit der Körperhaltung und Bewegung.

Jede gezielte Augenaktivität geht mit einer signifikanten Aktivierung der entsprechenden Hirnnervenkerne im Hirnstamm einher. Daraus ergibt sich eine bedeutsame Schlussfolgerung für die Praxis: Durch bewusste visuelle Aufgaben, wie Blickfixation, Augenfolgebewegungen, Sakkaden oder andere Augenbewegungen, lässt sich der Hirnstamm gezielt stimulieren. Dies eröffnet wirkungsvolle Möglichkeiten, Haltung, Gleichgewicht und Orientierung über das visuelle System unmittelbar neurologisch zu beeinflussen.

Kleinhirn

Auch das Kleinhirn spielt eine zentrale Rolle in der Verarbeitung visueller Informationen, allerdings weniger bei der bewussten Wahrnehmung, sondern vor allem bei der Abstimmung von Bewegung, Blickführung und Körperhaltung. Es agiert dabei als eine Art Koordinationszentrum, das kontinuierlich Sinneseindrücke mit motorischen Programmen abgleicht und feine Korrekturen vornimmt.

Besonders das Vestibulocerebellum (siehe Kapitel *3.3.2 Kleinhirn* (Cerebellum)) ist eng mit dem Gleichgewichtssystem, den Augenmuskelkernen im Hirnstamm und dem visuellen Kortex vernetzt. Es erhält Signale aus dem vestibulären Apparat sowie aus der Netzhaut (Retina) und ist maßgeblich an der Steuerung stabiler Blickachsen beteiligt. Wenn sich zum Beispiel der Körper in Bewegung befindet, sorgt das Kleinhirn dafür, dass die Augen in ihrer Bahn bleiben und das visuelle Ziel nicht verloren geht.

Gleichzeitig ist das Kleinhirn in der Lage, visuelle Fehler zu erkennen und Bewegungsprogramme entsprechend zu adaptieren. Wenn etwa die Augen ein bewegtes Objekt nicht exakt verfolgen können, korrigiert das Kleinhirn über seine Rückkopplungsschleifen die Aktivität der Augenmuskulatur. Es lernt dabei kontinuierlich mit und sorgt dafür, dass visuelle und motorische Reaktionen effizienter werden.

Für das neurozentrierte Training bedeutet das: Jedes visuell geführte Bewegungsmuster ist auch ein Training des Kleinhirns. Wird dieses gezielt mit einbezogen, lassen sich Blickstabilität, Feinmotorik und Gleichgewicht deutlich beeinflussen.

Die Verarbeitung visueller Informationen ist ein komplexer, dynamischer Vorgang, an dem nahezu das gesamte Gehirn beteiligt ist. Der visuelle Kortex hilft uns, die Umgebung bewusst wahrzunehmen, während Hirnstamm und Kleinhirn vor allem für die präzise Steuerung der Augenbewegungen und deren Abstimmung mit Gleichgewicht, Haltung und Bewegung verantwortlich sind. Diese funktionelle Einteilung schafft Orientierung, bildet aber nicht die ganze Komplexität ab, denn in der Realität greifen alle Systeme ineinander. Auch der Kortex ist an der Bewegungssteuerung beteiligt, ebenso wie der Hirnstamm an der sensorischen Verarbeitung.

Genau diese enge Vernetzung macht das visuelle System zu einem leistungsstarken Zugang zum Gehirn. Jeder gezielte Blick, jede Bewegung der Augen aktiviert multiple neuronale Netzwerke. Wer also visuelle Prozesse gezielt einsetzt, kann auf effektive Weise die Aktivität des Gehirns beeinflussen. Das bietet nicht nur in der Therapie, sondern auch im Training wertvolle Möglichkeiten, um Haltung, Koordination und motorische Kontrolle nachhaltig zu verbessern.

3.4.5 Ergänzende Systeme in Bezug zu den Hirnnerven

Geruch und Geschmack

Der Geruchs- und Geschmackssinn sind mehr als nur einfache sensorische Ergänzungen. Beide stehen in direkter Verbindung zu Hirnarealen, die sich gezielt im Training aktivieren lassen und damit wertvolle Impulse für das Gleichgewichtssystem liefern können.

Der Geruchssinn wird über den Nervus olfactorius (Hirnnerv I) geleitet. Er ist der einzige sensorische Hirnnerv, dessen Signale direkt und vollständig ipsilateral, also auf derselben Seite, zum olfaktorischen Kortex gelangen. Diese Besonderheit macht Geruchsreize zu einem interessanten Stimulus im neurozentrierten Training, insbesondere zur Aktivierung kortikaler Areale, etwa zur Steigerung der Wachheit oder zur Verbesserung der neuronalen Ansprechbarkeit bei kognitiven Aufgaben.

Der Geschmackssinn wird über zwei Hirnnerven vermittelt: den Nervus facialis (VII) für den vorderen Zungenteil und den Nervus glossopharyngeus (IX) für den hinteren Bereich. Beide projizieren in den Hirnstamm, genauer gesagt in den Nucleus tractus solitarius. Durch den neuroanatomischen Aufbau wird der Nervus vestibulocochlearis (VIII), also der Gleichgewichtsnerv, funktionell von den beiden anderen Hirnnerven umschlossen. Im neurozentrierten Training nutzt man diesen Zusammenhang gezielt, getreu dem Prinzip „Neurons that fire together, wire together". Das bedeutet: Reize, die gleichzeitig verarbeitet werden, stärken ihre gemeinsame Verschaltung. Geschmack kann so dabei helfen, die Aktivierung des Gleichgewichtsnervs gezielt zu unterstützen.

In der Praxis lässt sich dieser Effekt einfach nutzen, indem beispielsweise während einer Gleichgewichtsübung ein Bonbon gelutscht oder Kaugummi gekaut wird, natürlich nur unter Berücksichtigung der motorischen Sicherheit und der Gefahr des Verschluckens. Kaugummikauen hat darüber hinaus den Vorteil, dass auch die Kaumuskulatur aktiviert wird, was zusätzliche Impulse für den Hirnstamm und die Steuerung des Kiefers liefert (mehr dazu im Abschnitt „Kiefer und Zunge").

Auch wenn die Themen Geruch und Geschmack im weiteren Verlauf dieses Buches nicht im Fokus stehen, sind sie als ergänzende Trainingsreize durchaus relevant, nicht zuletzt deshalb, weil sie sich einfach und effektiv in bestehende neurozentrierte Interventionen integrieren lassen.

Atmung

Neben ihrer physiologischen Funktion als Energielieferantin bietet die Atmung auch aus neurozentrierter Sicht einen besonders direkten Zugang zur neuronalen Aktivierung. Im Mittelpunkt steht dabei der Nervus vagus, der zehnte Hirnnerv, der weite Bereiche des Körpers parasympathisch versorgt und tief in die Regulation von Entspannung, Regeneration und innerer Balance eingebunden ist.

Bereits im vorangegangenen Abschnitt wurde deutlich, wie sensibel der Hirnstamm auf Reize reagiert und welch zentrale Rolle er bei automatischen Anpassungsleistungen spielt. Genau hier, in der Medulla oblongata, liegt der Ursprung des Nervus vagus, in unmittelbarer Nachbarschaft zum Gleichgewichtsnerv. Diese Nähe macht deutlich, dass vagale Aktivierung durch gezielte Atemmuster nicht nur auf das vegetative Nervensystem wirkt, sondern potenziell auch Einfluss auf benachbarte Hirnnervenstrukturen nehmen kann, einschließlich des Nervus vestibulocochlearis.

In der Praxis kann dies bedeuten: Eine tiefe, rhythmische Atmung beruhigt nicht nur das System, sondern schafft zugleich stabile Voraussetzungen für vestibuläre Reize. Gerade bei der Arbeit an Haltung, Gleichgewicht oder motorischer Kontrolle kann eine vagusbetonte Atmung das neuronale Fundament verbessern und unerwünschte Kompensationsreaktionen reduzieren.

Ausgewählte Atemtechniken zur gezielten Aktivierung des Nervus vagus, wie beispielsweise die Zwerchfelldehnung und zur Unterstützung neurozentrierter Trainingsinterventionen werden in Kapitel 5.1.2 praxisnah vorgestellt.

Kiefer und Zunge

Auch aus neurologischer Sicht ist der Mundraum ein hochspannendes Areal. Denn mit dem Nervus trigeminus (V) und dem Nervus hypoglossus (XII) werden gleich zwei weitere Hirnnerven aktiviert, die über den Hirnstamm verschaltet sind, also genau dort, wo reflexive Stabilität koordiniert wird. Der Trigeminus überträgt sensible Informationen aus Zähnen, Kiefer und Gesicht und innerviert gleichzeitig die Kaumuskulatur. Der Hypoglossus wiederum kontrolliert die motorische Steuerung der Zunge. Beide Systeme liefern dem Gehirn kontinuierlich Informationen über Druck, Position und Bewegung im Mundbereich.

Gerade das bewusste Aktivieren dieser Strukturen, wie etwa durch Kauen, Beißen oder das gezielte Positionieren der Zunge am Gaumen, erzeugt starke aufsteigende Impulse an den Hirnstamm. Diese Impulse können die neuronale Wachheit steigern, den Muskeltonus regulieren und die Stabilität des gesamten Körpersystems beeinflussen. Denn ähnlich wie bei den Augen oder dem Gleichgewichtssystem gilt auch hier: Werden Hirnnerven über klar definierte Reize aktiviert, kann dies die automatische Steuerung von Haltung und Bewegung verbessern.

Welche Möglichkeiten sich daraus ergeben, zeigen die praktischen Übungsbeispiele zur Kiefermobilisation in Kapitel 5.1.1 und Zungenbewegung in Kapitel 5.1.2.

3.4.6 Vereinfachte Bewegungssteuerung

Spätestens an diesem Punkt des Buches sollte deutlich geworden sein, dass Bewegung weit mehr ist als das bloße Zusammenspiel von Muskeln und Gelenken. Sie ist das Ergebnis eines hochkomplexen, dynamischen Prozesses, bei dem verschiedenste neuronale Systeme und Hirnregionen kontinuierlich miteinander kommunizieren.

Unterschiedlichste Informationen aus Augen, Gleichgewichtsorgan, Gelenken, Muskeln, aber auch aus emotionalen und kognitiven Zentren werden gleichzeitig verarbeitet, miteinander verglichen und in eine zielgerichtete Bewegung überführt.

Ein zentrales Prinzip in der motorischen Kontrolle ist die Unterscheidung zwischen willentlichen und reflexiven Bewegungen. Während erstere bewusst geplant und gesteuert werden, laufen letztere automatisch ab, und zwar schnell, effizient und meist unbewusst. Beide Formen nutzen unterschiedliche Hirnstrukturen mit jeweils eigener Schwerpunktverteilung: Der Kortex ist vorrangig für bewusste, gezielte Bewegungen zuständig, liefert dabei aber auch essenzielle Informationen für die Abstimmung automatischer Prozesse. Das Kleinhirn übernimmt die präzise Feinabstimmung und Koordination, während der Hirnstamm, insbesondere die Formatio reticularis (PMRF), eine Schlüsselrolle bei der Haltungskontrolle, der Muskelgrundspannung und der reflexbasierten Stabilisierung spielt.

Gerade wenn es um Gleichgewicht und Körperhaltung geht, zeigt sich: Die entscheidenden Prozesse laufen unterhalb der bewussten Wahrnehmung ab. Zwar können diese Funktionen durch bewusste Steuerung beeinflusst werden, eine dauerhafte kognitive Kontrolle wäre jedoch ineffizient und überfordernd.

Das lässt sich auch im Alltag beobachten. Menschen, die beim Gehen stehen bleiben, um ein Gespräch zu führen, tun dies häufig nicht aus Höflichkeit, sondern weil ihr Nervensystem überfordert ist. Die sprachliche Verarbeitung bindet kortikale Ressourcen, die dann für die Gleichgewichtskontrolle fehlen. Ähnliche Beobachtungen lassen sich bei älteren Menschen machen, die den Gang verlangsamen, wenn sie sich umdrehen. All diese Phänomene deuten auf ein Ungleichgewicht zwischen bewusster Steuerung und reflexiver Automatisierung hin.

Genau hier setzt das neurozentrierte Training an: Wer die zugrunde liegenden Steuerungsmechanismen versteht, kann gezielt bewusste Bewegungen einsetzen, um automatische, also reflexive, Steuerungsprozesse mitzutrainieren. Das ist kein Widerspruch, sondern ein neurobiologischer Vorteil: Durch bewusst initiierte Bewegung lassen sich über Rückkopplungsschleifen im zentralen Nervensystem auch unbewusste Abläufe verbessern. Das entlastet nicht nur den Kortex, sondern stärkt vor allem die koordinierenden Systeme im Hirnstamm und im Kleinhirn.

Um den beschriebenen Vorteil bewusster Bewegung gezielt nutzen zu können, lohnt sich ein genauer Blick auf das Zusammenspiel von Kortex, Kleinhirn und Hirnstamm. Dabei zeigt sich, wie eng diese Strukturen kooperieren, um aus einem bewussten Bewegungsimpuls einen koordinierten, stabilisierten und automatisch kompensierten Ablauf zu machen.

Zusammenspiel zwischen Kortex, Kleinhirn und Hirnstamm

Zunächst verarbeitet der Kortex sensorische Eingangssignale, vor allem aus dem propriozeptiven System. Diese Informationen liefern die Grundlage für die Bewegungsplanung, also den sogenannten „Ist-Zustand". Anschließend erstellt der Kortex auf Basis dieser Informationen einen Bewegungsplan und informiert das gegenüberliegende Kleinhirn über das geplante Vorhaben. Das Kleinhirn übernimmt dabei die Aufgabe, die Bewegung zu überwachen und bei Bedarf zu korrigieren.

Nun werden die motorischen Signale vom Kortex an die Zielmuskulatur gesendet und die Bewegung wird ausgeführt. Die dabei entstehenden propriozeptiven Rückmeldungen gelangen zum gleichseitigen Kleinhirn. Dort werden sie mit dem ursprünglichen Bewegungsplan abgeglichen. Falls notwendig, kann das Kleinhirn korrigierend eingreifen und den Kortex über Anpassungen informieren.

Parallel dazu aktiviert der Kortex über die Formatio reticularis im Hirnstamm reflektorische Ausgleichsreaktionen. Denn jede Bewegung erzeugt eine minimale Verschiebung der Körperstatik, die unbewusst kompensiert werden muss. Der Hirnstamm sorgt über seine Verschaltungen für eine sofortige, automatische Stabilisierung des Rumpfes und der Körpergegenseite, noch bevor wir es bewusst wahrnehmen. Dabei werden zusätzlich Signale aus dem Gleichgewichtssystem, insbesondere aus den vestibulären Kernen, herangezogen, um die Anpassungsreaktionen noch präziser und situationsgerechter auszuführen.

Dieses Zusammenspiel zeigt eindrücklich, wie präzise und effizient das Gehirn Bewegungen steuert und wie bewusst eingesetzte Bewegung ein Zugang sein kann, um auch die tiefer liegenden reflexiven Systeme gezielt mitzuschulen.

Um diesen Prozess noch anschaulicher zu machen, sehen wir uns im nächsten Schritt ein konkretes Beispiel an:

Greifen einer Tasse aus dem Oberschrank

Angenommen, Sie verspüren Durst und treffen die Entscheidung, eine Tasse aus dem Regal in Ihrer Küche zu nehmen. Zunächst erfassen Ihre Sinnessysteme die aktuelle Ausgangssituation: Sie stehen vor dem Regal, die Tasse befindet sich in einem höheren Fach, Ihre rechte Hand ist in Ruheposition. Über propriozeptive, visuelle und vestibuläre Signale wird dem Gehirn gemeldet, wo sich Ihr Körper im Raum befindet, welche Beweglichkeit in den Gelenken aktuell möglich ist und wie weit die Tasse von Ihnen entfernt steht und ermittelt damit die Ist-Situation.

Auf Basis dieser Informationen plant der linke motorische Kortex nun eine gezielte Bewegung des rechten Arms. Der Arm muss gehoben, die Hand in der richtigen Position rotiert und die Finger exakt im richtigen Moment geöffnet und gespreizt werden. All das in der passenden Reihenfolge und Geschwindigkeit, damit die Tasse nicht verfehlt oder versehentlich umgestoßen wird.

Gleichzeitig wird eine Kopie dieses Bewegungsplans an das gegenüberliegende, rechte Kleinhirn gesendet. Dieses erhält damit die Information, welches Bewegungsvorhaben gleich umgesetzt werden soll, um die Bewegung fortlaufend überwachen und bei Bedarf korrigieren zu können.

Der Kortex sendet nun die motorischen Signale an die entsprechende Muskulatur. Der Arm wird angehoben, die Hand führt die Rotation aus, die Finger greifen zur Tasse. Währenddessen aktivieren sich die Mechanorezeptoren in Gelenken, Muskeln, Sehnen und Haut und senden kontinuierlich Rückmeldungen an das gleichseitige Kleinhirn. Dort wird überprüft, ob die ausgeführte Bewegung dem ursprünglichen Plan entspricht oder ob Anpassungen notwendig sind.

Parallel dazu werden Informationen über die Bewegung an die Formatio reticularis im linken Hirnstamm weitergeleitet. Diese aktiviert automatisch stabilisierende Reaktionen im Rumpf und in der Beinachse, um das entstehende Ungleichgewicht durch die Armbewegung auszugleichen. Zusätzlich fließen vestibuläre Informationen mit ein, um das Gleichgewicht zu sichern, noch bevor wir uns dessen bewusst sind.

Dieses Beispiel verdeutlicht, wie präzise das Gehirn sensorische Informationen aufbereitet, Bewegungspläne erstellt, Kontrollprozesse implementiert und gleichzeitig automatische Stabilisierungsvorgänge einleitet und das alles für eine scheinbar einfache Handlung wie das Greifen einer Tasse. Ein faszinierendes Zusammenspiel, das zeigt, wie sinnvoll es ist, diese Prozesse gezielt zu verstehen und im Training zu nutzen.

1. Ist-Situation
2. Bewegungsplanung
3. Bewegungskopie
4. Bewegungsausführung
5. Rezeptorfeedback ans Kleinhirn
6. Überprüfung, Abgleich und Feedback an Kortex
7. Reflexive Stabilisierung

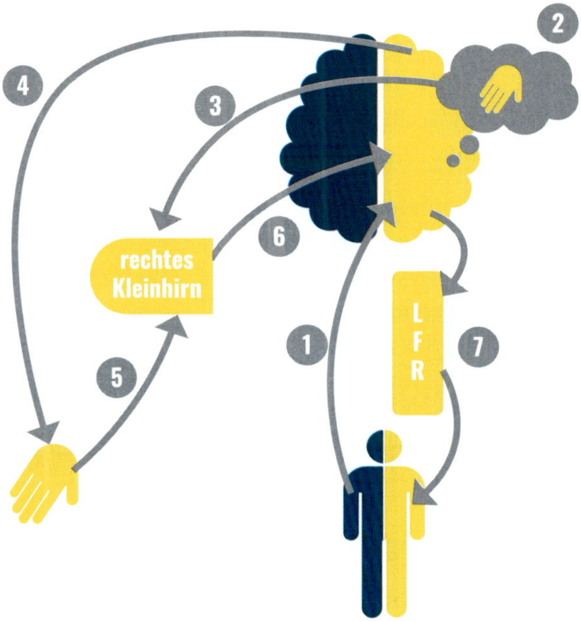

Abb. 17: Vereinfachte Darstellung der Bewegungssteuerung

Natürlich stellt die bisherige Beschreibung eine bewusste Vereinfachung dar. In Wirklichkeit sind die zugrunde liegenden Prozesse weitaus komplexer und werden unterstützt durch zahlreiche weitere Hirnregionen und Regelkreise, die in das Bewegungsgeschehen eingebunden sind. Dennoch kann dieses funktionelle Grundmodell als praxisorientierte Grundlage dienen, um die zentralen Prinzipien zu verstehen und gezielte Trainingsansätze abzuleiten.

Darauf aufbauend stellt sich nun die entscheidende Frage: Wie lassen sich Kortex, Kleinhirn und Hirnstamm gezielt aktivieren, um Bewegungen stabiler, effizienter und automatisierter zu gestalten?

Im nächsten Kapitel werfen wir genau darauf einen differenzierten Blick. Es werden konkrete Möglichkeiten aufgezeigt, wie diese Schlüsselstrukturen im Training gezielt angesprochen werden können.

3.4.7 Aktivierungsmöglichkeiten für Hirnstamm, Kleinhirn und Kortex

Nachdem die neuroanatomischen Grundlagen und die funktionelle Aufgabenteilung von Hirnstamm, Kleinhirn und Kortex beschrieben wurden, richtet sich der Blick nun auf die praktische Anwendung. Was bedeutet dieses Wissen konkret für das Training? Und wie lässt sich darüber gezielt das Gleichgewicht verbessern?

Zur Erinnerung: Der Hirnstamm übernimmt vorrangig reflexgesteuerte und automatische Anteile der Haltungs- und Bewegungsregulation. Der Kortex ist zuständig für bewusste Bewegungsplanung und willentliche Ausführung. Das Kleinhirn dient als zentrales Kontrollsystem, das Informationen vergleicht, Bewegungen überwacht und Korrekturen initiiert.

Diese Funktionsprofile stellen eine vereinfachte, aber praxisnahe Orientierung dar. In der Realität greifen alle beteiligten Strukturen ständig ineinander, beeinflussen sich gegenseitig und arbeiten kontextabhängig zusammen. Trotzdem lassen sich über gezielte Reize bestimmte Schwerpunkte setzen, um spezifische Hirnregionen verstärkt anzusprechen.

Im nächsten Schritt folgt ein strukturierter roter Faden, der genau zu diesem Zweck erstellt wurde, um die theoretischen Grundlagen in konkrete, praxistaugliche Trainingsstrategien zu überführen.

Hirnstamm

Eine Möglichkeit, den Hirnstamm gezielt zu aktivieren, besteht in der Nutzung der Hirnnerven, die bereits ausführlich besprochen wurden und zum großen Teil direkt im Hirnstamm verschaltet sind. Dabei handelt es sich um die Hirnnerven III bis XII. Ihre sensorischen und motorischen Funktionen bieten verschiedene Ansätze, um durch gezielte Reize Einfluss auf die neuronale Aktivität in diesem zentralen Bereich zu nehmen.

Die Hirnnerven III, IV und VI steuern die Bewegungen der Augenmuskulatur. Zielgerichtete Augenbewegungen, wie horizontale oder vertikale Blickfolgen, stellen daher eine effektive Möglichkeit dar, den Hirnstamm zu aktivieren.

Der fünfte Hirnnerv, der Nervus trigeminus, ist für die sensible Versorgung des Gesichts sowie die motorische Steuerung der Kaumuskulatur zuständig. Praktisch bedeutet das, dass Kauen, Beißen, sensorische Reize im Gesichtsbereich oder gezielte Kieferübungen einen aktivierenden Effekt auf den Hirnstamm haben können.

Eine besondere Rolle bei der Aktivierung des Hirnstamms, insbesondere im Hinblick auf Gleichgewicht und Stabilität, nimmt der achte Hirnnerv ein, der Nervus vestibulocochlearis. Dieser Nerv ist funktionell eng mit den vestibulären Kernen verknüpft, die im Hirnstamm liegen und eine zentrale Steuerungsinstanz für Gleichgewicht, Augenbewegungen und Rumpfstabilität darstellen.

Zur Erinnerung: Die vestibulären Kerne erhalten Informationen aus den Bogengängen und Makulaorganen des Innenohrs, verschalten diese mit Augenmuskeln, Hals- und Rumpfmuskulatur und ermöglichen so schnelle, reflexbasierte Stabilisationsprozesse.

Über gezielte vestibuläre Reize, wie beispielsweise durch Übungen zur Stimulation des vestibulo-okulären Reflexes (siehe Kapitel *4.3.1 Allgemeine vestibuläre Tests*), lässt sich der Hirnstamm direkt ansprechen und trainieren. Aus praktischer Sicht zählen vestibuläre Übungen zu den wirkungsvollsten Maßnahmen im Gleichgewichtstraining. Sie stellen eine der effektivsten Möglichkeiten dar, um die zentrale Stabilitätskontrolle zu verbessern, und sollten daher in keinem Trainingskonzept fehlen.

Auch die Geschmacksempfindung spielt eine Rolle. Sie wird unter anderem über den siebten (N. facialis) und neunten Hirnnerv (N. glossopharyngeus) vermittelt, die funktionell eng mit dem achten Hirnnerv (N. vestibulocochlearis) verknüpft sind. So könnte gezielte Geschmacksstimulation indirekt auch das vestibuläre System beeinflussen.

Ein weiterer Zugang ergibt sich über den zehnten Hirnnerv, den Nervus vagus. Dieser ist maßgeblich an der Regulation des autonomen Nervensystems beteiligt. Atemübungen, die auf eine Verlängerung der Ausatmung, bewusste Bauchatmung oder Vagusstimulation über Stimmübungen zielen, können hier regulierend wirken.

Die Aktivierung des zwölften Hirnnervs, des Nervus hypoglossus, ist durch gezielte Zungenbewegungen möglich. Übungen wie das Kreisen, Strecken oder Rollen der Zunge dienen nicht nur der muskulären Aktivität, sondern stimulieren auch zentrale Anteile des Hirnstamms.

Ergänzend sei der elfte Hirnnerv (N. accessorius) erwähnt. Dieser versorgt vor allem die Muskulatur des Schulter- und Nackenbereichs, insbesondere Trapezius und Sternocleidomastoideus. Bewegungen oder Reize in diesem Bereich können ebenfalls zur Aktivierung beitragen.

Zu beachten ist, dass der erste Hirnnerv (N. olfactorius) und der zweite Hirnnerv (N. opticus) nicht über den Hirnstamm verschaltet sind und beide daher im Rahmen der direkten Hirnstammaktivierung eine untergeordnete Rolle spielen.

Eine weitere Möglichkeit zur Aktivierung des Hirnstamms ergibt sich über die reflexive Bewegungssteuerung, die im vorherigen Kapitel beschrieben wurde. Dabei sollte deutlich geworden sein, dass die automatische Stabilisierung in der Regel über die Körperseite erfolgt, die der willentlich bewegten Seite gegenüberliegt.

Wird also eine Bewegung mit der linken Körperhälfte ausgeführt, aktiviert dies reflektorisch die rechte Formatio reticularis im rechten Hirnstamm. Diese sorgt wiederum für eine automatische Stabilisierung der rechten Körperseite.

Für die praktische Anwendung bedeutet das: Ist beispielsweise die rechte Körperseite weniger stabil, kann durch gezielte Bewegungen und Mobilisationen der linken Körperseite eine verbesserte reflexive Aktivierung und Stabilisierung der rechten Seite erreicht werden. Auf diese Weise lässt sich die unbewusste Kontrolle gezielt trainieren.

Kleinhirn

Wir haben bereits erarbeitet, dass das Kleinhirn eine zentrale Rolle in der Koordination und Korrektur von Bewegungen übernimmt. Es verarbeitet kontinuierlich sensorische Rückmeldungen, insbesondere aus dem propriozeptiven System, und vergleicht diese mit den geplanten Bewegungsabläufen. Ziel ist eine möglichst präzise, angepasste und ökonomische Bewegungsausführung. Daraus ergeben sich mehrere konkrete Möglichkeiten, um das Kleinhirn gezielt zu aktivieren.

Da das Kleinhirn stark auf die Qualität sensorischer Rückmeldungen angewiesen ist, empfiehlt es sich, Bewegungen möglichst groß, komplex und variantenreich auszuführen. Auf diese Weise werden mehr Mechanorezeptoren in Muskeln, Sehnen, Gelenken und Haut aktiviert, wodurch eine höhere afferente Informationsdichte entsteht. Diese Zunahme an sensorischen Rückmeldungen führt zu einer stärkeren Aktivierung des Kleinhirns.

Ein weiterer Ansatz ergibt sich aus der Korrekturfunktion des Kleinhirns. Um diese gezielt anzusprechen, können Bewegungen bewusst durch Störungen ergänzt werden. Fachlich spricht man hierbei von „Perturbationen". Auch das Einbauen von Widerständen, wie etwa durch Gewichte oder Widerstandsbänder, stellt eine effektive Möglichkeit dar, um das kleinhirnabhängige Korrekturmanagement herauszufordern. Zusätzliche taktile Reize, beispielsweise durch Vibration, Tape oder Massagebälle, intensivieren die sensorische Rückmeldung und verstärken die Ansteuerung.

Im Gegensatz zum Hirnstamm, bei dem bei der Bewegungssteuerung über die gegenüberliegende Seite gearbeitet wird, sollte das Training zur Aktivierung des Kleinhirns auf der betroffenen Seite stattfinden. Treten beispielsweise Koordinations- oder Ansteuerungsprobleme auf der rechten Körperseite auf, ist es sinnvoll, auch gezielt rechtsseitig zu trainieren. Dies entspricht der neuroanatomischen Organisation, bei der jede Kleinhirnhälfte primär für die gleichseitige Körperhälfte zuständig ist.

Ein weiterer funktioneller Zusammenhang ergibt sich über die anatomische Nähe des Kleinhirns zur Pons und zur Medulla oblongata im Hirnstamm. Da hier auch die vestibulären Kerne verschaltet sind, macht vestibuläres Training nicht nur für den Hirnstamm, sondern auch für das Kleinhirn Sinn. Besonders Übungen, die eine schnelle Verarbeitung von Gleichgewichtsinformationen erfordern, stellen einen wertvollen Reiz für die Kleinhirnaktivierung dar.

Auch Augenbewegungen und Blickfixationen (Gaze-Stabilisation) beanspruchen das Kleinhirn in hohem Maße. Die präzise Steuerung der Augenmuskulatur, die visuelle Verfolgung von Zielen sowie das Halten eines stabilen Blickpunktes bei gleichzeitiger Kopfbewegung sind kleinhirnabhängige Prozesse, die sich hervorragend zur gezielten Aktivierung nutzen lassen.

Kortex

Wir haben bereits erarbeitet, dass der Kortex, insbesondere der somatosensorische und der motorische Teil, eine Vielzahl bewusster sensorischer und motorischer Reize verarbeitet. Seine Aktivierung kann auf unterschiedliche Weise erfolgen, wobei vor allem das Prinzip der gegenüberliegenden (kontralateralen) Verschaltung eine zentrale Rolle spielt: Reize, die auf der rechten Körperseite gesetzt werden, aktivieren primär den linken Kortex und umgekehrt.

Ein klassischer Zugang besteht über propriozeptive Stimuli, also sensorische Reize wie Vibration, Berührung, Spitz-stumpf-Differenzierung, Druck oder Temperatur. Werden solche Reize gezielt auf einer Körperseite angewendet, aktiviert dies die gegenüberliegende Großhirnrinde. Wenn beispielsweise Empfindungsstörungen in der rechten Fußsohle auftreten oder Reize im Seitenvergleich unterschiedlich wahrgenommen werden, kann dies auf ein funktionelles Defizit im linken Kortex hinweisen. In diesem Fall wird durch gezielte Stimulation der rechten Fußsohle der linke Kortex angesprochen.

Auch willentliche Bewegungen stellen einen effektiven Weg dar, um den Kortex zu aktivieren. Jede gezielte Bewegung auf einer Körperseite erfordert die Planung und Steuerung durch den gegenüberliegenden motorischen Kortex. Bezogen auf das oben genannte Beispiel bedeutet das: Aktive Bewegungen des rechten Fußes aktivieren den linken Kortex, der für diese Bewegung zuständig ist. Auf diese Weise lassen sich motorische und sensorische Reize kombinieren und zu einem wirkungsvollen Trainingsansatz verbinden.

Dieses Prinzip der kontralateralen Stimulation gilt jedoch nicht nur für propriozeptive Reize. Auch visuelle und auditive Reize lassen sich gezielt nutzen, um die kortikale Aktivität zu beeinflussen. Werden visuelle Aufgaben gezielt im rechten Sehfeld angeboten, wie etwa über peripheres Sehen, Farbfilter, Kontrasttraining oder Lichtimpulse, so stimulieren diese vor allem den linken visuellen Kortex. Ebenso können akustische Reize, die ausschließlich rechtsseitig dargeboten werden, die Aktivität im linken auditorischen Kortex verstärken. In der praktischen Umsetzung lässt sich dadurch eine bestehende Übung sensorisch erweitern und der Trainingseffekt deutlich intensivieren.

Eine Ausnahme bildet der Geruchssinn, da dieser weitgehend ipsilateral, also gleichseitig verschaltet wird. Wer den linken Kortex durch olfaktorische Reize gezielt ansprechen möchte, sollte daher den Geruch gezielt über das linke Nasenloch aufnehmen.

Auch Augenbewegungen sind für die Aktivierung des Kortex von besonderer Bedeutung. Sie werden im frontalen Kortex geplant, beeinflussen die visuelle Aufmerksamkeit und erfordern bewusste Steuerung. Da der Kortex eine zentrale Rolle für die bewusste Wahrnehmung der Umwelt spielt, ist jede gezielte Steuerung von Blickrichtung, Fixation oder Verfolgungsbewegungen auch immer ein Training der kortikalen Aufmerksamkeit.

Die Aktivierung von Hirnstamm, Kleinhirn und Kortex folgt jeweils unterschiedlichen neuroanatomischen Prinzipien. Ihre funktionellen Aufgabenfelder unterscheiden sich klar, greifen jedoch in der Praxis eng ineinander. Je nach Zielstellung, wie etwa Stabilität, Koordination oder bewusste Steuerung, können gezielte Reize genutzt werden, um bestimmte Hirnregionen vorrangig anzusprechen und dadurch das Gleichgewichtstraining deutlich effektiver zu gestalten.

Der Hirnstamm reagiert besonders gut auf Reize über die Hirnnerven, auf reflektorische Stabilisationsaufgaben der Körpergegenseite und vestibuläre Impulse. Das Kleinhirn lässt sich durch komplexe, sensorisch dichte Bewegungen und gezielte Perturbationen (Bewegungsstörungen) auf der betroffenen Seite aktivieren. Der Kortex wiederum wird vor allem über kontralaterale, bewusste Bewegungen sowie über spezifische sensorische, visuelle oder auditive Reize stimuliert. Auch hier gilt: Je gezielter die Reizsetzung erfolgt, desto klarer ist die Aktivierung der gewünschten Struktur.

Um den praktischen Transfer dieser Inhalte zu erleichtern, findet sich im Anschluss eine Übersichtstabelle, die die wichtigsten Aktivierungsstrategien jeder Hirnstruktur zusammenfasst. Sie dient als Orientierungshilfe im Trainingsalltag und hilft dabei, die passenden Übungen strukturiert und zielgerichtet auszuwählen.

Struktur	Zielgerichtete Reizformen	Beispiele für Übungen	Besonderheiten
Hirnstamm	Hirnnerven-Stimulation (III–XII)	Augenbewegungen (III, IV und VI), Zungenmobilisation (XII), Kauen und Gesichtsstimulation (V), Geschmack (VII und IX), Atmung (Vagus X)	Reiz wirkt primär gleichseitig (ipsilateral), Ausnahme HN IV, da im Hirnstamm umgekehrt verschaltet
	vestibuläre Reize (Hirnnerv VIII)	VOR-Training, Kopfbewegungen, Beschleunigungen	aktiviert zusätzlich Kleinhirn und visuelle/vestibuläre Netzwerke
	reflexive Bewegungssteuerung	Bewegungen der gegenüberliegenden Körperseite zur Stabilisierung der betroffenen Seite	Bewegung auf Gegenseite aktiviert die Formatio reticularis der Zielseite
Kleinhirn	großflächige, komplexe Bewegungen mit hoher sensorischer Rückmeldung	Bewegungen mit Widerstandsbändern und Gewichten	Reiz wirkt ipsilateral (gleichseitig), betroffene Seite direkt trainieren
	Störungen und Perturbationen	Partnerstörungen, plötzliche Zug-/Druckimpulse	Korrekturmechanismus wird herausgefordert
	vestibuläre Reize	VOR-Training, Kopfbewegungen, Beschleunigungen	Pons-Verbindung → funktionelle Schnittstelle mit Gleichgewichtssystem
	Augenbewegungen/ Blickfixationen	Augenfolgebewegungen, Sakkaden, Blickstabilisierung, Vergenz	hoher koordinativer Anspruch → starke Kleinhirnaktivierung
Kortex	propriozeptive Reize auf der betroffenen Körperseite	Vibration, Druck, Kälte/ Wärme, Berührung, spitz/stumpf	gegenüberliegender (kontralateraler) Kortex
	willentliche Bewegungen auf der betroffenen Körperseite	Gelenkbewegungen (Fuß, Hand, Ellbogen, Knie ...), präzise Zielbewegungen	gegenüberliegender motorischer Kortex
	visuelle Reize	Farbfilter, Lichtreize, Kontrastobjekte, Aufgaben in einem Sehfeld	gegenüberliegender visueller Kortex
	auditive Reize	Musik, Stimme, Signaltöne	gegenüberliegender auditorischer Kortex
	Augenbewegungen (Aufmerksamkeit, visuelle Steuerung)	gezielter Geruchsreiz über ein Nasenloch	Ausnahme: gleichseitiger Kortex

Zentrale Erkenntnis

Struktur schafft Orientierung, Funktion bestimmt die Anwendung:

Die anatomischen Verschaltungen geben vor, welche Reize welche Zielregionen im Gehirn aktivieren. Diese Strukturkenntnis dient als Orientierung und bildet die Grundlage für gezielte, funktionell sinnvolle Trainingsinterventionen. Entscheidend ist dabei nicht nur, wo ein Reiz anatomisch verarbeitet wird, sondern wie das Gehirn ihn funktionell einordnet, integriert und in Bewegung übersetzt.

Bewusste und unbewusste Systeme arbeiten parallel:

Während der Kortex primär für die bewusste Wahrnehmung, Planung und Steuerung zuständig ist, übernehmen Kleinhirn und Hirnstamm vor allem die unbewusste, reflexbasierte Bewegungskontrolle. Beide Systeme arbeiten eng zusammen und können durch gezielte Reize differenziert angesprochen werden.

Reize bestimmen die Richtung der Aktivierung:

Je nachdem, ob ein Reiz propriozeptiv, vestibulär, visuell oder taktil ist, nimmt er einen bestimmten Weg durch das Nervensystem und aktiviert bevorzugt eine bestimmte Struktur. Wer diese Reiz-Reaktions-Zusammenhänge kennt, kann neuronale Aktivierung gezielt steuern und dadurch Training oder Therapie deutlich effektiver gestalten.

Jede Struktur braucht ihren spezifischen Zugang:

Hirnstamm, Kleinhirn und Kortex reagieren auf unterschiedliche Reizarten und benötigen jeweils eigene Aktivierungsstrategien. Ein gezieltes Gleichgewichtstraining sollte daher verschiedene Reizmodalitäten und Übungsformen kombinieren, um alle beteiligten Strukturen adäquat zu fordern und funktionell zu integrieren.

Ganzheitliches Gleichgewichtstraining ist differenziert:

Ein Training, das sich nur auf eine Ebene der Verarbeitung konzentriert, bleibt in seiner Wirkung begrenzt. Erst durch die bewusste Integration sensorischer und motorischer Reize über alle Ebenen hinweg, von der automatischen Stabilisierung bis zur kognitiven Kontrolle, entsteht eine umfassende Trainingswirkung mit hoher Übertragbarkeit in den Alltag.

Quellen:

» Becker, J., & McDonald, C. (2018). Effects of ammonia inhalants on strength and power performance: A review. *Journal of Strength and Conditioning Research*, *32*(10), 2887-2893. https://doi.org/10.1519/JSC.0000000000002425, Zugriff am 14.07.2025

» Alghadir, A. H., Zafar, H., & Iqbal, Z. A. (2015). Effect of three different jaw positions on postural stability during standing on a foam surface. *Functional Neurology*, *30*(1), 53-57. https://pmc.ncbi.nlm.nih.gov/articles/PMC4520673/, Zugriff am 14.07.2025

» Trepel, M. (2021). *Neuroanatomie: Struktur und Funktion* (8. Aufl.). München: Urban & Fischer Verlag.

» Grafen, K., Müller, D., Suslik, D., & Schauenberg, D. (2024). *Neurozentriertes Training in der Sportphysiotherapie*. Stuttgart: Georg Thieme Verlag.

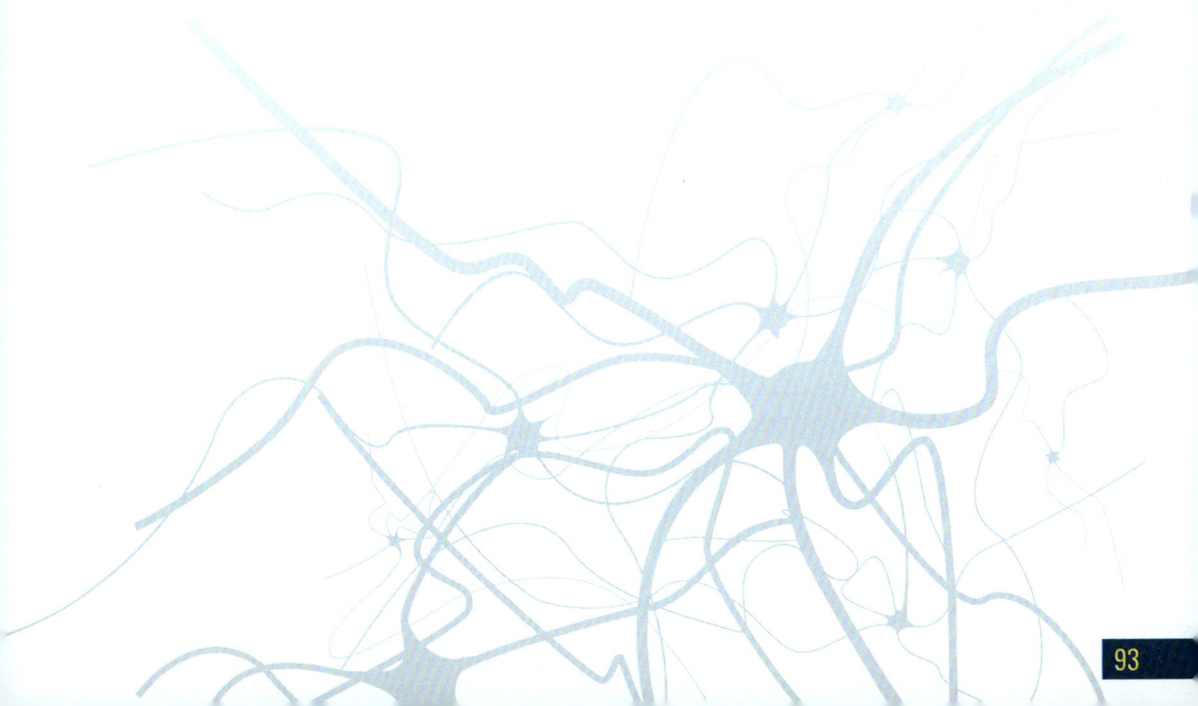

4

TESTUNGEN UND ASSESSMENTS

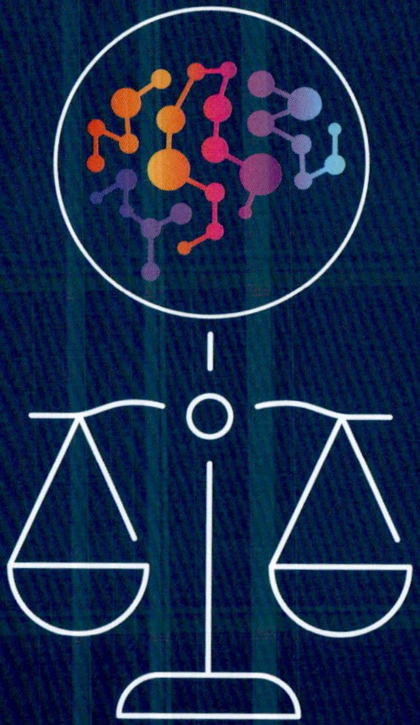

Das Gleichgewicht ist das Ergebnis einer hochkomplexen Zusammenarbeit verschiedener sensorischer, motorischer und integrativer Systeme. Um gezielt und wirksam trainieren zu können, müssen die zugrunde liegenden Funktionsmechanismen zunächst präzise erfasst werden. Testungen und Assessments sind dabei das Bindeglied zwischen der Anamnese und der Intervention: Sie helfen, Hypothesen aus der Anamnese zu überprüfen, Defizite klar einzugrenzen und objektive Daten zu gewinnen.

Dieses Kapitel stellt praxisorientierte Verfahren vor, die sich in sensomotorische, vestibuläre und visuelle Assessments gliedern. Alle Tests folgen einem einheitlich strukturierten Ablauf, kombinieren qualitative Beobachtungen mit quantitativen Messungen und ermöglichen so eine reproduzierbare Einschätzung der aktuellen Leistungsfähigkeit. Das Ziel ist, funktionelle Einschränkungen sichtbar zu machen, Prioritäten in der Trainingsplanung zu setzen und den Fortschritt messbar zu dokumentieren.

4.1 Anamnese

In einem komplex funktionierenden System, wie es das Gleichgewicht darstellt, ist die Anamnese eines der wichtigsten Instrumente, um relevante Informationen zu sammeln und die Ausgangssituation differenziert zu verstehen. Sie bildet die Grundlage für die Ableitung gezielter Trainingsinterventionen und ermöglicht es, mögliche Ursachen, Zusammenhänge und betroffene Strukturen einzugrenzen, noch bevor die erste Übung durchgeführt wird.

Insbesondere im neurozentrierten Training, das nicht nur auf sichtbare Bewegung, sondern auf die dahinterliegenden Steuerungsmechanismen abzielt, liefert eine sorgfältig geführte Anamnese wichtige Hinweise auf funktionelle Defizite. Sie hilft, die Vielzahl möglicher Einflussfaktoren zu strukturieren und in eine therapeutisch sinnvolle Richtung zu lenken.

Gerade bei der Vielzahl an verfügbaren Übungen, Methoden und potenziellen Ursachen von Gleichgewichtsproblemen ist eine präzise Anamnese unerlässlich, um unnötige Umwege zu vermeiden und schnellstmöglich mit wirksamen Maßnahmen beginnen zu können.

Die wohl einfachste Art herauszufinden, ob jemand Gleichgewichtsprobleme hat, besteht darin, die betreffende Person direkt zu fragen. Viele äußern ihre Schwierigkeiten sehr deutlich, auch wenn sie das Wort „Gleichgewicht" nicht immer direkt verwenden. Stattdessen fallen häufig Formulierungen wie „Ich fühle mich wackelig auf den Beinen", „Beim Treppensteigen bin ich unsicher", „Ich verliere schnell das Gleichgewicht" oder „Ich traue mich nicht, auf unebenem Boden zu gehen". Solche

Aussagen liefern oft schon wertvolle Hinweise auf das betroffene System – und sind damit der erste Schritt zur funktionellen Einordnung.

Grundsätzlich lässt sich die Anamnese in drei zentrale Bereiche gliedern:

1. Beobachtung von Verhaltensweisen und Bewegungsmustern,
2. Schilderung aktueller Beschwerden und funktioneller Einschränkungen,
3. Erfassung historischer Verletzungen, Erkrankungen oder besonderer Belastungsphasen.

Diese drei Ebenen liefern gemeinsam ein umfassendes Bild der individuellen Ausgangslage und bilden die Basis für die weitere Testung, Interpretation und Auswahl geeigneter Trainingsmaßnahmen.

Diesen drei Kategorien lassen sich in einem weiteren Schritt gezielt die beteiligten Systeme zuordnen. So kann beispielsweise aus der Art der Bewegungsausführung, der Beschreibung der Beschwerden oder aus bestimmten Ereignissen in der Vorgeschichte geschlossen werden, ob eher das vestibuläre, das visuelle oder das propriozeptive System betroffen ist. Diese funktionelle Zuordnung ermöglicht es, schon im Anamnesegespräch erste Hypothesen zu bilden und gezielter in die praktische Testung und Trainingsplanung einzusteigen.

4.1.1 Hinweise auf propriozeptive Probleme

Auffälligkeiten im propriozeptiven System äußern sich häufig durch Empfindungsstörungen. Besonders in den Füßen haben sie direkten Einfluss auf das Gleichgewicht. Kribbeln, Taubheitsgefühle oder das Gefühl von „eingeschlafenen" Extremitäten können die sensorische Rückmeldung aus der Peripherie stark einschränken. In diesem Zusammenhang ist insbesondere bei älteren Menschen oder Diabetikern an eine mögliche Polyneuropathie zu denken, die die Tiefensensibilität im Bereich der Füße häufig beeinträchtigt und dadurch die Stabilität im Stand und beim Gehen deutlich beeinflussen kann.

Bei vielen Betroffenen ist zu beobachten, dass diese über ein schlechtes Körpergefühl, Schwierigkeiten bei der Umsetzung gezielter Bewegungsaufgaben oder eine allgemeine Unsicherheit im Umgang mit dem eigenen Körper haben. Bewegungen wirken oft unkoordiniert, zu langsam oder zu wenig kontrolliert. Häufiges Umknicken, eine verzögerte Reaktion auf äußere Reize oder Unsicherheit bei schnellen Richtungswechseln sind weitere typische Anzeichen, die auf eine eingeschränkte propriozeptive Verarbeitung hinweisen können.

Neben diesen subjektiven Empfindungen spielen auch äußere Einflussfaktoren eine Rolle. Narbengewebe, besonders im Bereich von Gelenken oder Muskelübergängen, kann die Informationsweiterleitung zum zentralen Nervensystem stören. Tattoos können ähnlich wirken, da sie die Reizaufnahme an den Hautrezeptoren verändern. Auch zurückliegende Bandverletzungen, Gelenktraumata oder Knochenbrüche führen nicht selten zu langfristigen Rezeptorstörungen, selbst dann, wenn die ursprüngliche Verletzung längst abgeheilt ist.

Auch andere Auffälligkeiten liefern wertvolle Hinweise. Eine ausgeprägte Hornhautbildung an den Fußsohlen, das Tragen von Schuhen mit dicker Sohle oder hoher, über den Knöchel reichender Passform oder auch dauerhaft zu enge Schuhe, die zu verformten Zehen oder Fehlstellungen wie einem Hallux valgus geführt haben, können die sensorische Rückmeldung und biomechanische Funktion des Fußes massiv einschränken. Die Folge ist ein Verlust an Qualität im propriozeptiven System, der sich direkt auf Haltung, Stabilität und Bewegungssteuerung auswirkt.

Werden solche Hinweise im Rahmen der Anamnese erkannt, ist eine gezielte Überprüfung des propriozeptiven Systems sinnvoll. In den folgenden Kapiteln werden spezifische Assessments vorgestellt, mit deren Hilfe sensorische und motorische Defizite sichtbar gemacht und durch entsprechende Trainingsreize gezielt verringert werden können.

4.1.2 Hinweise auf vestibuläre Probleme

Auffälligkeiten im vestibulären System lassen sich oft schon durch gezielte Beobachtung des Gangbildes und der Körperhaltung erkennen. Menschen mit vestibulären Problemen zeigen häufig ein sehr bewusstes, verlangsamtes Gangbild mit kleinen Schritten. Der Stand ist oft breiter als nötig, der Gang wirkt unsicher oder schwankend. Der Kopf bewegt sich entweder instabil oder wird auffällig starr gehalten. Häufig kommt es zu einem blockhaften Drehen des gesamten Oberkörpers, bei dem der Kopf nicht separat bewegt wird. Auch eine stark reduzierte Armbewegung oder ein „festgefrorener" Oberkörper sind mögliche Anzeichen für kompensatorische Strategien bei vestibulärer Unsicherheit.

Ebenfalls häufig zu beobachten ist eine nach vorn geneigte Körperhaltung. Da das Gleichgewichtsorgan über die vestibulo-spinalen Bahnen vor allem die Streckmuskulatur im Rumpf aktiviert, kann eine dauerhaft reduzierte Aktivität des vestibulären Systems zu einer Abschwächung oder Inaktivität dieser Muskelgruppen führen. Die Folge ist ein Haltungsmuster, das durch nachlassende Aufrichtung und Stabilität im Rumpf gekennzeichnet ist.

Auch andere biomechanische Auffälligkeiten können auf eine fehlerhafte vestibuläre Verarbeitung hindeuten. Schulter- und Beckenschiefstände, Skoliosen oder vermeintliche Beinlängendifferenzen entstehen nicht immer aus strukturellen, sondern mitunter aus funktionellen Ursachen. Ein fehlerhaft „kalibriertes" Innenohr kann zu asymmetrischer Muskelaktivierung führen und dadurch muskuläre Zugspannungen erzeugen, die den Körper in eine unphysiologische Haltung oder Bewegung ziehen. Betroffene berichten dann häufig, dass es sie beim Gehen zur Seite „zieht" oder dass sie sich in bestimmten Positionen dauerhaft unausgeglichen fühlen.

Auch in der verbalen Anamnese finden sich häufig Hinweise auf vestibuläre Defizite. Dazu zählen Beschwerden wie Schwindel, Unsicherheit bei schnellen Bewegungen, Probleme beim Umdrehen oder bei der Orientierung im Raum. Ergänzend treten oft Symptome wie See- und Reisekrankheit, Tinnitus, Hörminderung oder Gleichgewichtsstörungen bei Dunkelheit auf. Vor allem in Verbindung mit Hörgeräten oder akustischer Überempfindlichkeit ist es sinnvoll, das vestibuläre System gezielt zu testen und in das Training zu integrieren. Auch eine eingeschränkte Sehschärfe kann auf ein vestibuläres Defizit hindeuten, da das Innenohr die Augen in Bewegung stabilisieren muss.

Werden solche Auffälligkeiten in der Anamnese oder in der Körperbeobachtung erkannt, sollte das vestibuläre System gezielt überprüft und durch spezifische Übungen stimuliert werden. Oft zeigen sich bereits nach kurzer Zeit Verbesserungen in Haltung, Bewegungssicherheit und subjektivem Gleichgewichtsgefühl. In den folgenden Kapiteln werden vestibuläre Assessments und Übungen vorgestellt, mit deren Hilfe sich Defizite systematisch identifizieren und gezielt reduzieren lassen. Sie bieten eine effektive Möglichkeit, die Rolle des Gleichgewichtsorgans im Gesamtbild funktioneller Einschränkungen differenziert zu beurteilen und passende Trainingsstrategien abzuleiten.

4.1.3 Hinweise auf visuelle Probleme

Hinweise auf Defizite des visuellen Systems lassen sich oft schon durch eine einfache Beobachtung feststellen. Das offensichtlichste Zeichen ist das Tragen einer Brille oder von Kontaktlinsen, da dies auf eine bereits bestehende Einschränkung der Sehschärfe hinweist. Besonders Brillenträger können langfristig funktionelle Einschränkungen der Augenbeweglichkeit entwickeln, weil der Rahmen einer Brille den natürlichen Bewegungsumfang der Augen einschränkt. Über die Zeit kann es so zu Defiziten in der Steuerung und Präzision der Augenbewegungen kommen, da diese seltener in ihrem vollständigen Bewegungsumfang genutzt werden.

Eine eingeschränkte Sehschärfe wirkt sich nicht nur direkt auf die visuelle Wahrnehmung aus, sondern beeinflusst auch indirekt die Haltung und das Gleichgewicht. So berichten Betroffene oft von Problemen bei der Einschätzung von Entfernungen oder einer schlechten räumlichen Zuordnung, etwa beim Werfen oder Fangen von

Bällen. Nicht selten äußern Personen mit visuellen Defiziten, dass sie Ballsportarten generell meiden, weil sie das Gefühl haben, „schlecht darin" zu sein.

Auch Beschwerden wie schnelle Ermüdung beim Lesen, Schwierigkeiten, sich zu konzentrieren, oder Probleme mit der Aufmerksamkeit können auf eingeschränkte oder ineffiziente Augenbewegungen hinweisen. Hier lohnt es sich, die Qualität der Sakkaden (schnelle Blicksprünge), Fixationen oder Folgebewegungen der Augen genauer zu überprüfen.

Ein weiterer wichtiger Hinweis auf visuelle Probleme betrifft Einschränkungen des peripheren Sehens, insbesondere im unteren Gesichtsfeld. Wenn der Boden nicht zuverlässig wahrgenommen werden kann, neigen Betroffene oft dazu, beim Gehen den Blick dauerhaft nach unten zu richten. Auch eine nach vorn geneigte Haltung kann eine unbewusste Kompensation darstellen, um mehr visuelle Sicherheit und Kontrolle zu erlangen.

Typische Äußerungen betreffen zudem Schwierigkeiten beim Autofahren, besonders in der Dunkelheit oder bei schlechten Lichtverhältnissen. Eingeschränktes Hell-Dunkel-Sehen, reduzierte Kontrastwahrnehmung oder erhöhte Lichtempfindlichkeit werden häufig von Personen mit visuellen Defiziten beschrieben.

Zusätzlich sollten pathologische Veränderungen berücksichtigt werden. Diagnosen wie grüner Star (Glaukom), grauer Star (Katarakt), Hornhautverkrümmungen, Nah- oder Weitsichtigkeit sowie Schielen oder Nystagmus geben deutliche Hinweise auf mögliche funktionelle Einschränkungen des visuellen Systems. Auch Eingriffe wie Laseroperationen an den Augen können sich auf die Qualität und Verarbeitung visueller Reize auswirken und sollten daher in der Anamnese erfasst und im Training berücksichtigt werden.

Werden solche visuellen Hinweise in der Anamnese erkannt, ist eine gezielte Überprüfung der visuellen Fähigkeiten sinnvoll. In den folgenden Kapiteln werden spezifische visuelle Assessments vorgestellt, mit deren Hilfe die entsprechenden Defizite sichtbar gemacht und durch gezielte Übungen effektiv verbessert werden können.

4.1.4 Ergänzende Hinweise aus der Anamnese

Neben den bereits erwähnten Hinweisen auf vestibuläre, propriozeptive und visuelle Defizite gibt es weitere anamnestische Faktoren, die auf eine Beteiligung spezifischer neuronaler Strukturen hindeuten können. Vor allem eine Historie von Kopfverletzungen sollte besonders aufmerksam betrachtet werden. Gehirnerschütterungen und Schleudertraumen, die häufig bei Kontaktsportarten, Autounfällen oder Stürzen entstehen, können langfristig das Gleichgewicht und die neuronale Verarbeitung beeinflussen. Grundsätzlich sind häufige Stürze oder Gleichgewichtsprobleme in der Vorgeschichte bereits eigenständige Hinweise auf eine eingeschränkte Stabilitätskontrolle und sollten genauer analysiert werden.

Speziell bei Schleudertraumen ist oft der Hirnstamm, vor allem dessen oberer Teil (Mittelhirn), betroffen. Aufgrund der anatomischen Lage nimmt das Mittelhirn bei einem Aufprall oder abrupten Kopfbewegungen - metaphorisch gesprochen - die Position einer Peitschenspitze ein, an der die größten Kräfte wirken. Nicht umsonst lautet der englische Fachbegriff für Schleudertrauma „Whiplash" (wörtlich: Peitschenhieb). Zur Erinnerung: Das Mittelhirn steuert fast alle Augenbewegungen und ist maßgeblich an der Verarbeitung visueller und akustischer Reize beteiligt. Dementsprechend berichten Betroffene nach einem solchen Ereignis häufig über Sehprobleme, Licht- und Geräuschempfindlichkeit, Schwindelgefühle, aber auch über autonome Symptome wie erhöhtes Schwitzen, innere Unruhe, gesteigerten Stress oder Bluthochdruck. Da der Hirnstamm außerdem die reflexive Haltung kontrolliert, kann es infolge solcher Ereignisse zu erheblichen Gleichgewichtsproblemen kommen. Betroffene benötigen in solchen Fällen oft ein gezieltes, individuell dosiertes „Hirnstamm-Training" mit vielen visuellen und vestibulären Reizen. Wichtig ist hierbei eine behutsame und gezielte Dosierung, da es sonst zu Übelkeit oder verstärktem Schwindel kommen kann, was allerdings umso deutlicher auf ein vorhandenes Defizit hinweist.

Ein weiterer wichtiger Hinweis sind dentale Eingriffe und Kieferproblematiken. Zahnersatz, Wurzelbehandlungen, entfernte Weisheitszähne, Kieferoperationen oder Zahnspangen können langfristig zu einer nervalen Unteraktivierung führen. Der Grund hierfür liegt in der neurologischen Verschaltung: Die Zähne und die Kaumuskulatur werden über den fünften Hirnnerv (N. trigeminus) innerviert, der direkt in den Pons zieht, also in jene Region des Hirnstamms, in der auch das Gleichgewichtsorgan verschaltet ist. Der Gedanke ist, dass eine eingeschränkte Aktivierung durch dental-kieferorthopädische Eingriffe somit indirekt die Effizienz der pontinen Verarbeitung beeinträchtigen könnte. Damit wird nicht nur über biomechanische Wege, sondern auch auf neuronaler Ebene zu Instabilitäten beigetragen.

Auch Medikamente können wertvolle Hinweise auf zugrunde liegende Regulationsprobleme liefern. Vor allem solche, die das Herz-Kreislauf-System beeinflussen, können ein Indiz dafür sein, dass die autonome Regulation durch den Hirnstamm möglicherweise nicht optimal funktioniert. Die Notwendigkeit, solche Medikamente einzunehmen, deutet darauf hin, dass es bereits Probleme bei der Steuerung des autonomen Nervensystems gibt, und diese wiederum könnten sich ebenfalls auf die reflexive Kontrolle der Haltung und Muskulatur auswirken. Medikamente sind in diesem Zusammenhang also weniger als Ursache, sondern vielmehr als weiteres Symptom einer gestörten neuronalen Regulation zu verstehen, das bei der Anamnese berücksichtigt werden sollte.

Abschließend sollten auch Schlafstörungen nicht vernachlässigt werden. Da der Hirnstamm eine zentrale Rolle bei der Regulation des Tag-Nacht-Rhythmus und somit bei der Schlafqualität spielt, können Schlafprobleme auf funktionelle Einschränkungen im Hirnstamm hinweisen, mit möglichen Folgen für das Gleichgewichtssystem.

Diese ergänzenden Faktoren aus der Anamnese helfen, weitere funktionelle Zusammenhänge sichtbar zu machen und ermöglichen eine differenzierte, ganzheitliche Herangehensweise bei der Wahl der richtigen Assessments und Trainingsinterventionen.

Gerade in einem so dynamischen und vielschichtigen System wie dem menschlichen Nervensystem ist die Anamnese ein nicht zu überschätzendes Instrument, um erste Orientierung zu gewinnen. Auch wenn sie keine eindeutigen Diagnosen liefert, erlaubt sie eine sinnvolle Eingrenzung potenzieller Ursachen und legt damit den Grundstein für eine gezielte und strukturierte Vorgehensweise im weiteren Prozess. Sie hilft uns, funktionelle Zusammenhänge zu erkennen, neuronale Dysbalancen zu erahnen und die anschließenden Assessments sowie Interventionen von Beginn an mit System und Sinn auszurichten. Kurz gesagt: Eine gute Anamnese spart nicht nur Zeit, sondern erhöht die Chance, schnell wirksame Hebel zu finden.

In den folgenden Kapiteln werden konkrete Assessments und Testverfahren vorgestellt, mit denen sich die Funktionen der einzelnen Systeme gezielt überprüfen lassen. So können die im Rahmen der Anamnese entwickelten Hypothesen weiter präzisiert werden. Ziel ist es, die ursächliche Problematik Schritt für Schritt einzugrenzen, um darauf aufbauend ein individuell passendes, hochwirksames neurozentriertes Gleichgewichtstraining zu gestalten.

Zentrale Erkenntnis

Die Anamnese ist im Kontext des Gleichgewichts ein unverzichtbares Werkzeug, um in einem komplexen, neuronalen System erste richtungsweisende Hinweise zu gewinnen. Sie ermöglicht keine absolute Sicherheit, aber eine fundierte Eingrenzung potenzieller Ursachen und liefert die Basis für ein strukturiertes, zielgerichtetes Vorgehen bei Assessment und Intervention.

Betroffenes System	Häufige Probleme / Auffälligkeiten / Äußerungen
Visuelles System	» Tragen einer Brille (Gleitsicht) » Sehschärfe (Kurzsichtigkeit, Weitsichtigkeit) » Tiefenwahrnehmung (schlecht in Ballsportarten, Tollpatschigkeit – stößt oft Dinge um oder prallt schnell irgendwo gegen) » Fokus, Aufmerksamkeit, Konzentration » verspannter Nacken, häufig Migräne und Kopfschmerzen » schlechte Orientierung im Dunkeln » schnell müde beim Lesen oder bei Bildschirmarbeit » Strabismus (Schielen) » trockene Augen » dauerhaft geweitete oder verengte Pupillen
Vestibuläres System	» wirkt unkoordiniert, instabil und „schlacksig" » „schlechte" oder versteifte Körperhaltung » verspannter Nacken » langsame Bewegungen und Drehungen » Angst und Unsicherheit beim Treppensteigen » Gehhilfe » Probleme mit dem Sehen, vor allem in Bewegung » Schwindel (nach zu schnellem Aufstehen) » Übelkeit (See- und Reisekrankheit) » erhöhter oder niedriger Blutdruck » Haltung: Skoliose, Schulter- und Beckenschiefstände, Beinlängendifferenzen » Schuheinlagen » breiter Stand
Propriozeption	» Empfindungsstörungen in Beinen und Füßen » Polyneuropathie » häufiges Umknicken mit den Füßen » schlecht ausgeprägte Muskulatur » Narben und Tattoos » operative Eingriffe » Bewegungseinschränkungen, schlechte Flexibilität » kleine Schritte und „Schlurfen" » häufiges Stolpern (z. B. an Teppichkanten) » Fußheberschwäche

Betroffenes System	Häufige Probleme / Auffälligkeiten / Äußerungen
Sonstiges	» Zahnspangen » Historie an dentalen Eingriffen » Kieferprobleme » Atmen überwiegend durch den Mund

Tab. 2: Häufige Auffälligkeiten und Beschwerden in Bezug auf das Gleichgewicht unter Berücksichtigung der relevanten Systeme

4.2 Sensomotorische Assessments

Dieses Kapitel bündelt sensomotorische Assessments, mit denen sich die Qualität peripherer Sensorik, deren Integration im ZNS und die resultierende Motorik schnell, gezielt und reproduzierbar prüfen lassen. Im Fokus stehen vor allem plantare und distale Eingänge (Zehen, Fußsohle, Wade) sowie funktionelle Gleichgewichtstests (Einbeinstand, Functional Reach), kraftbezogene Marker (einbeiniger Fersenhebetest, Zehenbeugekraft) und spinale Reaktionsprüfungen (FMV). Zusammen ergeben sie ein praxistaugliches Set, um Hypothesen aus der Anamnese zu bestätigen, Trainingsschwerpunkte festzulegen und Verläufe objektiv zu dokumentieren.

Alle Tests folgen einem einheitlichen, klar strukturierten Ablauf und liefern sowohl qualitative als auch quantitative Daten. Sie bilden die Grundlage, um sensorische Defizite, asymmetrische Bewegungsmuster oder eingeschränkte Leistungsreserven zu erkennen und in der Trainings- oder Therapieplanung gezielt zu adressieren.

SEITENVERGLEICH ZEHEN

Ziel: Testung der sensorischen Qualität der Zehen im Seitenvergleich durch drei verschiedene Stimuli: leichte Berührung, Vibration und spitze Reize. Ziel ist es, mögliche sensorische Defizite in einem breiten Spektrum mechanosensibler Rezeptoren in der peripheren Wahrnehmung zu identifizieren.

Ausführung:

Ausgangsposition:

Die Probandin sitzt barfuß mit festem Bodenkontakt. Der Blick ist von den Füßen abgewendet oder die Augen sind geschlossen. Der Therapeut benötigt:

» Finger für die Berührung,

» ein Vibrationstool (elektrische Zahnbürste, Z-Vibe® etc.),

» einen spitzen Gegenstand (angespitzter Bleistift, 2-Punkt-Diskriminationstool etc.).

Durchführung:

Der Therapeut stimuliert abwechselnd die linken und die rechten Zehenpaare mit dem jeweiligen Stimulus. Nach jedem Reiz wird die Frage gestellt: *„Fühlt sich diese Seite an wie die andere Seite?"*

Nacheinander werden alle fünf Zehen mit:

1. leichter Berührung,
2. Vibration und
3. einem spitzen Reiz getestet.

Wichtig ist der direkte Seitenvergleich jedes einzelnen Zehs.

Hinweise

» Die Reihenfolge der Stimuli kann variiert werden.

» Bei sensiblen Personen sollte der spitze Reiz angepasst werden.

Auswertung:

Der Test gilt als bestanden, wenn alle Zehen im Seitenvergleich als gleich empfunden werden. Unterschiede deuten auf ein sensorisches Defizit hin. Die betroffene Seite sollte mit dem jeweiligen Reiz gezielt trainiert und ggf. in weitere Interventionen eingebunden werden.

Ausgangsposition

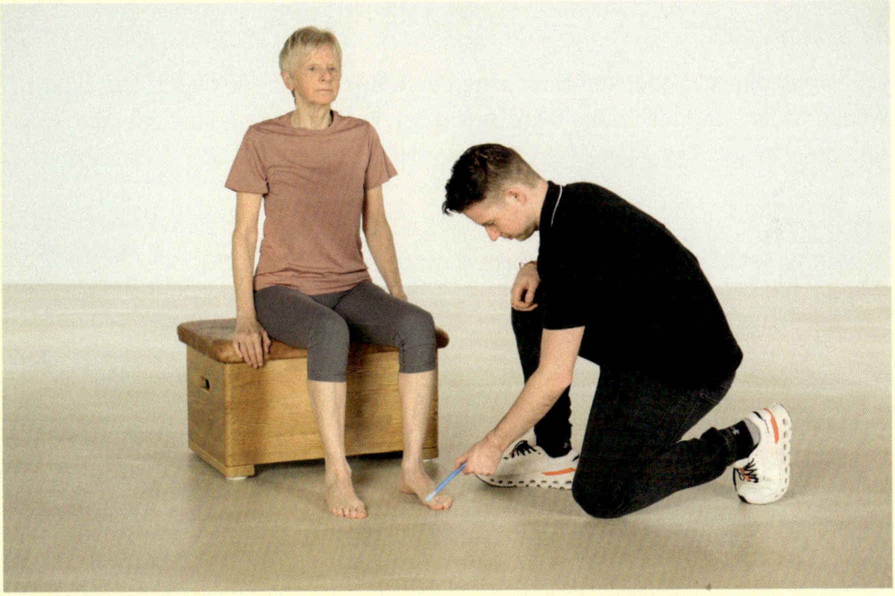

Nahaufnahme Vibration

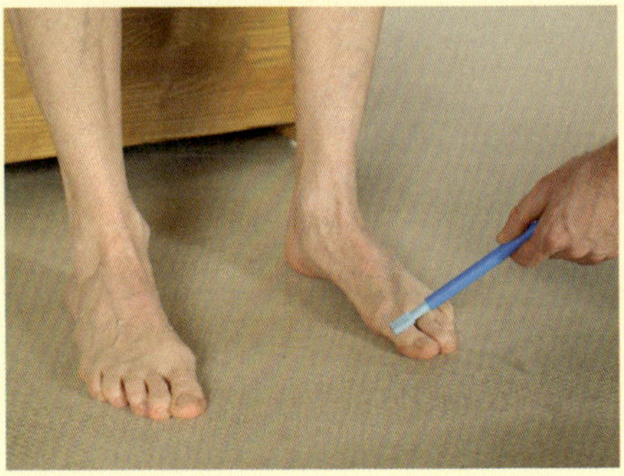

Nahaufnahme Spitz

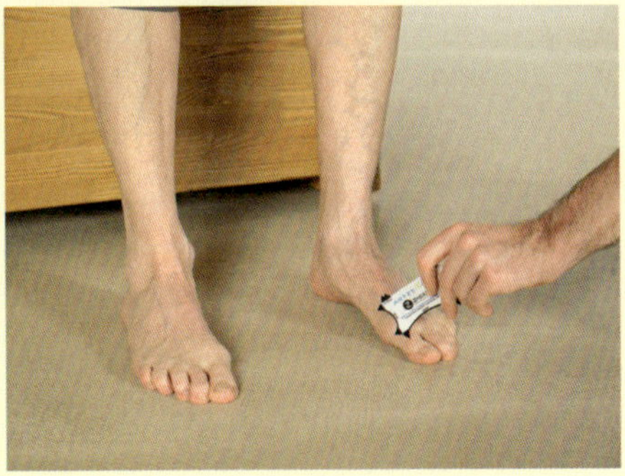

SEITENVERGLEICH WADE

Ziel: Testung der sensorischen Qualität der Wade im Seitenvergleich durch drei verschiedene Stimuli: leichte Berührung, Vibration und spitze Reize. Ziel ist es, mögliche sensorische Defizite im Bereich großflächiger, mechanosensibler Hautrezeptoren zu identifizieren.

Ausführung:

Ausgangsposition:

Die Probandin sitzt oder steht bequem, beide Beine sind entspannt. Die Haut der Waden ist frei zugänglich. Der Blick ist von den Beinen abgewendet oder die Augen sind geschlossen. Der Therapeut benötigt:

» Finger für die Berührung,

» ein Vibrationstool (z. B. elektrische Zahnbürste, Z-Vibe® etc.),

» einen spitzen Gegenstand (z. B. angespitzter Bleistift, 2-Punkt-Diskriminationstool etc.).

Durchführung:

Der Therapeut stimuliert abwechselnd die linke und die rechte Wade mit dem jeweiligen Stimulus möglichst an vergleichbaren Hautstellen (z. B. äußerer, mittlerer, innerer Wadenteil). Nach jedem Reiz wird die Frage gestellt: *„Fühlt sich diese Seite an wie die andere Seite?"*

Die Testung erfolgt nacheinander mit:

1. leichter Berührung,
2. Vibration und
3. spitzem Reiz.

Wichtig ist ein direkter Seitenvergleich, ohne visuelle Kontrolle durch die Probandin.

Hinweise

» Die Reihenfolge der Stimuli kann variiert werden.

» Bei sensibler Haut oder erhöhter Schmerzempfindlichkeit sollte der spitze Reiz vorsichtig dosiert oder angepasst werden.

Auswertung:

Der Test gilt als bestanden, wenn beide Waden im Seitenvergleich für alle drei Stimuli als gleich empfunden werden. Unterschiede in der Wahrnehmung deuten auf ein sensorisches Defizit hin. Die betroffene Seite sollte gezielt mit dem entsprechenden Reiz trainiert und ggf. in weiterführende Maßnahmen eingebunden werden.

Ausgangssituation

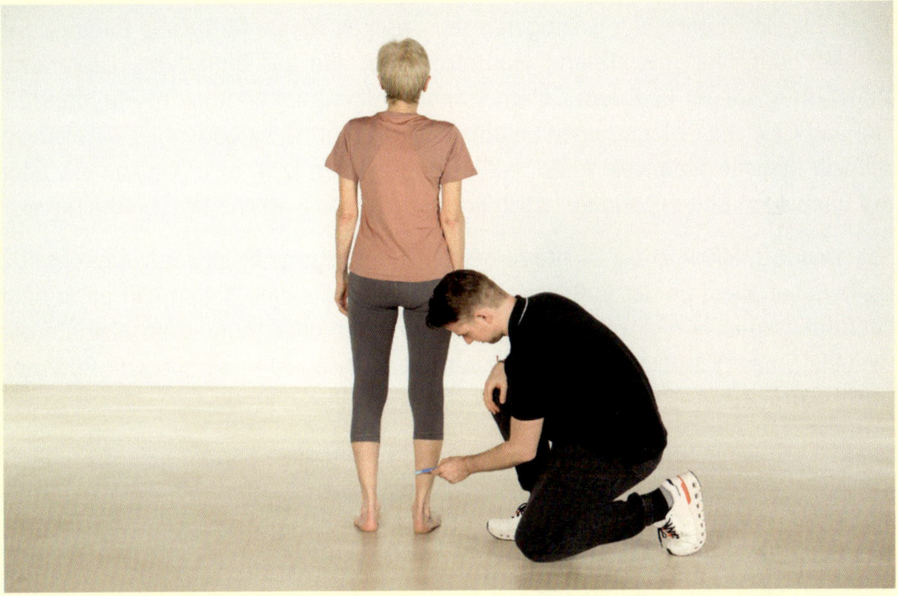

SEITENVERGLEICH FUSSSOHLE

Ziel: Testung der sensorischen Qualität der Fußsohle im Seitenvergleich durch verschiedene mechanische Stimuli: leichte Berührung, Vibration und spitze Reize. Der Fokus liegt auf der Funktion schnell und langsam adaptierender Mechanorezeptoren, die eine zentrale Rolle in der posturalen Kontrolle spielen.

Neurophysiologischer Hintergrund:

Die Fußsohle ist eines der wichtigsten sensorischen Areale für unsere Balance. Sie enthält zahlreiche spezialisierte Hautrezeptoren, die auf Berührung, Druck und Vibration reagieren und dem Gehirn ständig Informationen über unsere Standfläche und Gewichtsverlagerungen liefern. Diese Rezeptoren arbeiten unterschiedlich schnell: Manche reagieren sofort auf Veränderungen (z. B. beim Umknicken oder auf unebenem Boden), andere registrieren eher kontinuierliche Druckverhältnisse.

Spannend ist: Die höchste Dichte dieser Sensoren liegt nicht an der Fußinnenseite, sondern vor allem an der Außenseite der Ferse, am äußeren Ballen und unter dem Großzeh. Dennoch konzentrieren sich viele Einlagen oder Trainingsansätze auf die mediale (innere) Stütze, obwohl dort vergleichsweise wenig sensorische Rückmeldung stattfindet.

Studien wie die von Strzalkowski et al. (2018) zeigen, dass Einschränkungen in der sensorischen Wahrnehmung – etwa durch reduzierte Hautbeweglichkeit, fehlende Reize oder vorherige Verletzungen – die Gleichgewichtsfähigkeit spürbar beeinträchtigen können. Die sensorische Qualität der Fußsohle ist damit ein entscheidender Faktor für Stabilität, Haltung und Bewegungssicherheit.

Ausführung:

Ausgangsposition:

Die Probandin sitzt barfuß, die Fußsohlen sind gut zugänglich. Der Blick ist von den Füßen abgewendet oder die Augen sind geschlossen. Der Therapeut benötigt:

» Finger für die Berührung,

» ein Vibrationstool (z. B. Z-Vibe®, elektrische Zahnbürste etc.) und

» einen spitzen Gegenstand (z. B. angespitzter Bleistift, 2-Punkt-Diskriminationstool etc.).

Durchführung:

Getestet wird an vier spezifischen Punkten pro Fuß:

1. laterale (äußere) Ferse,
2. lateraler (äußerer) Ballen,
3. medialer (innerer) Ballen,
4. Großzehe.

Der Therapeut stimuliert jeweils die linke und die rechte Seite nacheinander durch

1. leichte Berührung,
2. Vibration,
3. spitzen Reiz.

Nach jedem Stimulus stellt er die Frage: „Fühlt sich diese Seite an wie die andere Seite?" Wichtig ist der direkte, unmittelbare Seitenvergleich derselben Region.

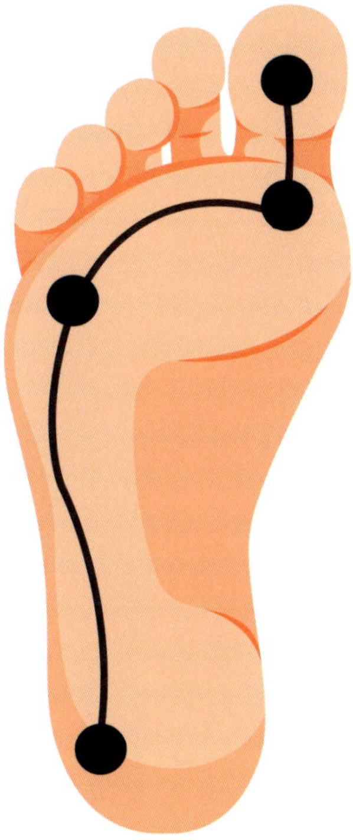

Abb. 18: Test- und Trainingspunkte unter der Fußsohle (© Maman – stock.adobe.com)

Hinweise

- Die Reihenfolge der Stimuli kann individuell angepasst werden.
- Bei starker Hornhaut oder sehr trockener Haut kann die Reizwahrnehmung schlechter sein.

Auswertung:

Der Test gilt als bestanden, wenn alle vier Testpunkte auf beiden Fußsohlen für alle drei Stimuli als gleich empfunden werden. Werden Unterschiede festgestellt, liegt ein sensorisches Defizit vor, meist verbunden mit eingeschränkter Balanceleistung. Die betroffene Region sollte gezielt mit dem entsprechenden Stimulus trainiert und in ein neurozentriertes Training integriert werden.

Quelle:

- Strzalkowski, N. D. J., Peters, R. M., Inglis, J. T., & Bent, L. R. (2018). Cutaneous afferent innervation of the human foot sole: What can we learn from single-unit recordings? *Journal of Neurophysiology, 120*(3), 1233–1246. DOI: 10.1152/jn.00848.2017, Zugriff am 30.07.2025

Beispiel für Vibrationstraining Fußsohle

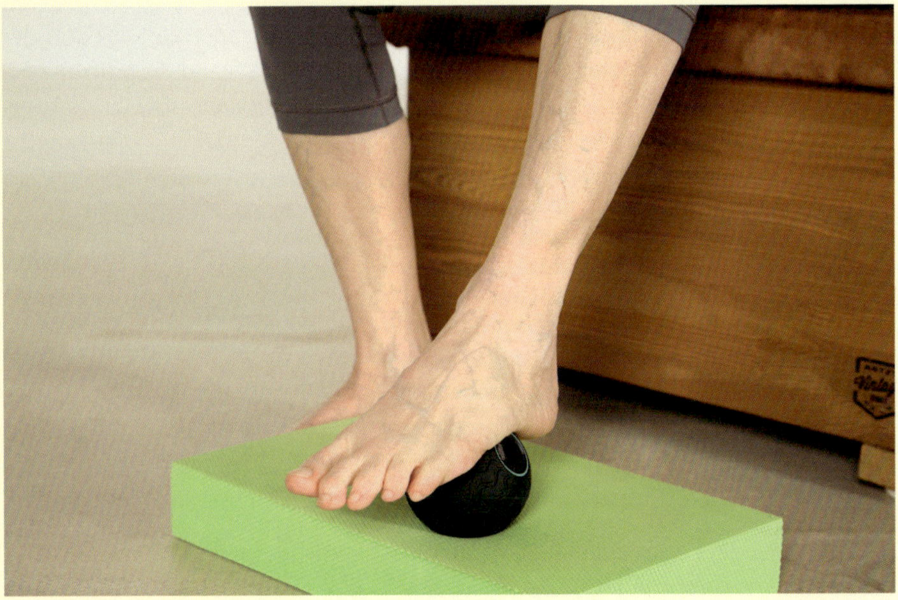

EINBEINSTAND-TEST

Ziel: Der Einbeinstand-Test ist ein einfach durchführbarer, aber aussagekräftiger Funktionstest zur Einschätzung der posturalen Kontrolle im Stand. Er prüft die Fähigkeit, das Gleichgewicht über eine Beinachse zu stabilisieren, sowohl unter visueller Kontrolle als auch bei Ausschluss der visuellen Information. Dabei werden sensorische Integrationsprozesse zwischen dem propriozeptiven, dem vestibulären und dem visuellen System bewertet.

Neurofunktioneller Hintergrund:

Das sichere Stehen auf einem Bein erfordert eine präzise Koordination verschiedener sensorischer Eingangssignale und motorischer Ausgänge. Während die offene Augenposition stark auf visuelle Kontrolle zurückgreift, zwingt der Test mit geschlossenen Augen das zentrale Nervensystem dazu, verstärkt propriozeptive und vestibuläre Informationen zu nutzen. Die ersten fünf Sekunden gelten dabei als besonders aufschlussreich, da hier die Stabilisationsreaktionen oft noch unwillkürlich erfolgen.

Mit zunehmendem Alter und häufig auch durch Inaktivität, neurologische Veränderungen oder sensorische Defizite, nimmt die Fähigkeit zum stabilen Einbeinstand signifikant ab. Der Test liefert daher nicht nur Hinweise auf das aktuelle Gleichgewichtsniveau, sondern auch auf potenzielle Risiken, z. B. für Stürze oder unsichere Bewegungsmuster im Alltag.

Ausführung:

Ausgangsposition:

Der Proband steht barfuß in einem hüftbreiten Stand auf einem ebenen Untergrund. Die Arme dürfen zur Stabilisation frei mitgeführt werden.

Durchführung:

Der Proband hebt ein Bein an, ohne dabei mit dem freien Bein das Standbein zu berühren. Ziel ist es, so lange wie möglich ruhig auf einem Bein zu stehen.

» **Variante 1 – mit geöffneten Augen**

» **Variante 2 – mit geschlossenen Augen**

Jede Variante wird dreimal pro Seite durchgeführt, also drei Versuche auf dem rechten Bein, drei auf dem linken. Die ersten fünf Sekunden werden dabei besonders aufmerksam beobachtet, um frühzeitige Instabilität oder kompensatorische Strategien zu erkennen.

Hinweise

- Die maximale Testdauer pro Versuch beträgt 45 Sekunden.
- Der Test wird beendet, wenn das freie Bein das Standbein oder der Fuß den Boden berührt.
- Zur Orientierung dienen Normwerte, die auf dem Durchschnitt der besseren Seite aus jeweils drei Versuchen basieren (siehe Tabelle).
- In der praktischen Anwendung sollte jedoch immer auf mögliche Unterschiede zwischen rechter und linker Seite geachtet werden. Eine deutliche Asymmetrie ist funktionell auffällig und sollte in der Trainingsplanung berücksichtigt werden.
- Wird die Norm nur bei geschlossenen Augen deutlich unterschritten, spricht das häufig für eine Überabhängigkeit vom visuellen System und möglicherweise für ein Defizit im propriozeptiven oder im vestibulären System. Auch dies liefert wertvolle Hinweise zur individuellen Schwerpunktsetzung im Training.

Normwerte nach Springer et al. (2007) zur Orientierung (in Sekunden):

Alter und Geschlecht	Augen geöffnet (Durchschnitt 3 Versuche)	Augen geschlossen (Durchschnitt 3 Versuche)
18–39		
weiblich	43,5	8,5
männlich	43,2	10,2
gesamt	43,3	9,4
40–49		
weiblich	40,4	7,4
männlich	40,1	7,3
gesamt	40,3	7,3
50–59		
weiblich	36,0	5,0
männlich	38,1	4,5
gesamt	37,0	4,8

Alter und Geschlecht	Augen geöffnet (Durchschnitt 3 Versuche)	Augen geschlossen (Durchschnitt 3 Versuche)
60-69		
weiblich	25,1	2,5
männlich	28,7	3,1
gesamt	26,9	2,8
70-79		
weiblich	11,3	2,2
männlich	18,3	1,9
gesamt	15,0	2,0
80-99		
weiblich	7,4	1,4
männlich	5,6	1,3
gesamt	6,2	1,3

Tab. 3: Durchschnittliche Zeit in Sekunden für den Einbeinstand aus drei Versuchen abhängig von Alter und Geschlecht mit geöffneten und geschlossenen Augen

Auswertung:

Der Einbeinstand-Test ist bestanden, wenn der Durchschnitt der besseren Seite altersgerecht in beiden Varianten erreicht wird und keine signifikante Seitenasymmetrie auftritt.

Wird die Norm nicht erreicht, sollte das Gleichgewicht gezielt trainiert werden, idealerweise unter Berücksichtigung der betroffenen sensorischen Anteile. Ist beispielsweise die Leistung bei geschlossenen Augen deutlich schlechter, ist dies ein Hinweis darauf, dass visuelle Informationen stark kompensieren. In diesem Fall ist ein Training des propriozeptiven und/oder vestibulären Systems besonders sinnvoll.

Ebenso sollte eine auffällig schlechtere Leistung auf einer Seite funktionell eingeordnet und gezielt adressiert werden.

Quellen:

» Springer, B. A., Marin, R., Cyhan, T., Roberts, H., & Gill, N. W. (2007). Normative values for the unipedal stance test with eyes open and closed. *Journal of Geriatric Physical Therapy*, *30*(1), 8–15. https://doi.org/10.1519/00139143-200704000-00003, Zugriff am 11.02.2025

Geöffnete Augen:

Ausgangsposition

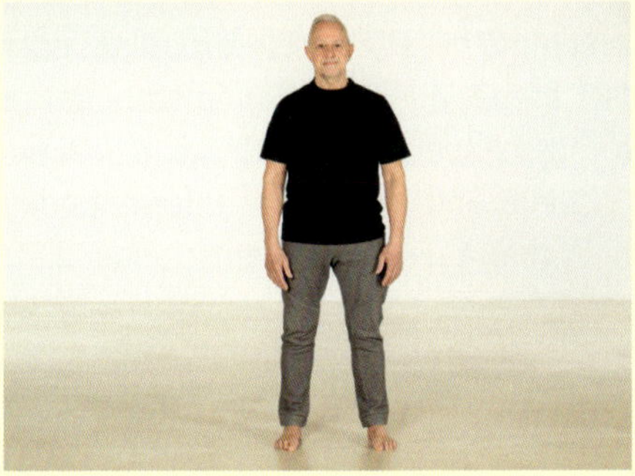

Endposition

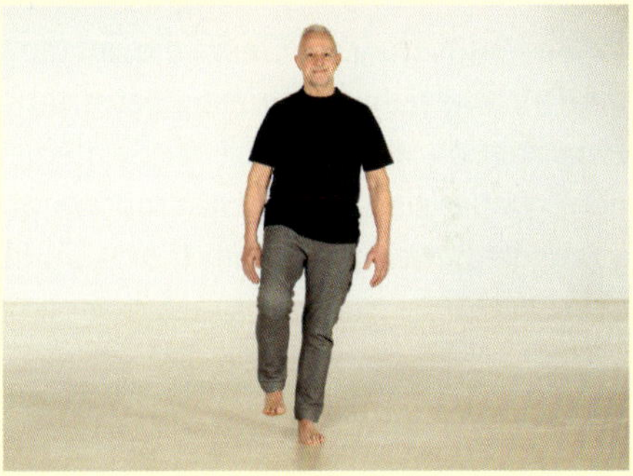

Geschlossene Augen:

Ausgangsposition

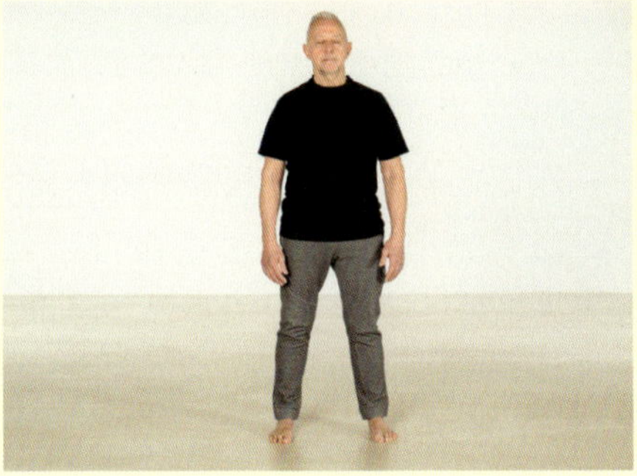

Nahaufnahme Spitz

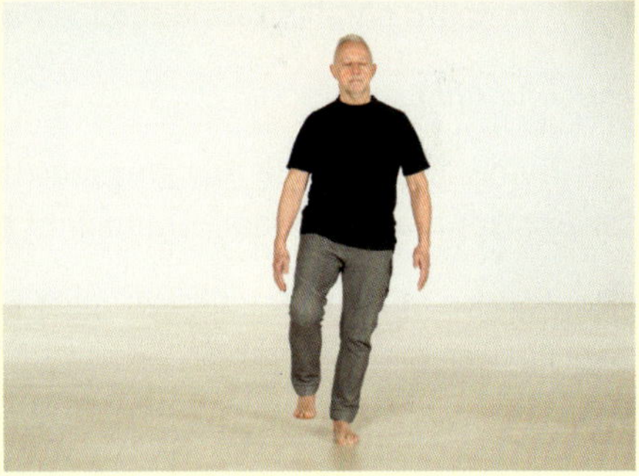

FUNCTIONAL REACH TEST (FRT)

Ziel: Der Functional Reach Test überprüft die dynamische posturale Kontrolle und ist ein praxistaugliches Screening-Instrument zur Einschätzung des Gleichgewichtsrisikos im Alltag. Gemessen wird die maximale Vorverlagerung des Rumpfes, ohne dabei die Füße zu bewegen. Der Test ist besonders relevant für ältere Personen oder Menschen mit sensorisch-motorischen Einschränkungen und gilt als valider Prädiktor für Sturzrisiken.

Neurofunktioneller Hintergrund:

Im Gegensatz zu vielen Tests, die auf die Verschiebung des Körperschwerpunktes oder der Druckverteilung abzielen, bewertet der FRT primär die aktive Rumpfstabilität in Kombination mit Feedforward-Strategien (vorausschauende Gleichgewichtsreaktionen). Dabei sind vor allem propriozeptive, visuelle und vestibuläre Informationen sowie die Beweglichkeit der thorakolumbalen Wirbelsäule (Rumpf) entscheidend.

Ausführung:

Ausgangsposition:

Die Probandin steht seitlich und möglichst nah an einer Wand, ohne sie zu berühren. Die Füße stehen hüftbreit auf stabilem Untergrund. Der der Wand zugewandte Arm wird in ca. 90° Schulterflexion nach vorn gestreckt, mit geschlossener Faust. Der Arm sollte parallel zum Boden verlaufen.

Durchführung:

Der Trainer markiert die Ausgangsposition des dritten Mittelhandknochens (3. Metacarpalkopf) an der Wand. Dann wird die Probandin angewiesen:

„Reichen Sie so weit wie möglich nach vorn, ohne einen Schritt zu machen oder das Gleichgewicht zu verlieren."

Die Endposition desselben Punktes wird erneut markiert.
Der Abstand zwischen Start- und Endposition wird gemessen.
Der Test wird dreimal wiederholt, der Mittelwert ergibt den Testwert.

i

Hinweise

- Es dürfen keine Ausgleichsschritte gemacht werden.
- Die Probandin darf die Wand nicht berühren oder sich abstützen.
- Ggf. leichte Kniebeugung oder Hüftbeugung zur Balance erlaubt, solange der Fußkontakt erhalten bleibt.

Alter	Männer (cm)	Frauen (cm)
20-40	42,5	37,2
41-69	38,0	35,1
70-87	33,4	26,6

Tab. 4: Normwerte des Functional Reach Test abhängig von Alter und Geschlecht

Interpretation:

Die erreichte Reichweite im Functional Reach Test sollte immer im Kontext von Alter und Geschlecht beurteilt werden. Für Männer im Alter von 20 bis 40 Jahren liegt der Durchschnitt bei rund 42,5 Zentimetern, für Frauen bei 37,2 Zentimetern. Mit zunehmendem Alter sinkt dieser Wert physiologisch ab. Bei Männern zwischen 70 und 87 Jahren liegt er im Schnitt bei 33,4 Zentimetern, bei Frauen nur noch bei 26,6 Zentimetern.

Ein Testergebnis, das deutlich unterhalb dieser Referenzwerte liegt, ist als Hinweis auf eine eingeschränkte dynamische Stabilisationsfähigkeit zu werten. Bereits geringe Abweichungen von den Normen können auf funktionelle Defizite hinweisen - insbesondere im Bereich der Rumpfmobilität, der Feedforward-Kontrolle und der sensomotorischen Integration.

Besonders auffällig sind Reichweiten unter 25 Zentimetern, da diese unabhängig vom Alter mit einem erhöhten Sturzrisiko in Verbindung gebracht werden. Liegt die Reichweite unter 15 Zentimetern, besteht ein deutlich erhöhtes Risiko für Gleichgewichtsverluste im Alltag. Kann der Proband den Arm gar nicht nach vorne verlagern, ohne die Füße zu bewegen oder das Gleichgewicht zu verlieren, gilt dies als deutlich pathologisch und behandlungsbedürftig.

Diese Schwellenwerte basieren auf den Daten der Studie von Duncan et al. (1990), in der eine klare Korrelation zwischen reduzierter Reichweite und Sturzereignissen innerhalb der folgenden Monate gezeigt wurde.

Neben der Gesamtleistung sollte auch auf qualitative Aspekte geachtet werden – z. B. Ausweichbewegungen, visuelle Fixierung, stark kompensierende Rumpfbewegungen oder Unsicherheiten bei der Rückführung. Je nach Muster lassen sich Hinweise auf mögliche visuelle, vestibuläre oder propriozeptive Kompensationsstrategien ableiten und gezielte Trainingsschwerpunkte setzen.

Quelle:

» Duncan, P. W., Weiner, D. K., Chandler, J., & Studenski, S. (1990). Functional reach: a new clinical measure of balance. *Journal of Gerontology, 45*(6), M192–M197.

Ausgangsposition

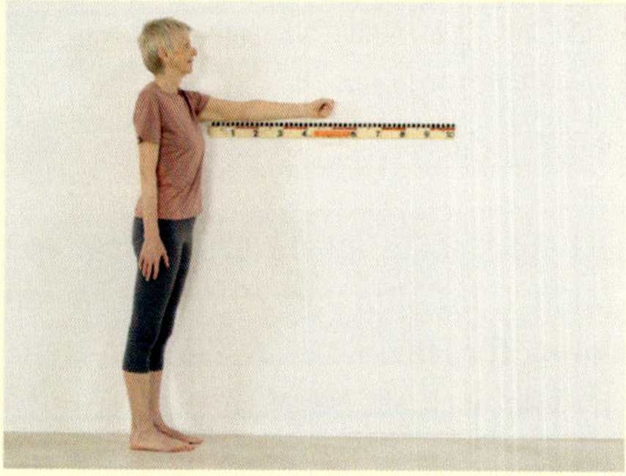

Endposition

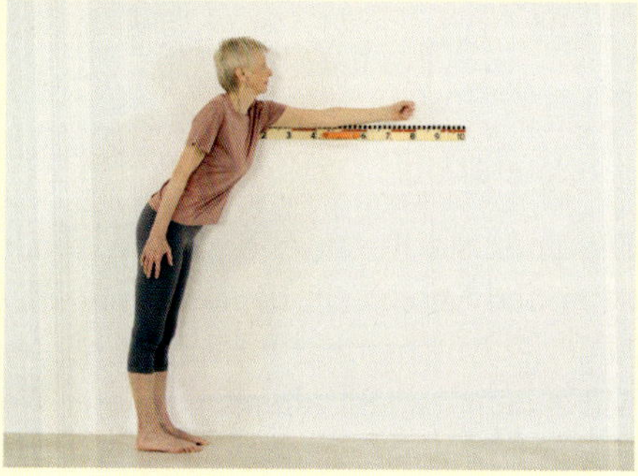

ZEHENBEUGEKRAFT

Ziel: Testung der isometrischen Beugekraft der Großzehe (und optional der kleinen Zehen) im Seitenvergleich. Die Übung dient der Einschätzung der funktionellen Kraftverhältnisse im distalen Fußbereich, mit direktem Bezug zur posturalen Stabilität, insbesondere bei Stand- und Schrittinitiation.

Neurofunktioneller Hintergrund:

Die Zehenbeuger tragen wesentlich zur Balancekontrolle bei, insbesondere zur Stabilisierung der Standfläche bei Vorverlagerungen. Studien zeigen: Eine reduzierte Zehenkraft geht mit einer verringerten funktionellen Unterstützungsbasis und einem signifikant erhöhten Sturzrisiko einher.

So konnten Mickle et al. (2009) in einer groß angelegten Studie mit über 300 älteren Menschen nachweisen, dass Sturzpatienten im Schnitt eine deutlich geringere Beugekraft in Großzeh (-21,6 %) und kleinen Zehen (-19,4 %) aufwiesen. Auch das Vorliegen von Zehendeformitäten, insbesondere Hallux valgus, war mit einem höheren Sturzrisiko assoziiert.

Endo et al. (2002) zeigten zudem, dass die Zehenbeugekraft im Alter um fast 30 Prozent abnimmt und eng mit der Fähigkeit zur kontrollierten Vorverlagerung (functional base of support) zusammenhängt.

Ausführung:

Ausgangsposition:

Die Probandin sitzt barfuß auf einem Stuhl oder Hocker. Der Fuß, der getestet wird, steht vollständig auf dem Boden, Ferse und Vorfuß bleiben während der gesamten Durchführung in Kontakt mit dem Boden. Der Trainer kniet sich ggf. zur besseren Positionierung vor der Probandin.

Durchführung (Paper-Grip-Test):

Variante 1 – Großzehe

1. Ein schmales Stück Papier (z. B. 5 x 10 cm) wird unter den Großzeh des zu testenden Fußes gelegt.
2. Der Proband wird angewiesen, den Großzeh aktiv nach unten zu drücken, ohne dabei den Fuß zu wölben oder die Zehe einzukrallen.
3. Der Trainer versucht nun, das Papier langsam und gleichmäßig unter der Zehe hervorzuziehen.

4. Die Haltekraft wird qualitativ eingeschätzt:
   Papier lässt sich nicht bewegen = gute Zehenbeugekraft;
   Papier löst sich mit leichtem Zug = eingeschränkte Kraft;
   Papier rutscht sofort heraus = deutliche Schwäche.
5. Anschließend folgt die Testung der Gegenseite.

Variante 2 - Kleine Zehen

1. Das gleiche Vorgehen wird nun mit einem Papierstück unter den vier kleinen Zehen durchgeführt.
2. Die Zehen sollen das Papier gleichmäßig fixieren, ohne Verkrampfen, Krallen oder Anheben des Vorfußes.
3. Auch hier wird der Papierzug gleichmäßig aufgebaut, die Haltekraft beobachtet und im Seitenvergleich eingeschätzt.

Hinweise

» Ferse und Vorfuß bleiben vollständig auf dem Boden.

» Der Fuß darf nicht aufgewölbt oder rotiert werden.

» Die Zehen sollen das Papier gleichmäßig niederdrücken, nicht verkrampfen oder einkrallen.

» Unterschiedliche Ergebnisse zwischen Großzehe und kleinen Zehen geben zusätzliche Hinweise auf segmentale Kraftverhältnisse im Fuß.

Auswertung:

Ein auffälliger Unterschied zwischen linker und rechter Seite kann auf eine lokale neuromuskuläre Dysfunktion, eine einseitige Zehendeformität oder eine funktionelle Kompensation hindeuten.

Ein genereller Kraftverlust (beidseitig schwach) ist häufig bei älteren oder inaktiven Personen zu beobachten und sollte als Risikofaktor für Gleichgewichtsverlust und Stürze eingeordnet werden.

Die Großzehe und die kleinen Zehen sollten separat beurteilt werden, da sie funktionell unterschiedliche Aufgaben im Fuß erfüllen.

Quellen:

» Mickle, K. J., Munro, B. J., Lord, S. R., Menz, H. B., & Steele, J. R. (2009). ISB Clinical Biomechanics Award 2009: Toe weakness and deformity increase the risk of falls in older people. *Clinical Biomechanics, 24*(10), 787–791. https://pubmed.ncbi.nlm.nih.gov/19751956/, Zugriff am 31.07.2025

» Endo, M., Ashton-Miller, J. A., & Alexander, N. B. (2002). Effects of age and gender on toe flexor muscle strength. *Journal of Gerontology: Series A, 57*(6), M392–M397. https://pubmed.ncbi.nlm.nih.gov/12023269/, Zugriff am 31.07.2025

Ausgangssituation

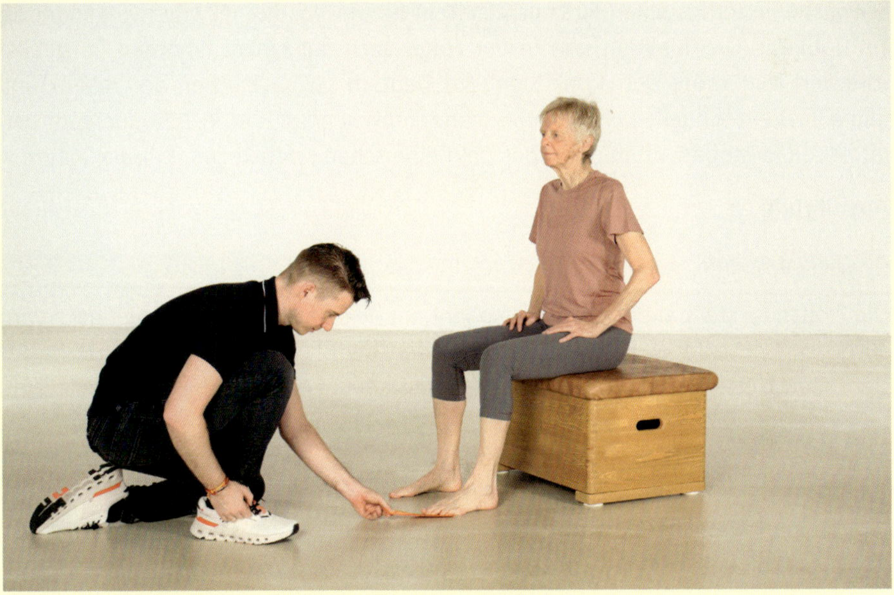

Großzehe

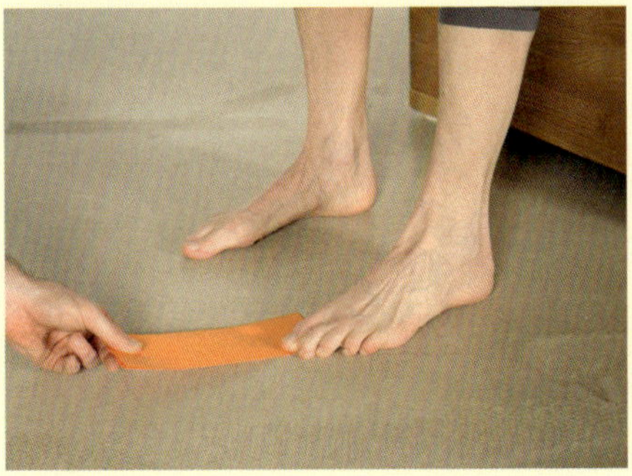

Kleine Zehen

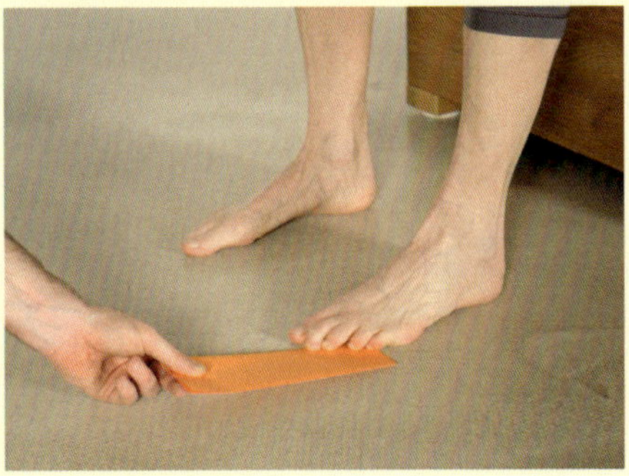

REFLEKTORISCHES ZEHENKRÜMMEN (TOE FLEXOR WINK SIGN)

Ziel: Der Toe Flexor Wink Sign ist ein qualitativer Funktionstest zur Einschätzung der Aktivität des Musculus flexor digitorum brevis (FDB) sowie anderer intrinsischer Fußmuskeln. Der Test dient der visuellen Beurteilung, ob die Zehen beim aktiven Bodenkontakt sichtbar „greifen" können. Ein Hinweis auf die Fähigkeit zur aktiven Plantarflexion (Fußstreckung) im Fuß.

Neurofunktioneller Hintergrund:

Der FDB ist ein kurzer Fußmuskel, der für die aktive Greifbewegung der Zehen verantwortlich ist, insbesondere für die Plantarflexion im Bereich der Mittel- und Endglieder. Eine reduzierte Aktivität oder Koordination dieses Muskels kann auf eine muskuläre Schwäche im intrinsischen Fußmuskelsystem hinweisen, die mit einer verminderten Fußstabilität, Greiffunktion und in der Folge auch mit einem erhöhten Sturzrisiko assoziiert sein kann. Der „Wink Sign" (zu Deutsch etwa: „Zeichen der Zehenkrümmung") ist ein schneller, visuell erfassbarer Funktionstest, der insbesondere im geriatrischen, orthopädischen oder sportphysiologischen Kontext zum Einsatz kommt.

Ausführung:

Ausgangsposition:

Die Probandin steht aufrecht und entspannt mit beiden Füßen parallel und nach vorn ausgerichtet. Die Zehen liegen locker am Boden, der Blick geht geradeaus. Der Tester steht seitlich oder leicht vor der Probandin, mit Sicht auf den oberen Bereich der Zehen.

Durchführung:

1. Die Probandin wird angewiesen, sich leicht nach vorne zu lehnen (z. B. bis an die individuelle Standgrenze).
2. Gleichzeitig soll sie die Zehen aktiv und so kraftvoll wie möglich in den Boden drücken.
3. Der Tester beobachtet die Zehen, insbesondere die dorsale Seite (Fußrücken) der distalen Interphalangealgelenke (oberer Bereich der Zehenendglieder).

Beobachtungskriterium (das „Wink Sign"):

» Positives Wink Sign: Deutlich sichtbares „Zugreifen" der Zehen. Es entstehen kleine Hautfalten oder Faltenbildungen auf der Oberseite der distalen Zehengelenke (meist 2. bis 4. Zeh).

» Negatives Wink Sign: Kein erkennbares Falten- oder Beugemuster, auch bei maximalem Druckversuch. Hinweis auf eine Schwäche oder Dysfunktion des FDB und möglicherweise weiterer intrinsischer Fußmuskeln.

Hinweise

» Auch einzelne Zehen, die sich nicht aktivieren lassen (z. B. nur 2. und 3. Zeh „greifen", 4. und 5. bleiben passiv), können ein Hinweis auf partielle Koordinations- oder Kraftdefizite sein.

» Eine asymmetrische Ausführung (eine Seite zeigt ein Wink Sign, die andere nicht) sollte gezielt weiter untersucht werden.

» Der Test kann auch nach gezielter Fußaktivierung als Re-Test verwendet werden.

Auswertung:

Ein sichtbares Wink Sign zeigt eine gute Aktivierung des FDB an und spricht für eine funktionelle Zehengreifaktivität. Fehlt dieses Zeichen, sollte ein gezieltes Training der intrinsischen Fußmuskulatur eingeleitet werden, insbesondere zur Verbesserung der Stabilität im Vorfußbereich, was sowohl im Alltag als auch im Sport von hoher Relevanz ist.

Neutralstellung

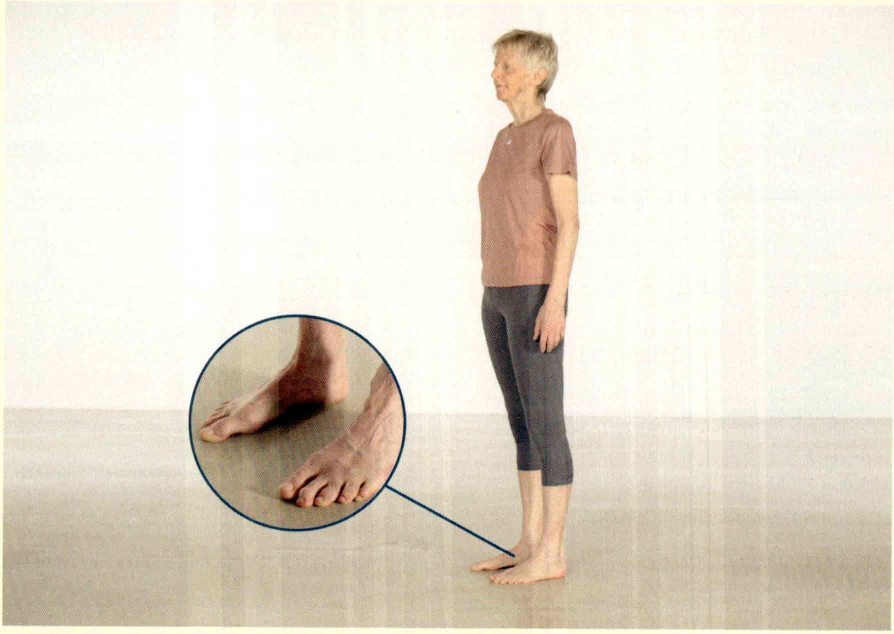

Vorgebeugt

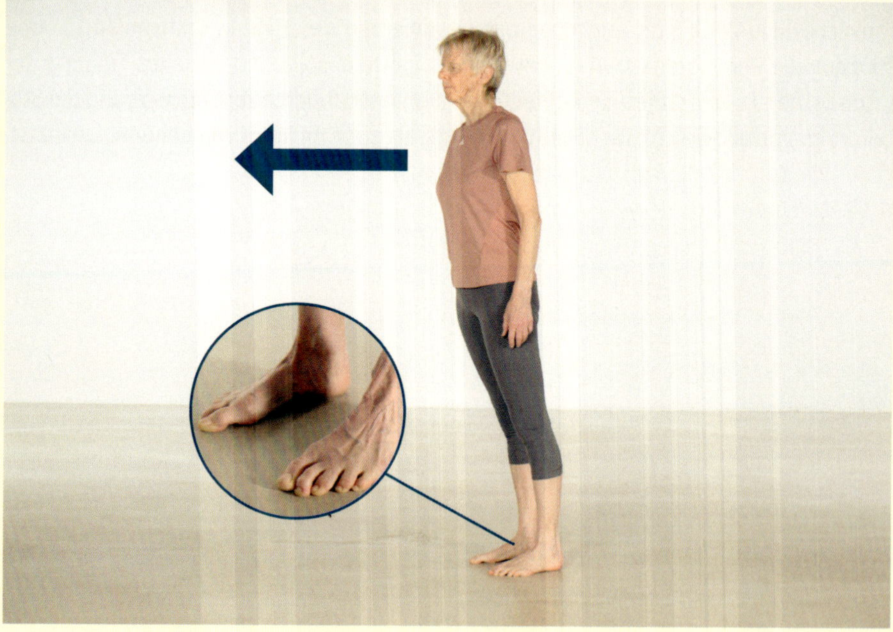

EINBEINIGER FERSENHEBETEST (SINGLE LEG HEEL RAISE TEST)

Ziel: Der Test dient der Einschätzung der Kraftausdauer der Wadenmuskulatur. Bewertet wird die Fähigkeit, über einen definierten Zeitraum hinweg kontrollierte, vollständige Fersenhebungen auf einem Bein auszuführen.

Funktioneller Hintergrund:

Die Wadenmuskulatur spielt eine zentrale Rolle bei der Stabilisierung des Körpers in der aufrechten Haltung, insbesondere in der Standbeinphase, bei Vorverlagerungen und bei schnellen posturalen Reaktionen. Eine gut trainierte Wadenmuskulatur unterstützt das Gleichgewicht, verbessert die Kontrolle über das Sprunggelenk und trägt maßgeblich zur Trittsicherheit im Alltag und beim Sport bei.

Ausführung:

Ausgangsposition:

Die Probandin steht bestenfalls barfuß mit einem Fuß auf einem 15–20°-Keil nahe an einer Wand. Die Ferse beginnt flach auf dem Keil, das Knie bleibt gestreckt. Zur Stabilisation darf die Probandin sich mit den Fingerspitzen leicht an der Wand abstützen, ohne sich dabei hochzuziehen.

Durchführung:

1. Ein Metronom wird auf 60 Schläge pro Minute eingestellt, sodass eine Wiederholung pro Sekunde ausgeführt werden soll.
2. Die Probandin hebt die Ferse auf dem Standbein so weit wie möglich an und senkt sie wieder im Takt des Metronoms vollständig ab.
3. Knie und Oberkörper bleiben dabei gestreckt und stabil.
4. Der Test endet, wenn:
   - der volle Bewegungsumfang nicht mehr erreicht wird,
   - der Rhythmus nicht eingehalten werden kann oder
   - das Gleichgewicht nicht mehr gehalten wird.

Die Anzahl der vollständigen Wiederholungen wird gezählt.

Hinweise

- » Die Bewegung erfolgt ausschließlich aus dem Sprunggelenk.
- » Kein Schwung, kein Einsinken in die Hüfte, keine Unterstützung durch das andere Bein.
- » Die nicht belastete Seite bleibt ohne Bodenkontakt.
- » Eine kurze Demonstration vorab ist empfehlenswert.
- » Der Test soll auf beiden Seiten ausgeführt werden, um Seitenvergleiche zu ermöglichen.
- » Alternative: Ist kein Keil vorhanden, kann der Test auch auf einem Step oder einer Treppenstufe ausgeführt werden.

Normwerte abhängig von Alter und Geschlecht

Alter	Frauen	Männer
20-29	37	30
30-39	32	27
40-49	28	24
50-59	23	21
60-69	19	19
70-79	16	14
80-89	10	13

Tab. 5: Normwerte des einbeinigen Fersenhebetests abhängig von Alter und Geschlecht

Auswertung:

Wird der entsprechende Normwert nicht erreicht, kann dies auf eine eingeschränkte die Kraftausdauer betreffende Leistungsfähigkeit im Bereich der Wadenmuskulatur hinweisen. Das ist insbesondere dann relevant, wenn bereits Standunsicherheiten, eine eingeschränkte Sprunggelenksfunktion oder eine reduzierte Gangsicherheit bekannt sind.

Ein deutlicher Unterschied zwischen linker und rechter Seite ist ein Hinweis auf mögliche muskuläre Dysbalancen oder koordinative Defizite und sollte gezielt in der Trainingsplanung berücksichtigt werden.

Quelle:

» Hébert-Losier, K., Wessman, C., Alricsson, M., & Svantesson, U. (2017). Updated reliability and normative values for the standing heel-rise test in healthy adults. *Physiotherapy, 103*(4), 446–452. https://pubmed.ncbi.nlm.nih.gov/28886865/, Zugriff am 01.08.2025

Ausgangssituation

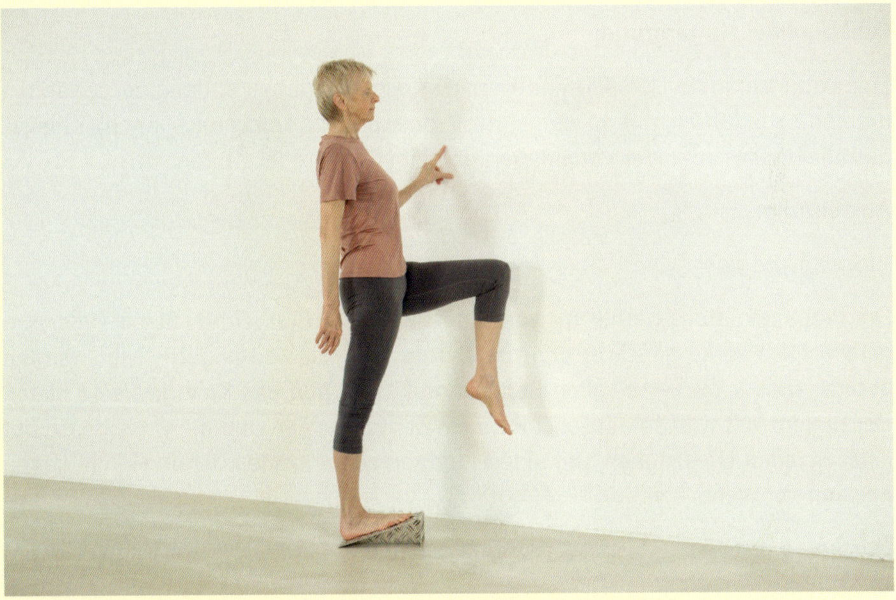

Endposition

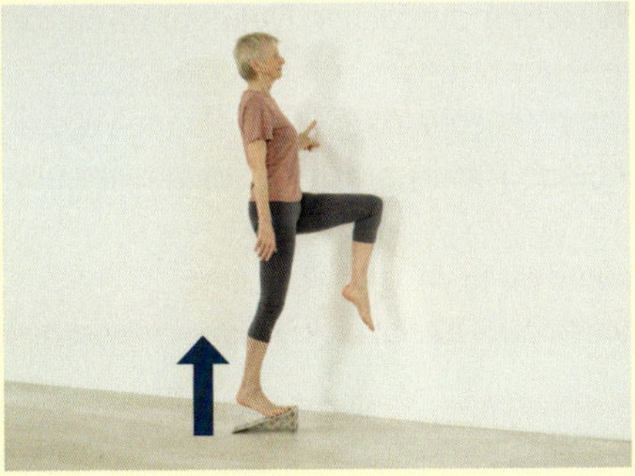

Alternative Step

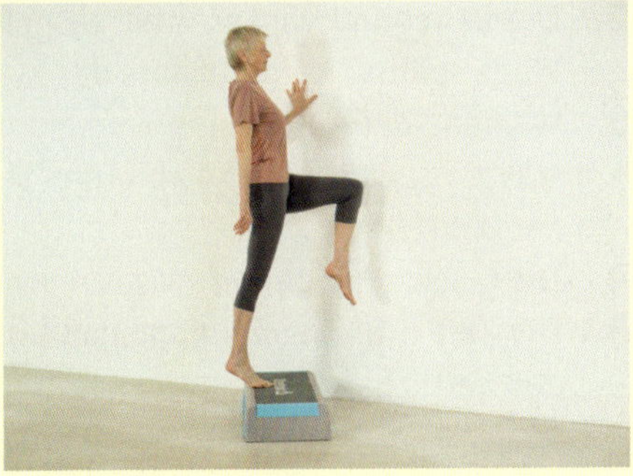

SPRUNGGELENKSBEWEGLICHKEIT IM AUSFALLSCHRITT (MODIFIED LUNGE TEST)

Ziel: Messung der dorsalen Beweglichkeit im Sprunggelenk (Dorsalflexion) unter funktionellen Bedingungen im geschlossenen System. Der Test eignet sich zur Erfassung der Bewegungskapazität zwischen Schienbein und Fuß bei stabilisierter Ferse, eine wichtige Voraussetzung für Stabilität, Gleichgewicht, Gang- und Sprungfähigkeit.

Funktioneller Hintergrund:

Eine eingeschränkte Dorsalflexion kann zu Kompensationen entlang der gesamten unteren Kette führen, z. B. zu vermehrter Pronation (Fuß knickt nach innen), Knievalgus oder eingeschränkter Vorverlagerung beim Gehen oder Laufen.

Ausführung:

Ausgangsposition:

Die Probandin steht barfuß in einem hüftbreiten Ausfallschritt. Beide Füße sind gerade nach vorne gerichtet und das hintere Bein ist weitmöglichst nach hinten gesetzt, sodass die Ferse vollen Bodenkontakt hält und das Knie gestreckt bleibt. Der hintere Fuß wird so ausgerichtet, dass der zweite Zeh und die Fersenmitte auf einer geraden Linie stehen, um eine Pronation zu vermeiden. Beide Hände liegen flach an der Wand.

Durchführung:

1. Die Probandin lehnt sich nun kontrolliert nach vorne, während die Ferse des hinteren Beins stets Bodenkontakt behält.
2. Die Bewegung wird so weit ausgeführt, bis ein deutliches Dehngefühl in der Wade spürbar ist, ohne dass das Knie gebeugt oder der Fuß rotiert wird.
3. Während der Ausführung wird ein digitaler Winkelmesser (z. B. iPhone-Wasserwaage) auf die Vorderkante des Schienbeins (Tibia) platziert, idealerweise in der Mitte.
4. Der gemessene Winkel zwischen Unterschenkel und Lot wird notiert.
5. Der Test wird dreimal durchgeführt, jeweils mit 10 Sekunden Pause zwischen den Versuchen.

Hinweise

- Das Knie bleibt gestreckt. Eine Beugung würde den Test verfälschen.
- Der Fuß zeigt gerade nach vorne, ohne Ausweichen oder Rotation.
- Der Hinterfuß bleibt stabil auf dem Boden, kein Abheben oder Einknicken.
- Ein deutliches Dehngefühl in der Wade ist erlaubt, Schmerz jedoch nicht.

Auswertung:

- Der durchschnittliche Wert der drei Wiederholungen wird verwendet.
- Eine Dorsalflexion von mindestens 34° gilt als funktionell erforderlich, besonders im Hinblick auf Sturzprävention, Gangsicherheit und sportliche Belastbarkeit.
- Liegt der Winkel darunter, sollte die Sprunggelenksmobilität gezielt verbessert werden.

Ausgangsposition

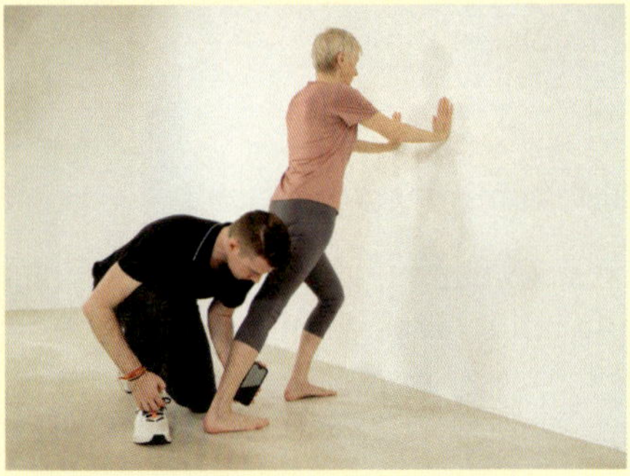

Endposition

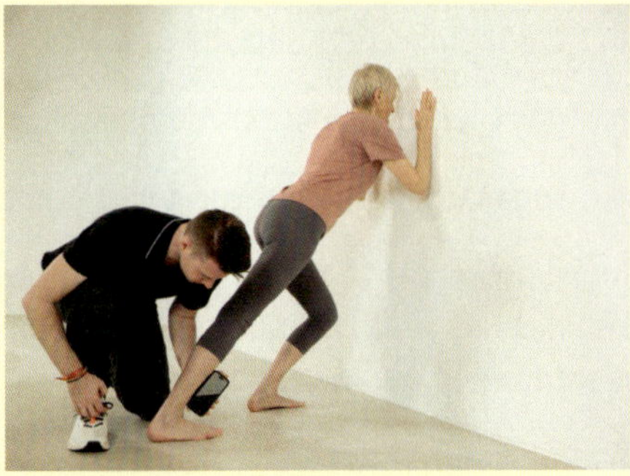

Endposition

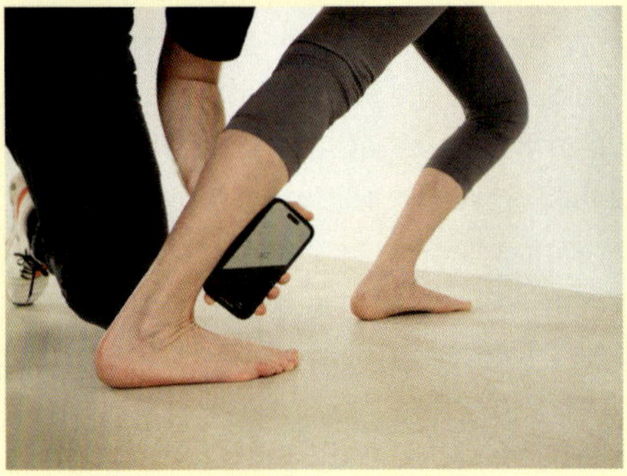

Screenshot des Ergebnisses der App

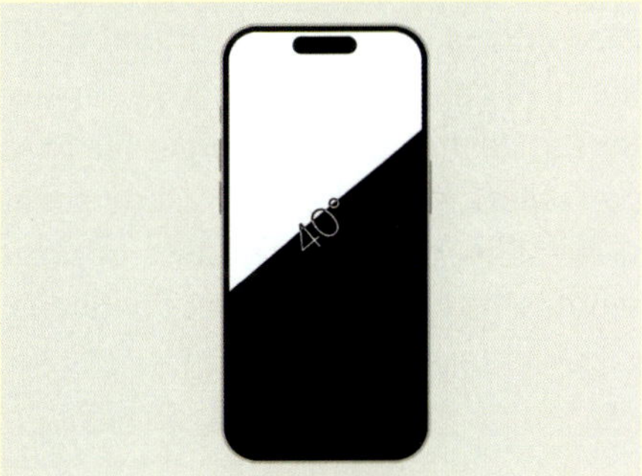

SPINALER RÜCKSCHWUNGTEST MIT FOKALER MUSKELVIBRATION (FMV)

Ziel: Dieser Test überprüft, ob das zentrale Nervensystem, insbesondere das Rückenmark, auf gezielte propriozeptive Reize aus der unteren Extremität adäquat reagiert. Die Reaktion erfolgt reflexartig über die Muskulatur, idealerweise sichtbar über einen kontrollierten Rückschwung des Körpers.

Neurophysiologischer Hintergrund:

Fokale Muskelvibration (FMV) nutzt hochfrequente, niederamplitudige Vibrationen, die direkt auf einen Muskelbauch appliziert werden (z. B. auf der Wade).

Diese Vibration aktiviert die Muskelspindeln, die über aufsteigende Nervenbahnen Signale an das Rückenmark senden. Das Rückenmark interpretiert den Reiz wie eine schnelle Dehnung („Stretch") und antwortet reflexartig mit einer Kontraktion, z. B. durch Aktivierung der Wadenmuskulatur (Extensionsreflex).

Wichtig: Diese Reaktion kann auch bei fehlender bewusster Wahrnehmung (z. B. bei Neuropathien) auftreten, weil der Effekt spinal vermittelt wird.

Studien zeigen, dass FMV dadurch:

» die sensorische Rückmeldung verbessert,

» die motorische Kontrolle und Muskelkraft steigern kann,

» das Gleichgewicht positiv beeinflusst und

» sogar zur Reduktion von Spastik und Muskeltonus beitragen kann.

Im klinischen Alltag lässt sich dieser Mechanismus nutzen, um die Reaktionsfähigkeit des Rückenmarks auf periphere Signale zu testen, kompensatorische Muster zu identifizieren und gezielt zu trainieren.

Ausführung:

Ausgangsposition:

Die Probandin steht aufrecht und barfuß auf festem Untergrund. Die Füße stehen hüftbreit parallel, gerade nach vorn ausgerichtet. Die Knie sind durchgestreckt, das Becken neutral, der Oberkörper bleibt ruhig und aufgerichtet. Die Arme hängen locker seitlich herab. Der Blick ist geradeaus gerichtet. Während der Testdurchführung werden die Augen geschlossen, um visuelle Kompensation auszuschließen und die sensorische Reaktion aus der Peripherie zu verstärken.

Platzierung der Vibration:

Je ein Vibrationsmodul wird auf den M. soleus (Wade) angebracht, etwa 2 Zentimeter unterhalb der unteren Begrenzung des M. gastrocnemius.

Durchführung:

1. Die Probandin schließt die Augen.
2. Die Vibration wird für ca. 20 Sekunden aktiviert (idealerweise bei etwa 100 Hz).
3. Der Trainer beobachtet, ob beim Anschalten der Vibration ein direkter Rückschwung des Oberkörpers erfolgt.

Auswertung und Interpretation:

Normale Reaktion:

» Sichtbarer, aber kontrollierter Rückschwung (ca. 4-5 cm);

» Zehen bleiben stabil am Boden.

» Die Bewegung wirkt reflexartig und zentriert.

Auffällige Reaktionen:

» Starker Rückschwung mit Zehenhebung: Hinweis auf fehlende Rumpfantwort bzw. unzureichende Mittellinienstabilität;

» Kein Rückschwung: Hinweis auf verminderte Integration, kompensatorische Steifigkeit oder fehlende Spindelaktivität.

Alternative Tools (für den Praxisalltag):

Da nicht jeder über das Tool von Human Locomotion verfügt, sollte die Wadenmuskulatur dennoch regelmäßig und gezielt mit Vibration stimuliert werden, idealerweise unter leichter muskulärer Aktivität. Praxistaugliche Alternativen sind z. B. der WaveSolo von Therabody®, ein Z-Vibe® oder eine elektrische Zahnbürste.

Empfohlene Anwendungsparameter:

» Frequenz: 80-120 Hz, optimal ca. 100 Hz

» Dauer: 10 Minuten

» Frequenz: 3 x täglich an 3 Tagen in Folge

» Alternativ: 1 x täglich, 5 x pro Woche über 2-8 Wochen

» Immer mit leichter isometrischer Muskelaktivierung (z. B. Haltearbeit)

Praxisrelevanz:

Die Wade ist ein zentraler sensomotorischer Eingang ins Nervensystem. Wer sie gezielt mit Vibration stimuliert, kann Gleichgewicht, Muskelkraft und Stabilität wirkungsvoll verbessern. Der Rückschwungtest ist ein praxistauglicher Einstieg in diesen Prozess.

Quellen:

» Tahir, S., Baig, M. O., Rathore, F. A., & Aslam, H. (2022). The emerging role of focal muscle vibration in rehabilitation of neurological disorders. *Journal of the Pakistan Medical Association, 72*(10), 2126–2128. https://pubmed.ncbi.nlm.nih.gov/36661016/, Zugriff am 02.08.2025

» Romaiguère, P., Vedel, J. P., & Azulay, J. P. (1991). Differential effects of muscle tendon vibration on motor responses in man. *Experimental Brain Research*, 87, 451–460. https://pubmed.ncbi.nlm.nih.gov/1822565/, Zugriff am 02.08.2025

» Human Locomotion (o. J.). Focal Vibration Motors. https://www.humanlocomotion.com/products/focal-vibration-motors/, Zugriff am 02.08.2025

Ausgangsposition

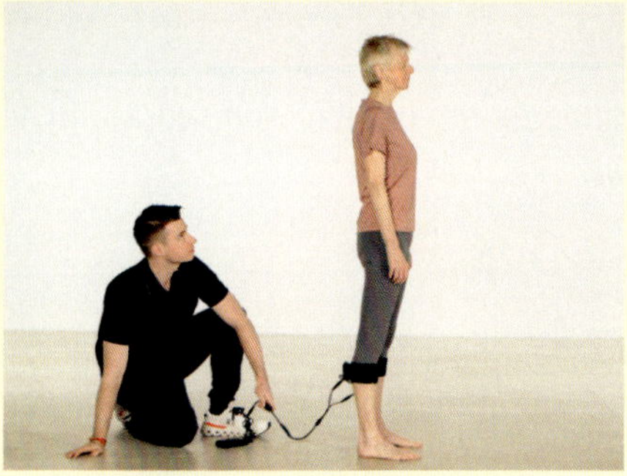

Reaktion

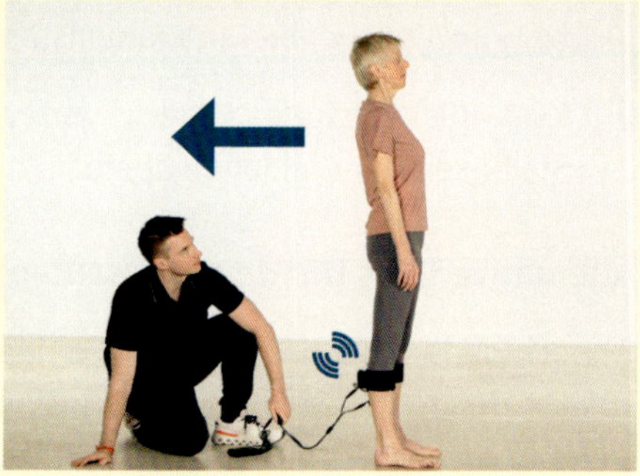

Das in den Abbildungen verwendete Tool stammt von Human Locomotion: www.humanlocomotion.com/products/focal-vibration-motors

Die in diesem Kapitel vorgestellten Tests decken ein breites Spektrum an sensorischen, motorischen und integrativen Fähigkeiten ab. Sie ermöglichen nicht nur eine präzise Einschätzung der aktuellen Leistungsfähigkeit, sondern geben auch klare Hinweise auf die zugrunde liegenden Systeme, die für Gleichgewicht, Stabilität und sichere Bewegung verantwortlich sind.

Besonders wertvoll ist der Seitenvergleich, da er subtile Defizite sichtbar macht, die in isolierten Einzelleistungen oft unentdeckt bleiben. Auffälligkeiten, sei es in Form reduzierter Sensibilität, verminderter Kraft oder verzögerter Reaktionen, liefern direkte Ansatzpunkte für eine gezielte Intervention.

Die Kombination aus qualitativer Beobachtung (Bewegungsmuster, Kompensationsstrategien) und quantitativer Messung (Normwerte, Reproduzierbarkeit) stellt sicher, dass Training und Therapie objektiv gesteuert und individuell angepasst werden können. Damit werden diese Assessments zu einem effektiven Werkzeug, um Leistung zu optimieren, Sturzrisiken zu reduzieren und langfristig eine stabile Bewegungsbasis zu schaffen.

Zentrale Erkenntnis

Gezielte sensorische und motorische Tests im Seitenvergleich liefern nicht nur eine objektive Einschätzung der aktuellen Leistungsfähigkeit des propriozeptiven Systems, sondern decken auch verborgene Defizite auf, die für Gleichgewicht, Stabilität und Bewegungssicherheit entscheidend sind. Sie bilden damit die Grundlage für ein präzises, wirksames und individuell zugeschnittenes Training.

4.3 Vestibuläre Assessments

Vestibuläre Assessments bieten die Möglichkeit, gezielt zu überprüfen, ob die komplexen Prozesse des Innenohrs intakt sind oder ob Funktionsdefizite vorliegen. Sie erlauben nicht nur die Beurteilung einzelner Strukturen wie Bogengänge, Otolithenorgane oder vestibulo-okuläre Reflexe, sondern geben auch Hinweise darauf, wie gut die sensorische Integration insgesamt funktioniert.

Ein besonderer Vorteil vieler dieser Tests ist ihre Doppelfunktion: Sie dienen sowohl der Diagnostik als auch unmittelbar dem Training. So können erkannte Defizite ohne Zeitverlust direkt mit angepasster Belastung und Progression adressiert werden. Die in diesem Kapitel vorgestellten Verfahren reichen von statischen Tests im Stand bis hin zu dynamischen Bewegungsaufgaben und liefern damit ein umfassendes Bild über die vestibuläre Leistungsfähigkeit.

4.3.1 Allgemeine vestibuläre Tests

Als erster Schritt innerhalb der vestibulären Diagnostik haben sich einfache Basis-Tests etabliert, die ohne großen apparativen Aufwand durchführbar sind. Sie liefern schnell Informationen über die grundlegende Stabilität und zeigen, ob eine weitere Eingrenzung notwendig ist. Typisch ist, dass diese Tests klar strukturierte Beobachtungskriterien bieten und damit sowohl für eine erste Orientierung als auch für die anschließende Auswahl spezifischer Assessments genutzt werden können.

Zu den wichtigsten Verfahren zählen der Romberg-Test und seine Varianten mit unterschiedlichen Kopfpositionen. Ergänzend wird die Funktion des vestibulo-okulären Reflexes (VOR) überprüft, da er eine zentrale Schnittstelle zwischen vestibulärem und visuellem System darstellt. Auch die gezielte Hemmung dieses Reflexes (VOR-Cancellation) gehört zu den grundlegenden Verfahren.

Diese allgemeinen Tests schaffen eine verlässliche Basis, auf der die detaillierteren vestibulären Untersuchungen aufbauen können.

ROMBERG

Ziel: Überprüfung der posturalen Kontrolle im Stand und Identifikation einer möglichen Defizitseite. Der Test erlaubt eine Eingrenzung dahingehend, ob eine Gleichgewichtseinschränkung eher durch das vestibuläre System verursacht wird, und kann gezielt Hinweise auf betroffene Anteile des vestibulären Apparates geben.

Neurophysiologischer Hintergrund:

Im Romberg-Test wird die Standfläche durch das Schließen der Füße bewusst minimiert. Dadurch steigt die Anforderung an das visuelle und das vestibuläre System, um die Stabilität zu halten. Wird zusätzlich die visuelle Kontrolle durch Schließen der Augen ausgeschlossen, muss das vestibuläre System in Kombination mit den propriozeptiven Informationen die Hauptlast der Stabilisation übernehmen. Auffälligkeiten, insbesondere bei geschlossenen Augen, können Rückschlüsse auf Defizite in bestimmten Anteilen des vestibulären Systems zulassen.

Ausführung:

Ausgangsposition:

Der Proband steht barfuß oder in Socken auf einem festen, ebenen Untergrund. Die Füße sind geschlossen, sodass sich die Innenkanten berühren oder nur einen minimalen Abstand zueinander haben. Die Knie sind gestreckt, das Becken ist neutral ausgerichtet und der Oberkörper aufrecht. Die Arme hängen locker und entspannt seitlich am Körper, ohne dass sie den Rumpf berühren oder zur Stabilisierung genutzt werden. Der Blick ist geradeaus gerichtet. Der Trainer positioniert sich in unmittelbarer Reichweite, um bei einem drohenden Gleichgewichtsverlust sofort eingreifen zu können.

Durchführung:

- Beobachtungszeit: ca. 30–60 Sekunden pro Variante.
- **Variante 1 – Augen geöffnet**
    - Proband fixiert einen Punkt in Augenhöhe.
    - Beobachten, ob der Proband in eine bestimmte Richtung schwingt („Magnet-Effekt").
- **Variante 2 – Augen geschlossen**
    - Proband schließt die Augen, ohne Kopfposition zu verändern.
    - Beobachten, ob und in welche Richtung der Schwung erfolgt.

Auswertung und Interpretation:

- » Ein leichtes, multidirektionales Schwanken bei geschlossenen Augen ist normal, solange die Bewegung klein, kontrolliert und gleichmäßig in alle Richtungen erfolgt.
- » Auffällig: Deutlicher, gleichgerichteter Schwung in eine spezifische Richtung.
  - » Nach links: Verdacht auf Defizit im linken Innenohr (linker horizontaler Kanal, linker Utriculus, linker Sacculus).
  - » Nach rechts: Verdacht auf Defizit im rechten Innenohr (rechter horizontaler Kanal, rechter Utriculus, rechter Sacculus).
  - » Nach hinten: Mögliche Beteiligung des hinteren Kanalsystems sowie Utriculus und Sacculus.
  - » Nach vorne: Mögliche Beteiligung des vorderen Kanalsystems sowie Utriculus und Sacculus.
  - » Diagonal: In der Praxis bewährt es sich, zunächst die beteiligten vorderen und hinteren Kanäle separat zu überprüfen.
- » Damit eignet sich der Romberg-Test hervorragend als Eingrenzungsassessment, um gezielt festzulegen, welche spezifischen VOR-Tests im Anschluss durchgeführt werden sollten. Das spart in der Praxis häufig Zeit und ermöglicht eine strukturierte Vorgehensweise.

Position Romberg mit geöffneten Augen

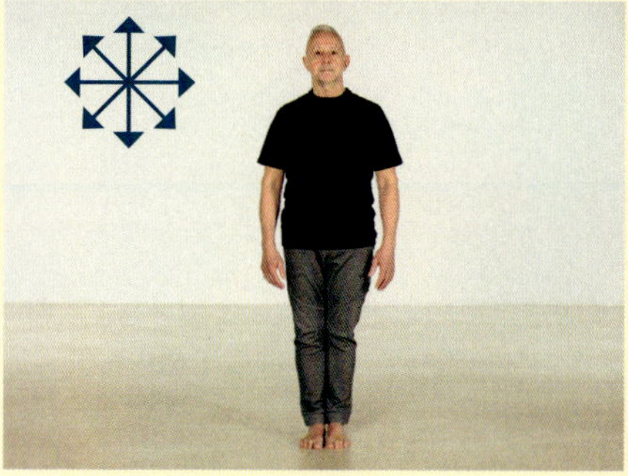

Position Romberg mit geschlossenen Augen

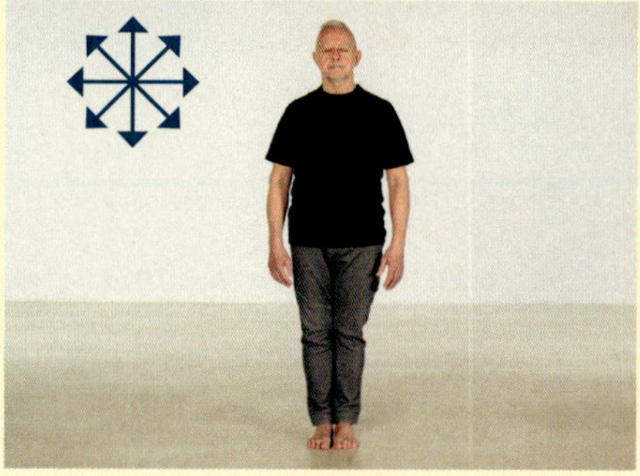

ROMBERG MIT VERSCHIEDENEN KOPFPOSITIONEN

Ziel: Überprüfung der Funktion einzelner Bogengangsysteme im vestibulären Apparat durch gezielte Kopfpositionen. Diese Variante dient dazu, vestibuläre Defizite spezifischer einzugrenzen und Hinweise auf eine mögliche Beteiligung einzelner Kanäle zu gewinnen.

Neurophysiologischer Hintergrund:

Die drei Bogengänge pro Ohr (horizontal, anterior, posterior) reagieren auf Kopfbewegungen in bestimmten Ebenen. Durch gezieltes Einnehmen definierter Kopfpositionen im Romberg-Stand wird die Aktivität einzelner Kanalsysteme forciert.

» Horizontaler Kanal: reagiert auf Drehungen nach rechts oder links.

» Vorderer Kanal: reagiert auf vertikale und diagonale Bewegungen nach oben.

» Hinterer Kanal: reagiert auf vertikale und diagonale Bewegungen nach unten.

Bei bestehenden Defiziten fällt es dem betroffenen System schwer, in der jeweiligen Kopfposition die posturale Kontrolle aufrechtzuerhalten, insbesondere wenn zusätzlich die visuelle Kontrolle (Augen geschlossen) entfällt. Das äußert sich häufig darin, dass die Testperson direkt nach der Kopfdrehung aus dem Gleichgewicht gerät, zu einer Seite „gezogen" wird oder deutlich wackeliger steht als in der Neutralposition.

Ausführung:

Ausgangsposition:

Der Proband steht barfuß oder in Socken auf einem festen Untergrund. Die Füße sind geschlossen, die Beine gestreckt und das Becken ist neutral ausgerichtet. Der Oberkörper ist aufrecht, die Arme hängen locker seitlich herab, der Blick ist geradeaus gerichtet, der Kopf in Neutralposition. Der Trainer steht in unmittelbarer Nähe, um bei einem Gleichgewichtsverlust eingreifen zu können.

Durchführung:

Aus der neutralen Kopfposition wird der Kopf zügig in eine der definierten Testpositionen bewegt und dort für etwa 3-5 Sekunden gehalten. Während dieser Haltephase wird bewusst wahrgenommen, ob die Stabilität problemlos erhalten bleibt oder ob ein Nachgeben, Schwanken oder „Ziehen" in eine bestimmte Richtung auftritt.

Anschließend wird der Kopf kontrolliert und ohne ruckartige Bewegung wieder in die Ausgangsposition zurückgeführt, bevor die nächste Richtung getestet wird.

Die Testung erfolgt systematisch in folgenden Bewegungsrichtungen:

1. Horizontal: Kopf nach rechts und nach links drehen.
2. Vertikal: Kopf nach oben und nach unten neigen.
3. Diagonal oben: Kopf nach oben rechts und nach oben links drehen.
4. Diagonal unten: Kopf nach unten rechts und nach unten links drehen.

Wenn alle Positionen mit offenen Augen stabil gehalten werden können, kann der Test vorsichtig mit geschlossenen Augen wiederholt werden, um die visuelle Kompensation auszuschließen und das vestibuläre System stärker zu fordern.

Hinweis

» Der Test sollte nur unter sicheren Bedingungen durchgeführt werden, z. B. mit Trainer oder stabiler Haltemöglichkeit in Reichweite.

Auswertung und Interpretation:

Eine Stabilität in allen Positionen spricht für eine intakte Funktion aller Bogengangsysteme.

Eine Instabilität in einer bestimmten Position deutet auf eine wahrscheinliche Beteiligung einzelner Kanäle hin, die anschließend gezielt überprüft und trainiert werden sollten:

» Horizontal rechts/links: Eine Instabilität beim Blick nach rechts spricht für den rechten horizontalen Kanal, beim Blick nach links für den linken horizontalen Kanal.

» Vertikal oben: Kann auf eine Beteiligung eines oder beider hinterer Kanäle hinweisen.

» Vertikal unten: Kann auf eine Beteiligung eines oder beider vorderer Kanäle hindeuten.

» Diagonal oben rechts/links: Oben rechts spricht für den rechten hinteren Kanal, oben links für den linken hinteren Kanal.

» Diagonal unten rechts/links: Unten rechts spricht für den linken vorderen Kanal, unten links für den rechten vorderen Kanal.

Eine deutlich stärkere Instabilität bei geschlossenen Augen weist auf eine verstärkte visuelle Kompensation hin und legt nahe, dass das vestibuläre System ohne visuelle Unterstützung eingeschränkt arbeitet. Diese Zuordnungen sind als funktionelle

Hypothesen zu verstehen und sollten in der Praxis durch spezifische vestibuläre Tests, wie etwa gezielte VOR-Prüfungen, untermauert werden, bevor ein entsprechendes Training erfolgt.

Horizontal rechts

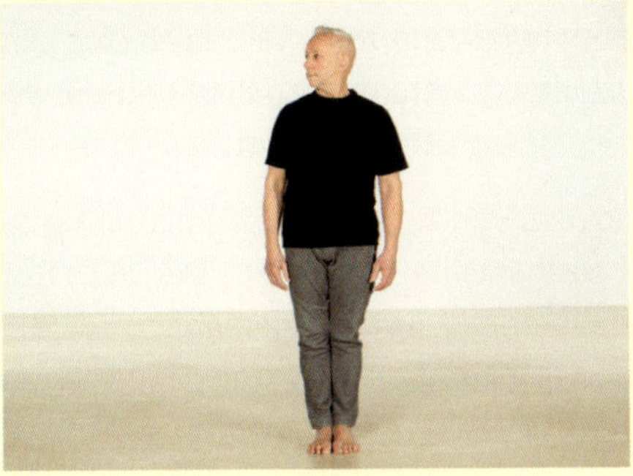

Diagonal oben rechts

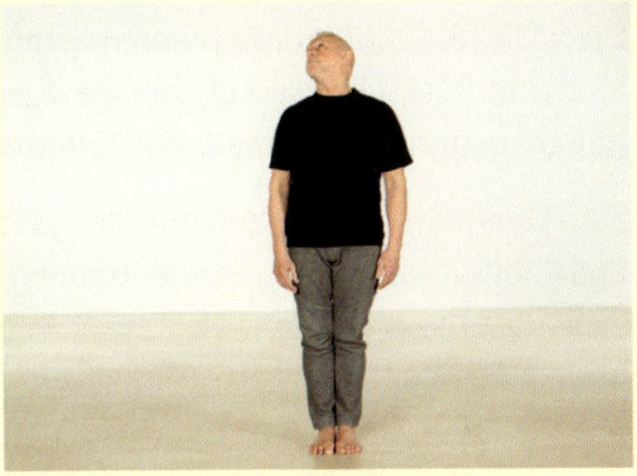

Oben

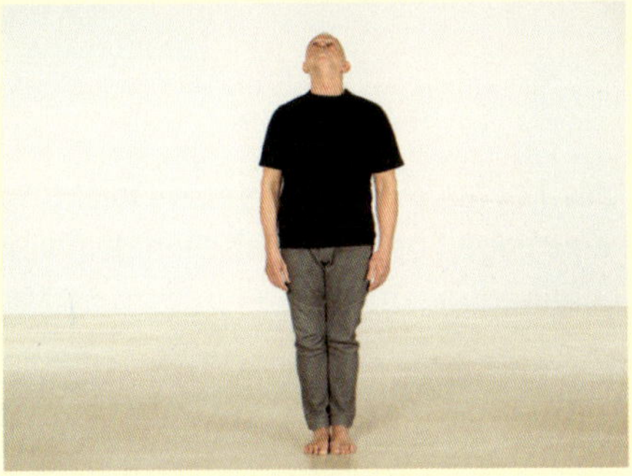

Unten

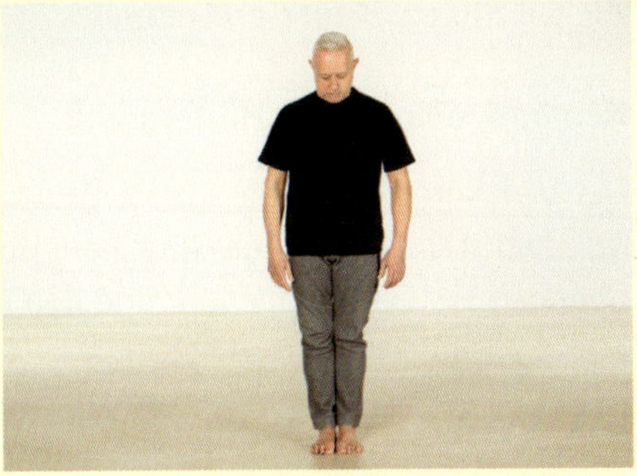

Diagonal unten rechts

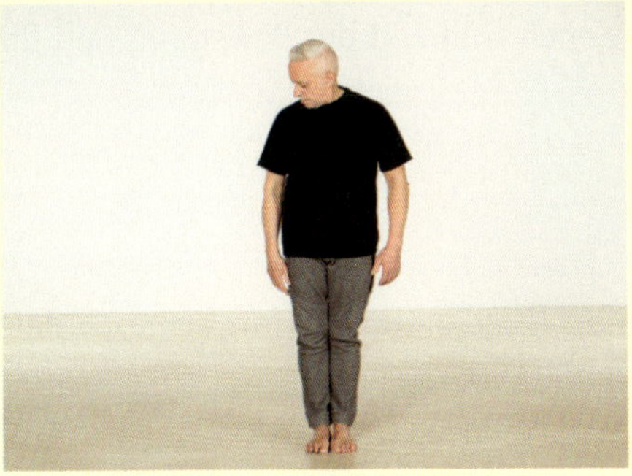

VESTIBULO-OKULÄRER REFLEX (VOR)

Die grundlegende Funktion des vestibulo-okulären Reflexes (VOR) sowie seine neurofunktionelle Integration wurden bereits in den vorherigen Kapiteln erläutert. In diesem Abschnitt liegt der Fokus auf der korrekten Testung und Ausführung.

Der VOR-Test zählt zu den wertvollsten Maßnahmen, um innerhalb kürzester Zeit fundierte Rückschlüsse auf Defizite des vestibulären Systems zu ziehen und die betroffenen Strukturen gezielt einzugrenzen.

Ziel: Überprüfung der Funktion des vestibulo-okulären Reflexes (VOR) als zentrales Bildstabilisationssystem sowie Training bei festgestellten Defiziten. Der VOR-Test dient dazu festzustellen, ob Kopfbewegungen korrekt durch gegenläufige Augenbewegungen kompensiert werden, um einen visuellen Fixpunkt stabil im Blick zu behalten.

Funktioniert der Reflex nicht oder treten andere Auffälligkeiten auf, kann der Test mit angepasster Dosierung unmittelbar als gezielte Trainingsmaßnahme eingesetzt werden.

Neurophysiologischer Hintergrund:

Der VOR sorgt dafür, dass beim Bewegen des Kopfes ein betrachtetes Objekt im Sichtfeld stabil bleibt. Dies geschieht durch eine enge Kopplung zwischen dem vestibulären System im Innenohr und den Augenbewegungen.

Beispiel: Dreht sich der Kopf horizontal nach rechts, registriert der rechte horizontale Bogengang diese Bewegung und sendet Signale an die entsprechenden Augenmuskeln. Diese bewegen die Augen reflexartig in die entgegengesetzte Richtung (horizontal nach links), um den Fixpunkt zu halten.

Ein intakter VOR ist essenziell für scharfes Sehen während der Bewegung und für eine stabile Gleichgewichtskontrolle.

Ausführung:

Ausgangsposition:

Der Proband steht oder sitzt mit aufgerichtetem Oberkörper; bei stark eingeschränkten Personen wird der Test im Sitzen durchgeführt.

Ein visueller Fixpunkt (z. B. Vision Stick) befindet sich in etwa einer Armlänge Entfernung auf Augenhöhe. Der Blick fixiert diesen Punkt konstant. Der Kopf ist gerade ausgerichtet, das Kinn leicht nach unten geneigt, um eine neutrale und stabile Halswirbelsäulenposition zu gewährleisten.

Durchführung:

» Der Kopf wird zügig, aber kontrolliert in eine der acht definierten Testpositionen bewegt, während beide Augen den Fixpunkt dauerhaft im Blick behalten.

» Wichtig: Der Kopf darf nicht zu weit gedreht werden, um zu verhindern, dass die Nase dem äußeren Auge den Fixpunkt verdeckt.

» Der Kopf verweilt in jeder Endposition etwa 1-2 Sekunden, damit sich die Endolymphflüssigkeit in den Bogengängen setzen kann.

» Anschließend wird der Kopf langsam und kontrolliert in die Ausgangsposition zurückgeführt, um keine ungewollte Gegenaktivierung auszulösen.

» Jede Richtung wird mehrfach wiederholt, um die Reaktion auf Konsistenz zu prüfen.

Testpositionen und Kanalzuordnung

Richtung	Kopfposition	Kanal	Augenbewegung
horizontal	rechts	rechts horizontal	horizontal links
	links	links horizontal	horizontal rechts
vertikal	oben	beide hinteren	unten
	unten	beide vorderen	oben
diagonal oben	rechts oben	rechts posterior	unten links
	links oben	links posterior	unten rechts
diagonal unten*	links unten	rechts anterior	rechts oben
	rechts unten	links anterior	links oben

Tab. 6: Beziehung zwischen Kopfhaltung, vestibulärer Kanalaktivierung und den korrespondierenden Augenbewegungen

Beispiel: Bewegt sich der Kopf nach unten links, wandert die rechte Stirn nach vorne unten links. Dies führt zu einer Aktivierung des rechten vorderen (anterioren) Kanals - obwohl die Kopfbewegung auf den ersten Blick eher der linken Seite zugeordnet werden könnte.

** Zusatzhinweis zur Kanalzuordnung der vorderen Kanäle: Bei der Interpretation der vorderen (anterioren) Kanäle kommt es in der Praxis häufig zu Verwirrung, da die Bewegungsrichtung des Kopfes und die tatsächlich aktivierten Kanäle nicht immer intuitiv erscheinen.*

Hinweise

- » Nach jeder Bewegung muss die neutrale Kopfposition sauber eingenommen werden, da das subjektive Empfinden oft von der tatsächlichen Neutralstellung abweicht.
- » Bewegungen sollen klar und definiert sein, nicht ruckartig.
- » Bei Schwindel oder verschwommenem Sehen kann die Bewegungsgeschwindigkeit reduziert werden, das Auftreten dieser Symptome zeigt jedoch bereits, dass ein Defizit vorliegt.
- » Wenn möglich, den Test ohne Brille durchführen, da Brillenrahmen den Bewegungsumfang der Augen einschränken können. Falls dies nicht möglich ist, kann der Test mit Kontaktlinsen oder Brille ausgeführt werden. Allerdings besteht dann das Risiko, dass Auffälligkeiten übersehen werden.

Bedeutung:

Auffälligkeiten deuten auf eine eingeschränkte Funktion des jeweils getesteten Kanalsystems hin. Aus der praktischen Erfahrung zeigt sich, dass Defizite in einem bestimmten Kanalsystem häufig auch mit einer geringeren Stabilität auf der entsprechenden Körperseite einhergehen.

Diese Zuordnung stellt eine funktionelle Hypothese dar und sollte, falls relevant, durch weitere vestibuläre Tests bestätigt werden. Bei bestätigtem Defizit kann der VOR unmittelbar mit reduzierter Geschwindigkeit, geringerem Bewegungsradius oder verkürzter Dauer als Trainingsmaßnahme eingesetzt werden.

Ausgangsposition

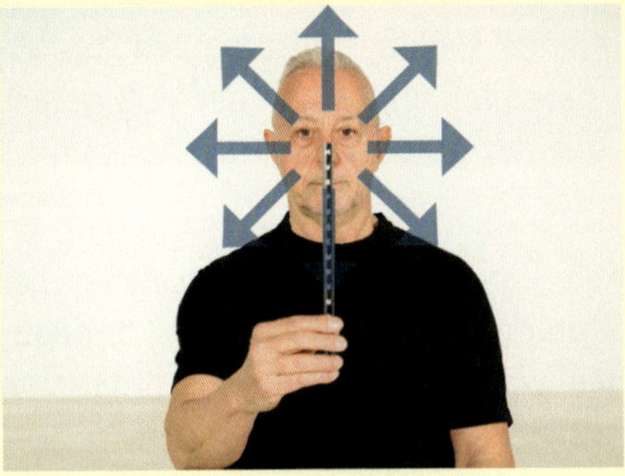

Horizontaler rechter Kanal

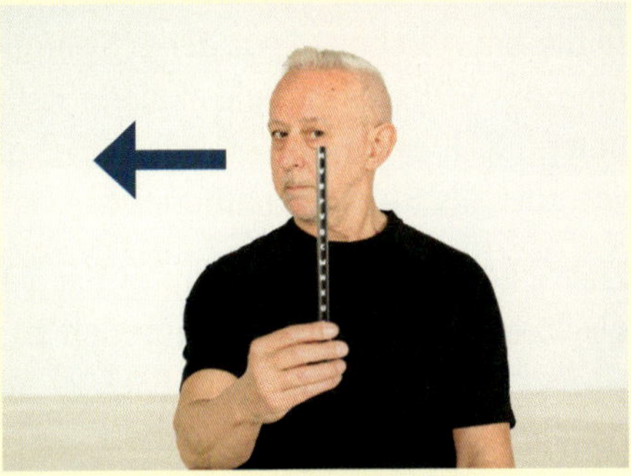

Hinterer (posterior) rechter Kanal

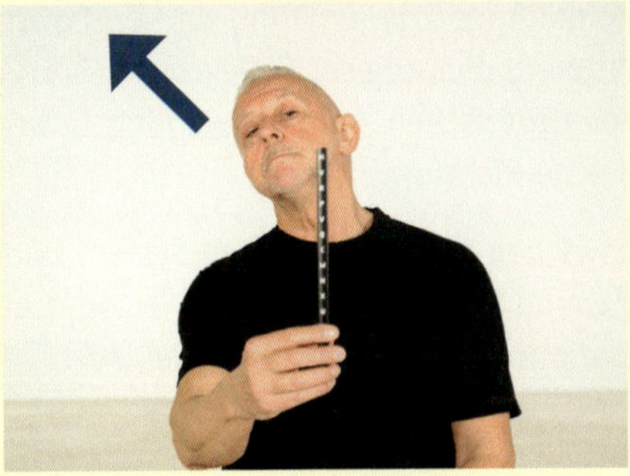

Vorderer (anterior) rechter Kanal

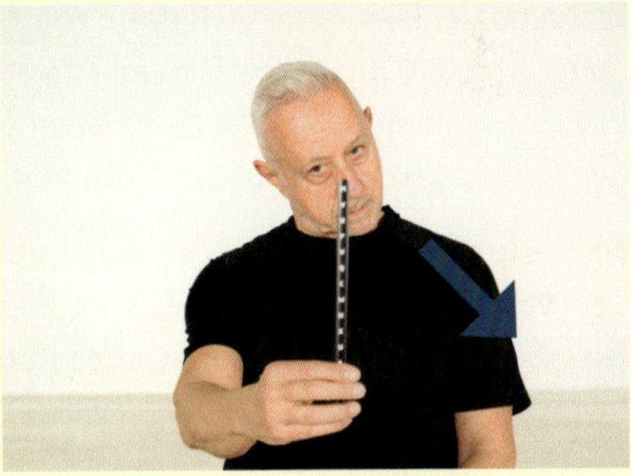

VESTIBULO-OKULÄRER REFLEX – CANCELLATION (VOR-C)

In diesem Abschnitt liegt der Schwerpunkt auf der korrekten Testung und Ausführung des VOR-C (vestibulo-okulärer Reflex - Cancellation), bei der der VOR gezielt unterdrückt werden muss. Der VOR-C gilt - wie der VOR - sowohl als Assessment wie auch als Trainingsmethode.

Ziel: Überprüfung und Training der Fähigkeit, den vestibulo-okulären Reflex bei gleichzeitiger Kopfbewegung gezielt zu unterdrücken. Dies ermöglicht es, bewegte Objekte oder Ziele stabil im Blick zu behalten, während sich der Kopf in dieselbe Richtung bewegt.

Neurophysiologischer Hintergrund:

Während der klassische VOR dafür sorgt, dass die Augen gegenläufig zur Kopfbewegung arbeiten, um einen Fixpunkt zu stabilisieren, muss dieser Reflex beim VOR-C bewusst gehemmt werden. Statt einer kompensatorischen Augenbewegung bewegen sich Augen und Kopf synchron in die gleiche Richtung.

Dies erfordert eine enge Zusammenarbeit zwischen dem vestibulären System und dem visuellen System. Ein Defizit in dieser Hemmungsfähigkeit kann zu verzögerter Zielerfassung, Blickinstabilität oder Koordinationsproblemen bei dynamischen Aktivitäten führen.

Ausführung:

Ausgangsposition:

Der Proband steht oder sitzt mit aufgerichtetem Oberkörper; bei stark eingeschränkten Personen wird der Test im Sitzen durchgeführt.

Ein visueller Fixpunkt (z. B. Vision Stick) befindet sich in etwa einer Armlänge Entfernung auf Augenhöhe. Der Blick fixiert diesen Punkt konstant. Der Kopf ist in Neutralposition ausgerichtet, das Kinn leicht nach unten geneigt.

Durchführung:

» Der Fixpunkt wird vom Probanden selbst in eine von acht Bewegungsrichtungen zwischen 45 und 90° bewegt.

» Der Kopf folgt der Bewegung synchron mit dem Fixpunkt, sodass Nasenspitze und Fixpunkt in einer Linie bleiben.

» Die Augen bewegen sich nicht relativ zum Kopf, sondern bleiben im Verhältnis zu diesem unbewegt.

- Die Endposition wird etwa 1–2 Sekunden gehalten.
- Anschließend kontrolliert und gleichmäßig zurück in die Ausgangsposition führen.
- Testdurchführung in allen Richtungen:
  - Horizontal: rechts und links
  - Diagonal oben: rechts oben und links oben
  - Diagonal unten: rechts unten und links unten

Hinweise

- Bewegungen sollten gleichmäßig und definiert sein, nicht ruckartig.
- Der Bewegungsradius wird an die individuelle Nackenbeweglichkeit angepasst.
- Bei Auftreten von Schwindel oder Blickinstabilität Geschwindigkeit und/oder Amplitude reduzieren.
- Der Test sollte möglichst ohne Brille erfolgen.

Auswertung und Interpretation:

Normale Funktion:

- Kopf und Fixpunkt bewegen sich synchron in die vorgegebene Richtung.
- Augen bleiben im Verhältnis zum Kopf stabil (keine kompensatorischen Augenbewegungen erkennbar).
- Fixpunkt bleibt klar erkennbar (sofern nicht vorher schon unscharf).

Auffälligkeiten:

- Der Proband führt unwillkürliche kompensatorische Augenbewegungen aus (Augen bewegen sich aus der Mitte).
- Der Fixpunkt verschwimmt bei Bewegung.
- Es erfolgen unsichere oder ruckartige Kopfbewegungen.
- Schwindel, Übelkeit oder andere vegetative Symptome treten auf.

Bedeutung:

Auffälligkeiten deuten auf eine eingeschränkte Fähigkeit hin, den VOR gezielt zu hemmen. In der Praxis zeigt sich, dass dies häufig mit Schwierigkeiten bei dynamischen visuellen Aufgaben einhergeht, wie z. B. bei der Verfolgung bewegter Objekte.

Der VOR-C kann bei festgestellten Defiziten unmittelbar als Trainingsmaßnahme genutzt werden, beginnend mit reduzierter Geschwindigkeit, kleinerem Bewegungsradius und kürzerer Dauer, bevor Intensität und Komplexität gesteigert werden.

Ausgangsposition

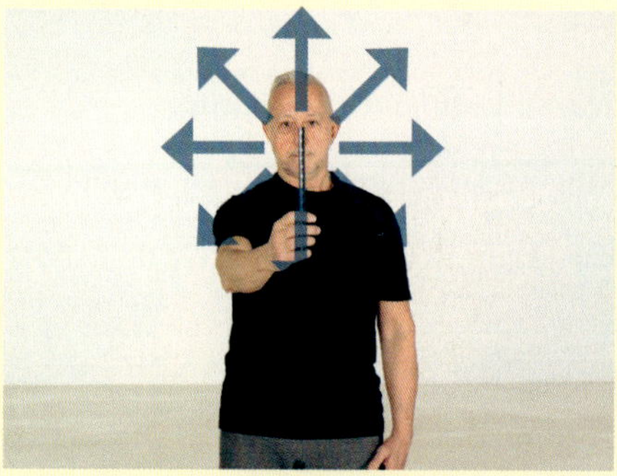

Horizontaler rechter Kanal

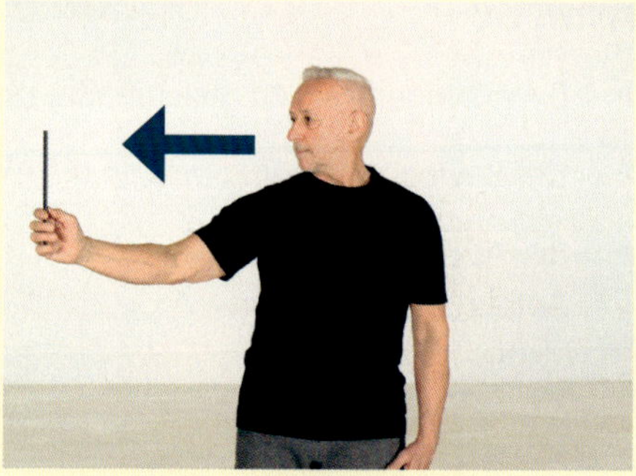

Hinterer (posterior) rechter Kanal

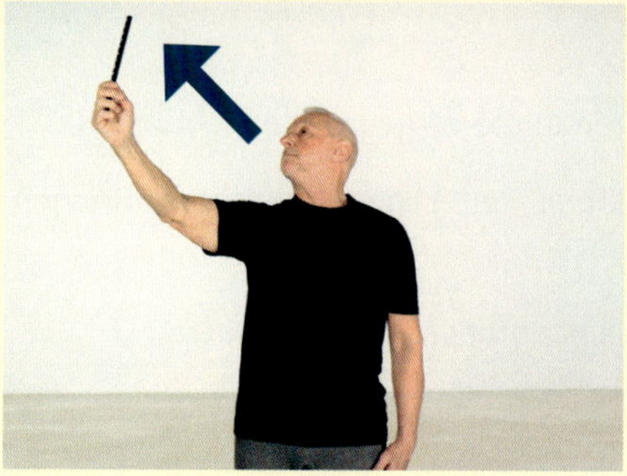

Vorderer (anterior) rechter Kanal

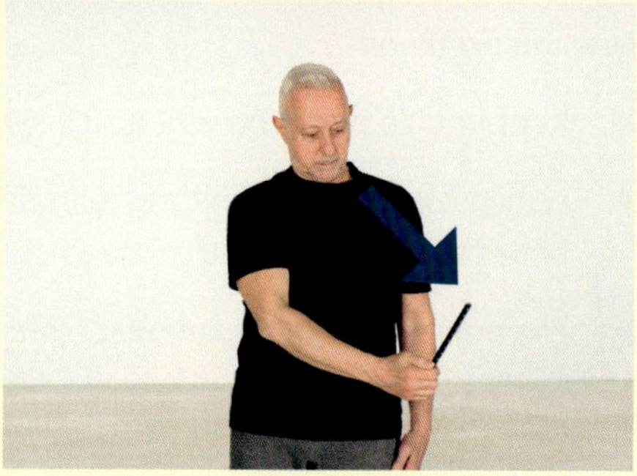

4.3.2 Gehtests

Gehen ist eine der komplexesten Alltagsbewegungen des Menschen und erfordert ein präzises Zusammenspiel verschiedener Systeme. Anders als beim statischen Stehen sind beim Gehen kontinuierliche Anpassungen an sich verändernde Gleichgewichts- und Bewegungsanforderungen notwendig.

Die Qualität und Geschwindigkeit des Gehens liefern daher wertvolle Informationen über die Funktionsfähigkeit dieser Systeme und ermöglichen es, potenzielle Defizite frühzeitig zu erkennen. Insbesondere Abweichungen vom normalen Bewegungstempo, Unsicherheiten bei Richtungswechseln oder beim Rückwärtsgehen können Hinweise auf eingeschränkte sensorische Integration, verminderte Reaktionsfähigkeit oder instabile posturale Kontrolle geben – und damit auch auf ein erhöhtes Sturzrisiko.

In diesem Abschnitt werden verschiedene Gehtests vorgestellt, die sowohl als diagnostische Werkzeuge zur Identifikation von Gleichgewichtsproblemen dienen als auch gezielt in das Training integriert werden können. Dabei wird nicht nur die lineare Vorwärtsbewegung getestet, sondern es werden auch komplexere Bewegungsformen wie Rückwärtsgehen oder das Gehen mit wiederholten Richtungswechseln betrachtet.

10-METER-GEHTEST (WALK TEST)

Ziel: Objektive Erfassung der Ganggeschwindigkeit als Marker für Mobilität, Funktionsniveau und Sturzrisiko. Der Test wird im Alltags-Gehtempo durchgeführt.

Set-up:

Für den 10-Meter-Gehtest wird zunächst eine gerade, ebene und rutschfeste Strecke von exakt 10 Metern Länge abgemessen. An beiden Enden der Strecke werden gut sichtbare Markierungen angebracht. Zusätzlich werden zwei Zwischenmarkierungen bei 2 Metern und 8 Metern gesetzt. Diese dienen dazu, ausschließlich die mittleren 6 Meter für die Zeitmessung zu verwenden, um Anlauf- und Auslaufphasen auszuschließen.

Die Durchführung kann sowohl in Innenräumen als auch im Freien erfolgen. Wichtig ist, dass der Untergrund eben und frei von Hindernissen ist. Bei Outdoor-Messungen sollten möglichst gleichbleibende Bedingungen herrschen, beispielsweise kein starker Wind oder nasser Boden.

Falls der Test mit Personen durchgeführt wird, die ein erhöhtes Sturzrisiko aufweisen, sollte sich eine Sicherungsperson in unmittelbarer Nähe befinden, um im Bedarfsfall schnell eingreifen zu können.

Ausführung:

Ausgangsposition:

Der Proband steht aufrecht und entspannt direkt hinter der Startlinie der 10-Meter-Strecke.

Die Füße sind hüftbreit positioniert, der Blick ist nach vorn auf die Gehrichtung gerichtet.

Der Proband erhält die Anweisung, im gewohnten, natürlichen Schritttempo zu starten, sobald das Startsignal gegeben wird.

Durchführung:

1. Die Zeit starten, sobald die Zehen des Probanden die 2-Meter-Marke passieren.
2. Die Zeit stoppen, sobald die Zehen des Probanden die 8-Meter-Marke passieren.
3. Die Strecke der Messzone (6 m) durch die gestoppte Zeit (s) teilen, also die Meter pro Sekunde berechnen. Formel: Ganggeschwindigkeit (m/s) = 6/Zeit (s).
4. 1–3 Durchgänge durchführen, kurze Pause dazwischen; Mittelwert dokumentieren.

Hinweise

- Sicherheit geht vor (Freifläche, Begleitung bei Bedarf).
- Gleiches Schuhwerk und Hilfsmittel konstant verwenden und dokumentieren.
- „Normales" Tempo testen; es soll nicht „gesprintet" werden.

Auswertung und Interpretation:

Alter	Männer	Frauen
20–29	1,36	1,34
30–39	1,43	1,34
40–49	1,43	1,39
50–59	1,43	1,31
60–69	1,34	1,24
70–79	1,26	1,13
80–89	0,97	0,94

Tab. 7: Normwerte (Durchschnitt in m/s)

Ein typischer Normalbereich für alltagsaktives Gehen liegt bei 1,2–1,4 Metern pro Sekunde. Ein erhöhtes Sturzrisiko wird assoziiert und gilt als Hinweis auf ein reduziertes Mobilitätsniveau, wenn das Ergebnis bei unter 1 Meter pro Sekunde liegt.

Quelle:

- Academy of Neurologic Physical Therapy (o. J.). *10 Meter Walk Test – Pocket Guide*. American Physical Therapy Association (APTA) – Neuro Section. https://neuropt.org/docs/default-source/cpgs/core-outcome-measures/10mwt-pocket-guide-proof8-%282%2928db36a5390366a68a96ff00001fc240.pdf, Zugriff am 02.08.2025

Ausgangsposition

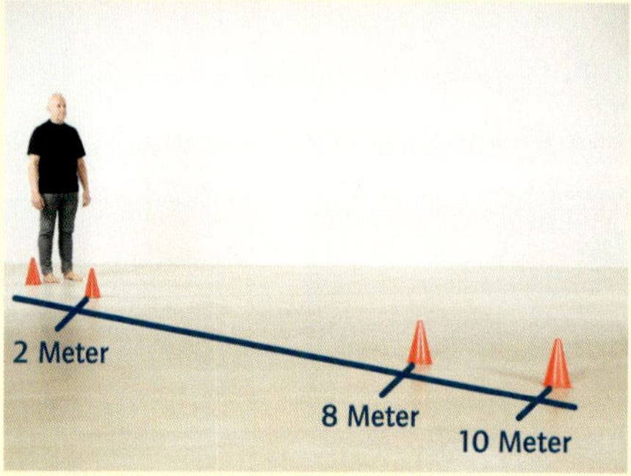

Messpunkt 1

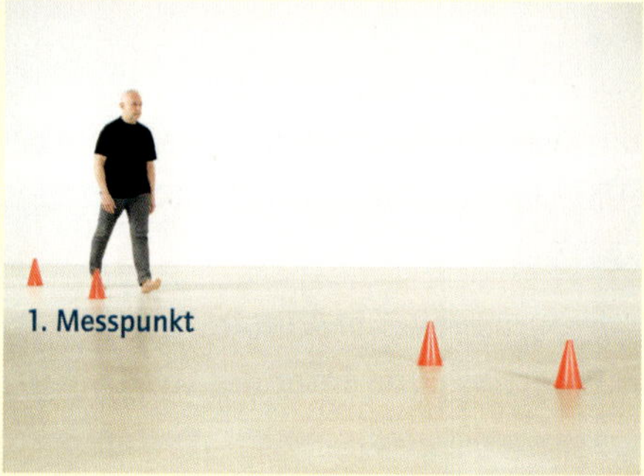

Mittlere Strecke

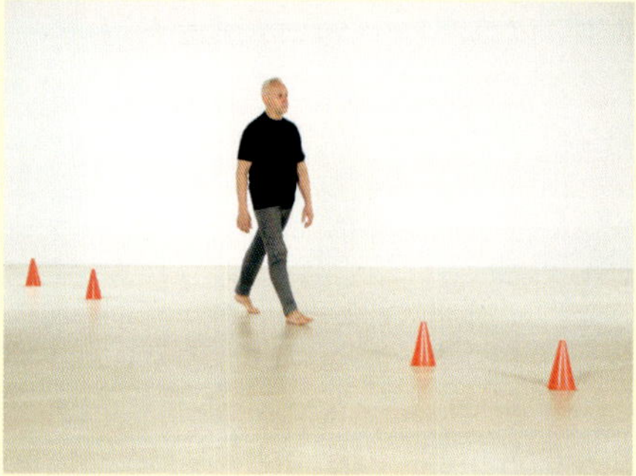

Messpunkt 2

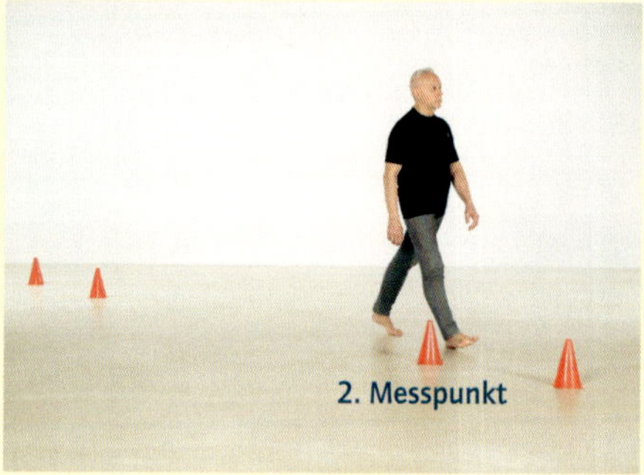

Endposition

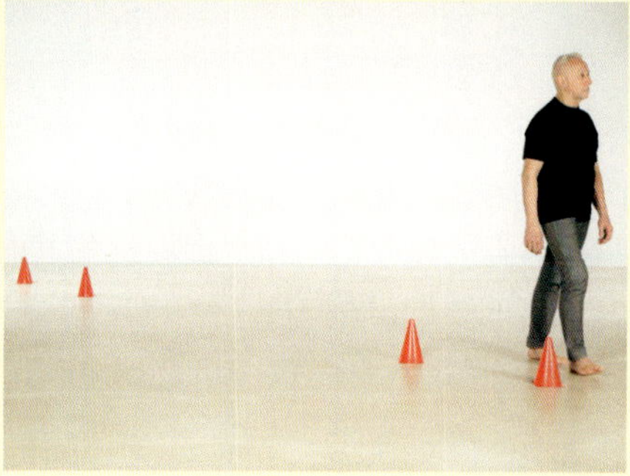

3-METER-RÜCKWÄRTS-GEHTEST

Ziel: Erfassung der Fähigkeit, sich rückwärts zu bewegen, als Indikator für Gleichgewicht, Koordination und Reaktionsfähigkeit. Der Test wird genutzt, um das Sturzrisiko einzuschätzen, gerade deshalb, weil Rückwärtsgehen im Alltag höhere Anforderungen an die sensorische Integration und posturale Kontrolle stellt als Vorwärtsgehen.

Neurofunktioneller Hintergrund:

Rückwärtsgehen erfordert eine verstärkte vestibuläre und propriozeptive Kontrolle, da die visuelle Kontrolle eingeschränkt ist und der Körperschwerpunkt vermehrt nach hinten verlagert wird. Studien zeigen, dass langsamere Zeiten beim Rückwärtsgehen mit einem höheren Sturzrisiko assoziiert sind. Eine eingeschränkte Rückwärtsbewegung kann auf Defizite in Reaktionsschnelligkeit, posturaler Kontrolle oder sensorischer Integration hindeuten.

Set-up:

Für den Test wird eine gerade und ebene Fläche benötigt. Auf dieser wird eine exakt 3 Meter lange Strecke abgemessen. Start- und Ziellinie werden gut sichtbar markiert, beispielsweise mit Klebeband oder kleinen Markierungskegeln. Hinter der Ziellinie sollte ausreichend freier Raum bleiben, damit der Proband nach dem Überqueren sicher auslaufen kann. Der gesamte Testbereich muss frei von Hindernissen sein, um das Sturzrisiko zu minimieren.

Eine Stoppuhr oder ein geeignetes Zeitmessgerät sollte bereitliegen.

Ausführung:

Ausgangsposition:

Der Proband steht aufrecht mit dem Rücken zur Startmarkierung, Füße hüftbreit, Blick nach vorne. Die Arme hängen locker seitlich herab. Start- und Zielmarkierung der 3-Meter-Strecke sind klar erkennbar. Der Trainer positioniert sich seitlich leicht versetzt neben dem Probanden, um dessen Bewegungen zu beobachten und bei Bedarf sofort eingreifen zu können.

Durchführung:

1. Der Proband erhält die Anweisung: „Gehen Sie nach dem Startsignal so schnell und sicher wie möglich rückwärts, bis Sie die Ziellinie erreichen."
2. Rennen ist nicht erlaubt.
3. Der Trainer geht seitlich mit, um Sicherheit zu gewährleisten.

4. Der Proband darf bei Bedarf nach hinten schauen, dies kann jedoch die Gehgeschwindigkeit reduzieren.
5. Die Zeit wird gestartet, sobald der erste Fuß die Startlinie überquert, und gestoppt, sobald der erste Fuß die Ziellinie passiert.
6. Es werden drei Versuche durchgeführt und der Mittelwert der Zeiten verwendet.

Auswertung und Interpretation:

Sturzrisiko	Männer	Frauen
niedrig	2,23	2,60
mittel	2,23–3,00	2,60–3,50
hoch	3,00–3,90	3,50–3,90

Tab. 8: Normwerte und Risikoeinschätzung (in Sekunden)

Eine normale Funktion zeigt sich durch eine flüssige und gleichmäßige Rückwärtsbewegung, bei der der Proband weder unsichere Schritte macht noch stolpert. Die Zeit liegt dabei im Bereich des niedrigen Sturzrisikos, also unter 2,23 Sekunden bei Männern bzw. unter 2,60 Sekunden bei Frauen. Auffällig wird das Ergebnis, wenn Unsicherheiten sichtbar sind, der Proband häufig nach hinten schaut, die Schritte ungleichmäßig ausführt oder größere Schwankungen im Oberkörper auftreten. Werte zwischen 2,23 und 3,00 Sekunden bei Männern bzw. zwischen 2,60 und 3,50 Sekunden bei Frauen liegen im mittleren Risikobereich, während Zeiten über 3,00 Sekunden (Männer) bzw. 3,50 Sekunden (Frauen) auf ein hohes Sturzrisiko hinweisen.

Quelle:

» Carter, V., Jain, T., James, J., Cornwall, M., Aldrich, A., & de Heer, H. D. (2019). The 3-m backwards walk and retrospective falls. *Journal of Geriatric Physical Therapy, 42*(4), 249–255. https://doi.org/10.1519/JPT.0000000000000149, Zugriff am 02.08.2025

Ausgangsposition

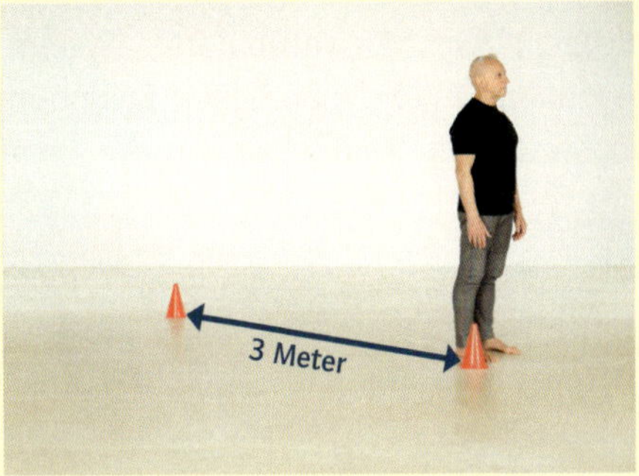

Mittlere Strecke

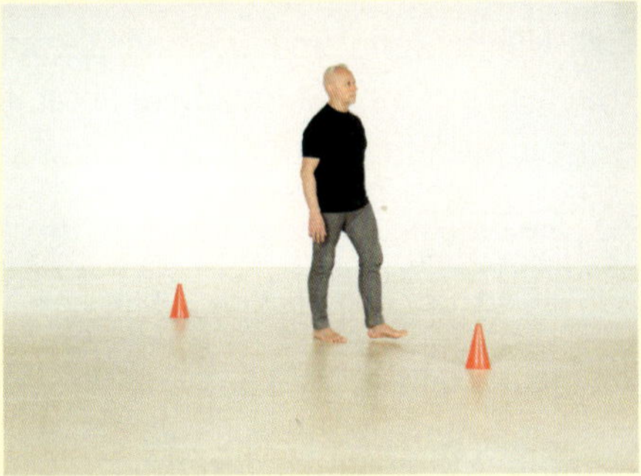

Endposition

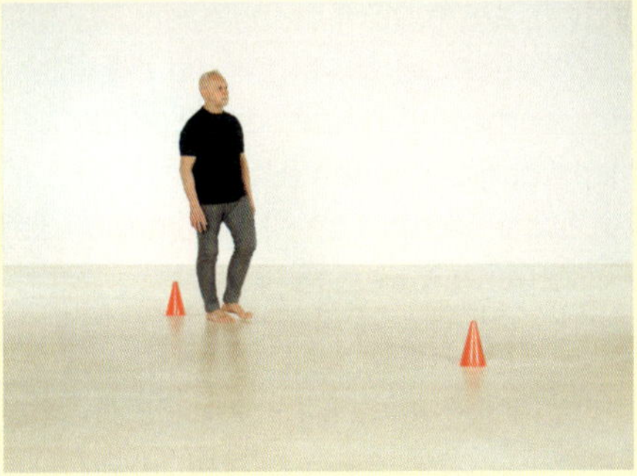

Umsehen Erlaubt

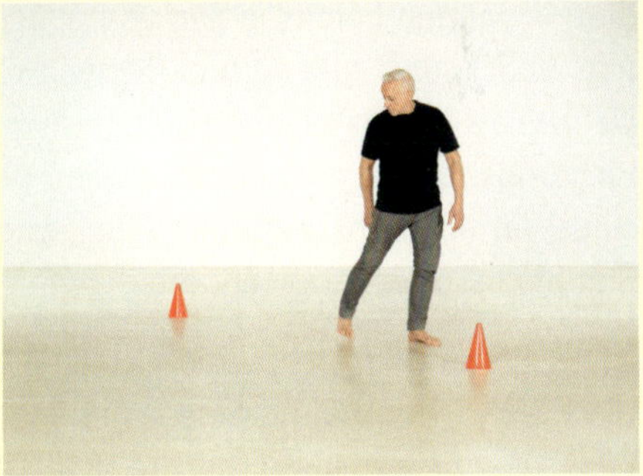

INFINITY WALK

Ziel: Überprüfung und Training der Koordination zwischen vestibulärem System, visueller Fixation und Rumpfstabilität, insbesondere unter dynamischen Bedingungen mit wiederholten Rotations- und Richtungswechseln. Trainiert werden vor allem

» die Beschleunigungsorgane (Utriculus und Sacculus),

» der VSR (Vestibulo-Spinal-Reflex),

» die Kopplung von Kopf- und Rumpfbewegungen bei stabiler visueller Fixation.

Neurofunktioneller Hintergrund:

Die Funktion des Vestibulo-Spinal-Reflexes (VSR) sowie seine neurofunktionelle Integration wurden bereits in den vorherigen Kapiteln ausführlich besprochen. Der Infinity Walk knüpft hier an und dient sowohl als Assessment zur Erfassung möglicher Defizite als auch als Übung, um diese gezielt zu verbessern. Durch die wiederholten Richtungswechsel werden neben den Beschleunigungsorganen (Utriculus und Sacculus) im Innenohr auch die reflexgesteuerte Stabilisierung und Koordination der Rumpfmuskulatur trainiert, die durch den VSR vermittelt werden.

In der Praxis zeigt sich, dass Personen, die beim Gehen sehr fest, angespannt oder blockiert wirken, häufig Einschränkungen in der VSR-Funktion haben. Der Infinity Walk kann helfen, diese Defizite sichtbar zu machen und gezielt zu reduzieren.

Set-up:

Für den Infinity Walk werden zwei gut sichtbare Markierungen, wie z. B. Hütchen, Faszienrollen oder Kissen, benötigt. Diese werden in einer geraden Linie mit einem Abstand von mindestens 2 bis 3 Metern zueinander aufgestellt. Der Abstand bestimmt die Trainingsintensität: Ein größerer Abstand erhöht die Beanspruchung der Beschleunigungsorgane (Utriculus und Sacculus), ein kleinerer Abstand fordert den Vestibulo-Spinal-Reflex (VSR) durch häufigere Rotationswechsel stärker.

Zwischen den beiden Markierungen, möglichst mittig und auf Augenhöhe des Probanden, wird ein Fixpunkt platziert, der während der gesamten Übung kontinuierlich mit den Augen fixiert wird. Der Fixpunkt sollte so gewählt werden, dass er gut erkennbar ist.

Der Testbereich muss frei von Hindernissen und ausreichend groß sein, damit die Bewegungsbahn in beiden Richtungen sicher durchlaufen werden kann. Bei unsicheren Personen empfiehlt sich die Anwesenheit einer Sicherungsperson, die seitlich mitläuft, um das Sturzrisiko zu minimieren.

Variante 1 - Innenstart

Ausführung:

Ausgangsposition:

Der Proband steht innen direkt neben der ersten Markierung, also auf der Seite, die zwischen der Markierung und dem Fixpunkt liegt. Die Füße stehen hüftbreit, der Oberkörper ist aufgerichtet, die Arme hängen locker seitlich herab. Der Blick ist auf den mittig zwischen den beiden Markierungen platzierten Fixpunkt gerichtet.

Durchführung:

Aus der Ausgangsposition bewegt sich der Proband in einem Slalom um die beiden Markierungen. Dabei soll der Fixpunkt durchgehend mit den Augen fixiert werden, ohne dass der Proband sich nach den Markierungen umsehen muss. Die Orientierung soll ausschließlich über das periphere Sehen erfolgen. An der zweiten Markierung erfolgt der Richtungswechsel, indem der Proband einfach um die Markierung herumläuft und die Slalombewegung fortsetzt. Wichtig ist, dass die Bewegung flüssig, gleichmäßig und ohne abruptes Abbremsen erfolgt. Falls der Fixpunkt nach kurzen unvermeidlichen Blickunterbrechungen verloren geht, z. B. beim Passieren einer Markierung, wird dieser sofort danach wieder aufgenommen.

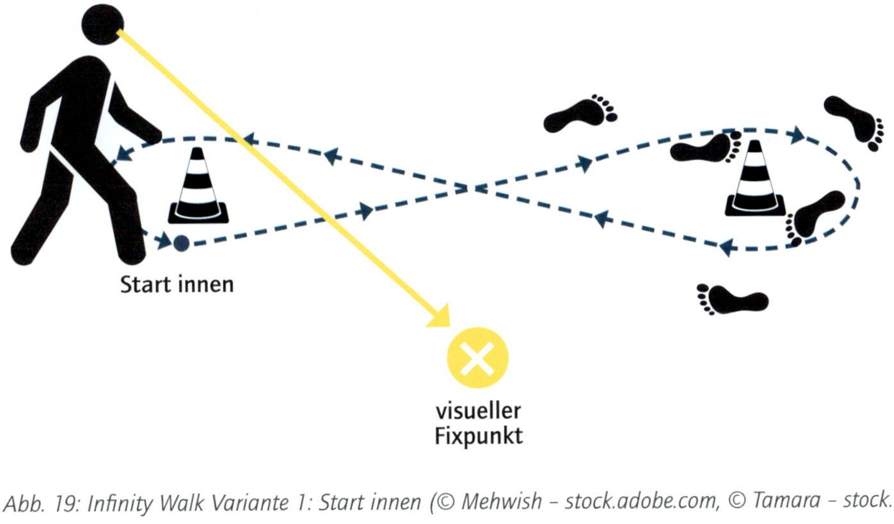

Abb. 19: Infinity Walk Variante 1: Start innen (© Mehwish - stock.adobe.com, © Tamara - stock.adobe.com, © SG-design - stock.adobe.com)

Variante 2 – Außenstart

Ausführung:

Ausgangsposition:

Der Proband steht außen an der ersten Markierung, also auf der Seite, die von der Linie zwischen Markierung und Fixpunkt abgewandt ist. Die Füße stehen hüftbreit, der Oberkörper ist aufgerichtet, die Arme hängen locker seitlich herab. Auch hier fixiert der Blick den mittig zwischen den Markierungen platzierten Fixpunkt.

Durchführung:

Aus der Ausgangsposition bewegt sich der Proband wieder in einem Slalom um die beiden Markierungen, fixiert den mittig platzierten Fixpunkt und nimmt die Markierungen nur im peripheren Sehen wahr. Am zweiten Hütchen ist jedoch eine Rückwärtsdrehung mit nur einem Sternschritt über den Rücken erforderlich, um den Fixpunkt im Blick zu behalten. Diese Drehung erhöht die vestibulären und koordinativen Anforderungen deutlich. Nach der Drehung wird der Slalom ohne Unterbrechung fortgesetzt. Der Bewegungsablauf soll flüssig bleiben, ohne kleine Rückwärtsschritte oder unnötige Stopps.

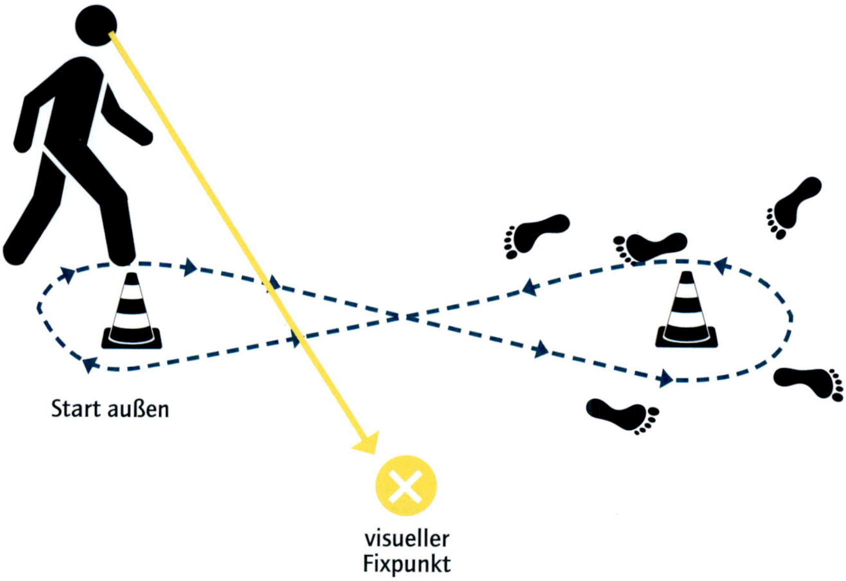

Abb. 20: Infinity Walk Variante 2: Start außen (© Mehwish – stock.adobe.com, © Tamara – stock.adobe.com, © SG-design – stock.adobe.com)

Auswertung und Interpretation:

» Der Fixpunkt kann nicht stabil gehalten werden, besonders bei den Richtungswechseln.

» Auffällige Verlangsamung bei Richtungswechseln, vor allem in Version 2 mit Rückwärtsdrehung.

» Die Bewegung stockt oder es kommt zu Unterbrechungen.

Solche Auffälligkeiten deuten auf mögliche Defizite in der VSR-Funktion, der visuellen Stabilisierung oder der Koordination von Kopf- und Rumpfbewegungen hin. Da der Infinity Walk, ebenso wie der VOR, Assessment und Übung zugleich ist, kann er unmittelbar eingesetzt werden, um bestehende Defizite gezielt zu trainieren. Für den Einstieg empfiehlt sich eine Trainingsdauer von 5 bis 10 Minuten am Stück, wobei Intensität und Komplexität je nach Leistungsstand schrittweise gesteigert werden können.

Variante 1:

Innenstart Ausgangsposition

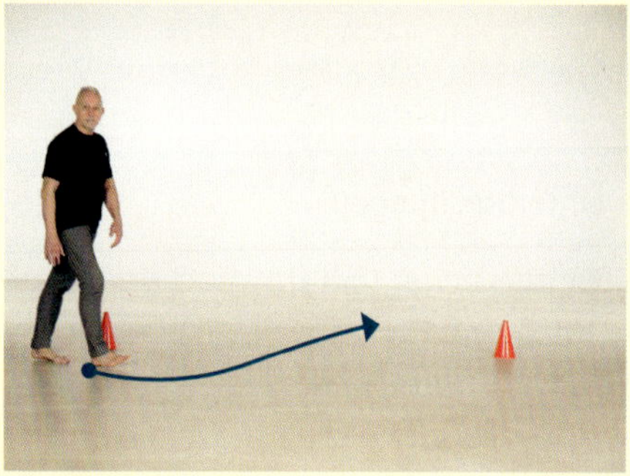

Kreuzung Mitte

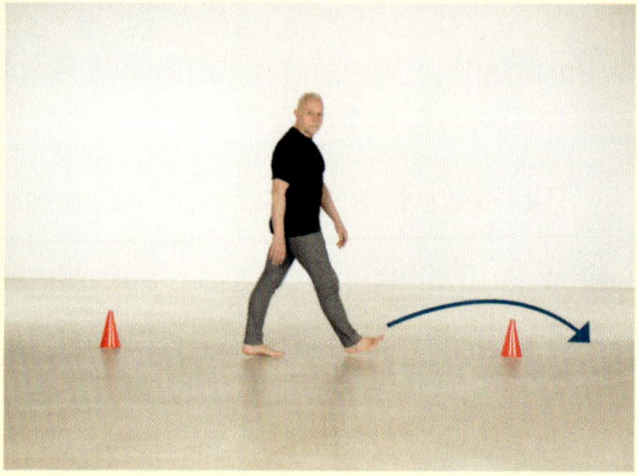

Am Hütchen entlang

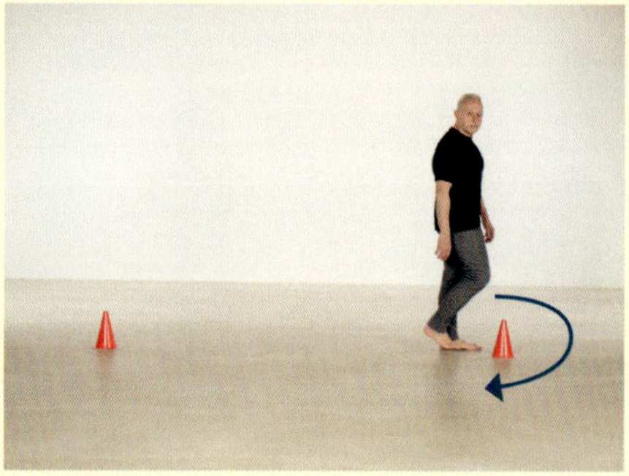

Um das Hütchen herum

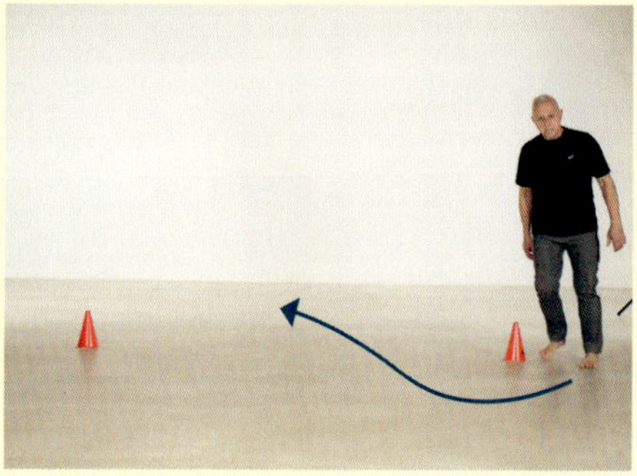

Kreuzung 2 Mitte

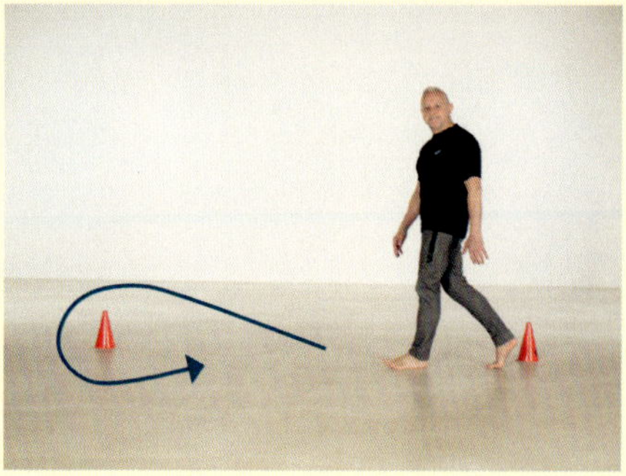

Variante 2:

Außenstart Ausgangsposition

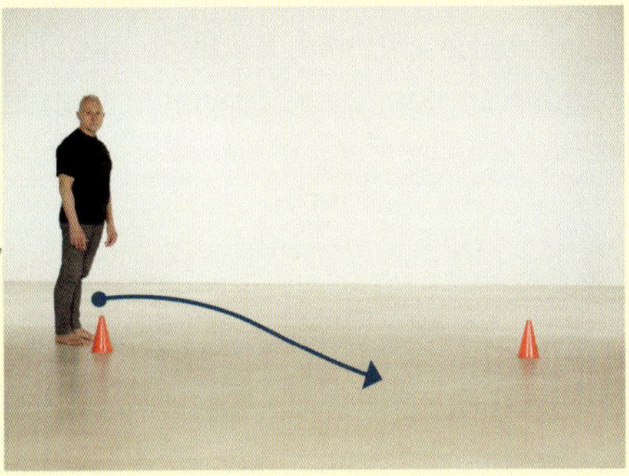

Kreuzung Mitte

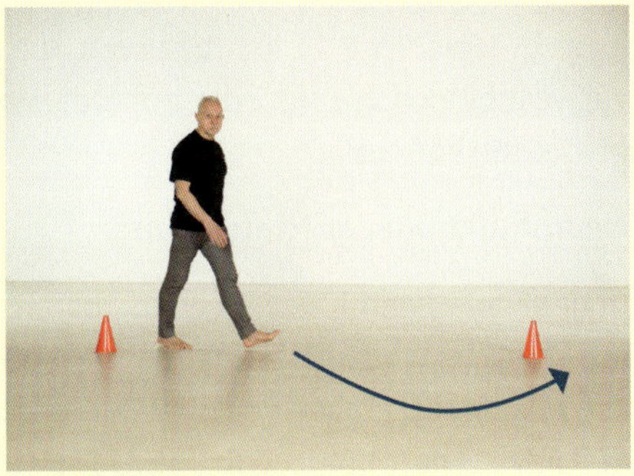

Am Hütchen entlang

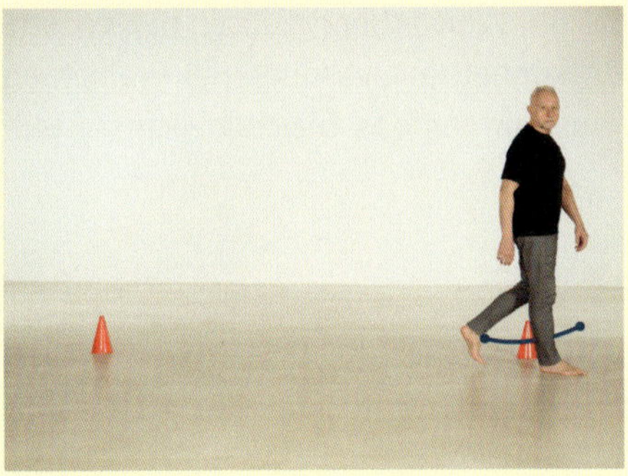

Um das Hütchen herum

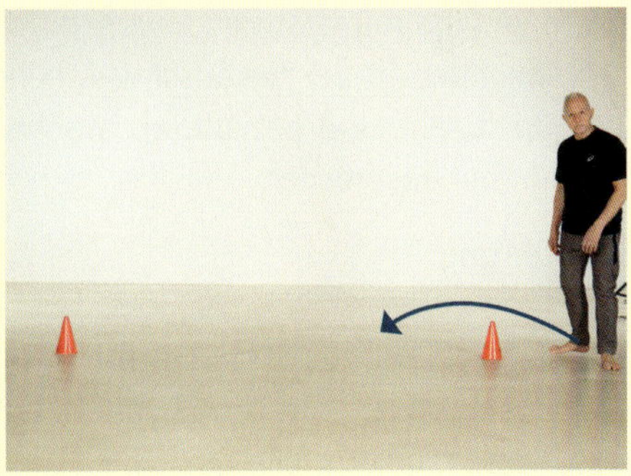

Um das Hütchen herum

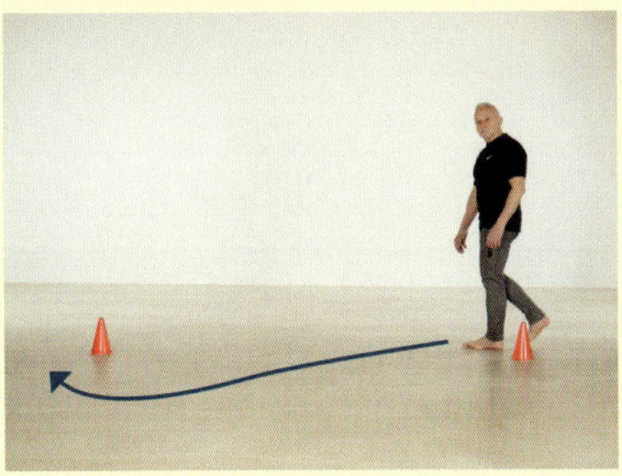

Kreuzung 2 Mitte

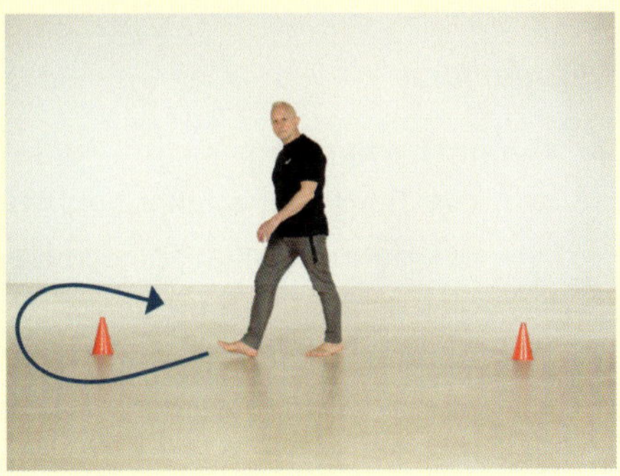

GERÄUSCHWAHRNEHMUNG

Ziel: Überprüfung der Hörwahrnehmung beider Ohren im Seitenvergleich, um mögliche Unterschiede zu identifizieren, die auf eine eingeschränkte Funktion des Nervus vestibulocochlearis oder auf Defizite im auditiven oder im vestibulären System hindeuten können.

Neurofunktioneller Hintergrund:

In den vorherigen Kapiteln wurde bereits erläutert, dass sich das Innenohr nicht nur aus den Gleichgewichtsorganen (vestibulärer Anteil) zusammensetzt, sondern auch die Hörschnecke (Cochlea) beinhaltet. Beide Anteile teilen sich den Hirnnerv VIII, den Nervus vestibulocochlearis. Dadurch sind die Sinnesinformationen für Gleichgewicht und Gehör eng miteinander verknüpft.

Diese Verbindung lässt sich sowohl diagnostisch als auch therapeutisch nutzen: Einschränkungen in der Geräuschwahrnehmung können mit vestibulären Problemen gekoppelt sein, und gezielte akustische Stimuli können das Gleichgewichtssystem indirekt mit ansprechen.

Ausführung:

Ausgangsposition:

Der Übende steht oder sitzt sicher mit aufgerichtetem Oberkörper. Die Augen sind geschlossen, um visuelle Einflüsse auszuschalten. Der Trainer positioniert sich seitlich, vor oder hinter dem Übenden, sodass er die Testdurchführung sicher kontrollieren kann.

Durchführung:

1. Geräuscherzeugung:
    - Der Therapeut schlägt eine Stimmgabel leicht, aber bestimmt an (z. B. an der Handinnenfläche), sodass sie zu vibrieren beginnt und einen klaren, gleichmäßigen Ton erzeugt.
    - Alternativ kann bei fehlender Stimmgabel ein leises, kontinuierliches Geräusch erzeugt werden, z. B. durch Reiben der Fingerspitzen aneinander oder durch das Reiben beider Handflächen.
2. Die Stimmgabel bzw. Geräuschquelle wird etwa 10 Zentimeter seitlich neben dem zu testenden Ohr positioniert, ohne es zu berühren.
3. Der Übende bestätigt, ob der Ton klar und deutlich wahrnehmbar ist.
4. Anschließend bewegt der Therapeut die Geräuschquelle langsam und gleichmäßig in einer geraden Linie seitlich vom Ohr weg.

5. Der Übende gibt sofort Bescheid, sobald er das Geräusch nicht mehr hört.
6. Der Test wird drei Mal pro Seite wiederholt. Dabei wird jeweils die Distanz bzw. der Abstand dokumentiert, bei dem das Geräusch nicht mehr wahrnehmbar ist.
7. Zum Schluss werden die Werte beider Seiten miteinander verglichen, um eventuelle Unterschiede zu erkennen.

Auswertung und Interpretation:

» Normale Funktion: Beide Ohren zeigen eine vergleichbare Reichweite der Geräuschwahrnehmung.

» Auffällig: Eine Seite verliert den Ton deutlich früher als die andere. Dies kann auf eine Beeinträchtigung der Hörfunktion oder auf eine gekoppelte vestibuläre Einschränkung hindeuten.

» Die betroffene Seite sollte gezielt mit akustischen Stimuli trainiert werden (z. B. durch wiederholte kurze Schalleinwirkung), um sowohl die auditive als auch die vestibuläre Verarbeitung zu fördern.

Ausgangsposition

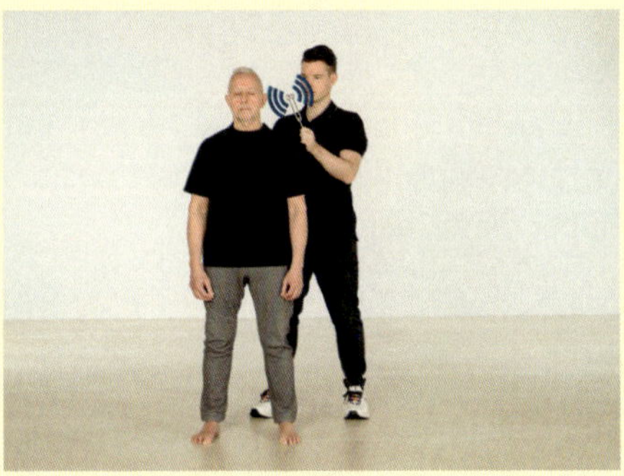

Endposition

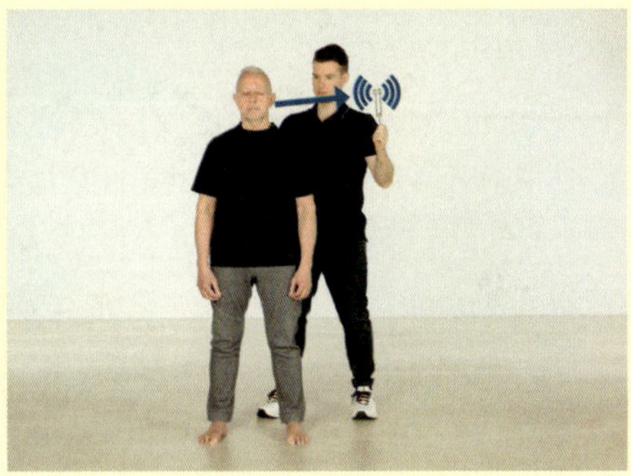

GERÄUSCHLOKALISATION

Ziel: Überprüfung der Fähigkeit, Geräusche präzise im Raum zu lokalisieren, um Defizite in der auditiven Raumorientierung und deren zentralnervöser Verarbeitung zu identifizieren.

Neurofunktioneller Hintergrund:

Die akustische Zuordnung eines Geräusches im Raum ist eine komplexe sensorische Leistung, die nicht nur das Gehör und das vestibuläre System betrifft, sondern auch über neuronale Strukturen im Mittelhirn verschaltet wird. Insbesondere die Colliculi inferiores und superiores im oberen Hirnstamm spielen eine zentrale Rolle bei der räumlichen Verarbeitung auditiver Signale und deren Integration mit visuellen und motorischen Reaktionen.

Daher kann eine eingeschränkte Geräuschlokalisation nicht nur auf auditive oder vestibuläre Defizite hindeuten, sondern auch ein Hinweis auf Probleme in der Verarbeitungsebene des oberen Hirnstamms sein.

Ausführung:

Ausgangsposition:

Der Übende steht oder sitzt sicher mit aufgerichtetem Oberkörper. Die Augen sind geschlossen, um visuelle Orientierungshilfen auszuschließen. Der Trainer positioniert sich in einem variablen Abstand gegenüber dem Übenden.

Durchführung:

1. Der Trainer erzeugt ein kurzes, deutliches Geräusch wie z. B. durch Schnipsen mit den Fingern und hält die Hand in der Position, aus der das Geräusch kam.
2. Der Übende zeigt mit dem Finger genau dorthin, wo er das Geräusch wahrgenommen hat.
3. Anschließend öffnet der Übende die Augen und überprüft, ob seine Zuordnung korrekt war.
4. Falls die Richtung nicht stimmt, korrigiert der Übende die Position der Hand auf die tatsächliche Geräuschquelle.
5. Für eine systematische Überprüfung kann der Raum in neun Hörfelder unterteilt werden:
   - » oben rechts, mittig rechts, unten rechts
   - » oben, mittig, unten
   - » oben links, mittig links, unten links
6. Jede Position sollte mehrfach und in zufälliger Reihenfolge getestet werden, um die Präzision der Zuordnung zu beurteilen.

Auswertung und Interpretation:

- Normale Funktion: Der Übende kann Geräusche in allen Feldern präzise lokalisieren.
- Auffällig: Deutliche Abweichungen oder häufige Fehleinschätzungen in bestimmten Feldern. Dies kann auf Einschränkungen im auditorischen System, im vestibulären System oder auf eine gestörte Integration im oberen Hirnstamm hinweisen.
- Eine fehlerhafte Lokalisation in mehreren Feldern oder eine systematische Abweichung (z. B. immer zu einer Seite) sollte Anlass für eine genauere neurofunktionelle Untersuchung sein.

Ausgangsposition

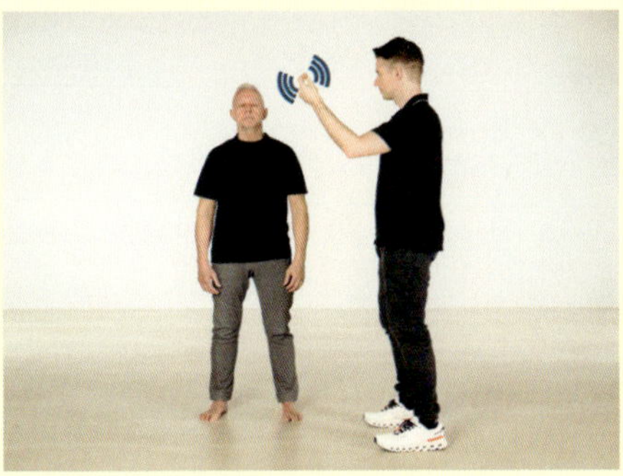

Endposition

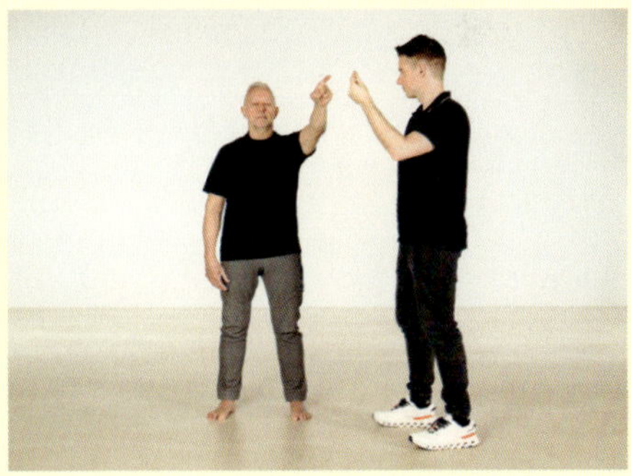

Auf dem Foto steht der Trainer nicht vor dem Übenden, sondern seitlich, damit Letzterer besser gesehen werden kann.

Die vorgestellten vestibulären Assessments ermöglichen eine präzise und zugleich praxisnahe Überprüfung der verschiedenen Funktionsanteile des Gleichgewichtssystems. Von statischen Tests wie dem Romberg bis zu dynamischen Aufgaben wie dem Infinity Walk oder gezielten Reflexprüfungen (VOR, VOR-C) decken sie ein breites Spektrum an Anforderungen ab.

Entscheidend ist dabei nicht nur die Identifikation von Defiziten, sondern auch die Möglichkeit, unmittelbar gezielte Interventionen einzuleiten. Da viele dieser Assessments zugleich als Übungen nutzbar sind, kann der Übergang von der Diagnostik in die Therapie oder das Training nahtlos erfolgen. Damit wird sichergestellt, dass erkannte Einschränkungen direkt adressiert werden und sich Fortschritte zeitnah überprüfen lassen.

Zentrale Erkenntnis

Vestibuläre Assessments sind weit mehr als reine Tests, sie sind effektive Schnittstellen zwischen Analyse und Intervention. Wer ihre Ergebnisse gezielt interpretiert und unmittelbar in das Training integriert, kann die Funktion des Gleichgewichtssystems nachhaltig verbessern und so Stabilität, Orientierung und Bewegungssicherheit entscheidend steigern.

4.4 Visuelle Assessments

Das visuelle System ist einer der zentralen Pfeiler für Orientierung, Gleichgewicht und Bewegungssteuerung. Rund 80 Prozent der Sinneseindrücke, die unser Gehirn für motorische Entscheidungen nutzt, sind visueller Natur. Schon kleine Defizite in Sehschärfe, Kontrastwahrnehmung, Augenmotorik oder räumlichem Sehen können zu Fehleinschätzungen, verzögerter Reaktion und einer deutlichen Zunahme des Sturz- oder Verletzungsrisikos führen.

Visuelle Assessments helfen, solche Einschränkungen gezielt zu identifizieren. Dabei werden sowohl die grundlegenden optischen Funktionen wie Sehschärfe und Kontrastwahrnehmung als auch die motorischen und koordinativen Fähigkeiten der Augen getestet. Diese Informationen sind entscheidend, um funktionelle Defizite klar einzugrenzen und im nächsten Schritt gezielt zu trainieren.

4.4.1 Assessments für Sehschärfe und Kontrastwahrnehmung

Die Qualität der optischen Abbildung ist die Grundlage jeder visuellen Verarbeitung. Erst wenn Objekte klar und in ausreichendem Kontrast wahrgenommen werden, können höhere visuelle Funktionen wie Tiefenwahrnehmung oder Augenmotorik präzise arbeiten. Einschränkungen in diesen Basisfunktionen führen nicht selten dazu, dass visuelle Informationen fehlerhaft oder zu spät weiterverarbeitet werden – mit direkten Folgen für Gleichgewicht, Orientierung und Reaktionsfähigkeit.

Mit einfachen Tests wie der Messung der Sehschärfe oder der Kontrastwahrnehmung lassen sich solche Defizite zuverlässig erfassen und von komplexeren Störungen differenzieren.

SEHSCHÄRFE-TEST (SNELLEN CHART)

Ziel: Erfassung der monokularen (ein Auge betreffend) und binokularen (beidäugigen) Sehschärfe als Basisdiagnostik zur Bewertung visueller Grundlagenfunktion und ihrer möglichen Beteiligung bei Gleichgewichtsproblemen.

Neurofunktioneller Hintergrund:

In den vorherigen Kapiteln wurde bereits beschrieben, dass das Sehen ein komplexer Prozess ist, an dem nahezu das gesamte Gehirn beteiligt ist. Geht es jedoch um die reine Sehschärfe, also die Fähigkeit, feine Details klar zu erkennen, spielt vor allem der visuelle Kortex in der Sehrinde eine zentrale Rolle.

Eine gute Sehschärfe ist entscheidend, um die Umgebung präzise wahrzunehmen, Distanzen richtig einzuschätzen und rechtzeitig auf Hindernisse oder Veränderungen im Umfeld reagieren zu können. Einschränkungen in der Sehschärfe können dazu führen, dass Gefahren zu spät erkannt oder fehlerhaft interpretiert werden, was wiederum das Gleichgewicht beeinträchtigen und das Sturzrisiko erhöhen kann.

Set-up:

Der Snellen Chart ist eine standardisierte Sehtafel, die aus mehreren Reihen von Buchstaben besteht, die von oben nach unten zunehmend kleiner werden. Jede Reihe ist mit einer Kennzahl versehen (z. B. 6/6, 6/12 oder in angloamerikanischer Form 20/20, 20/40).

Diese Werte geben an, wie weit ein normal sehender Mensch von der Tafel entfernt stehen könnte, um die entsprechende Zeile zu lesen.

» 6/6 (20/20) bedeutet: Die Testperson kann auf 6 Meter (20 Fuß) das lesen, was ein normalsichtiger Mensch ebenfalls aus 6 Metern (20 Fuß) Entfernung lesen kann, also normale Sehschärfe.

» 6/12 (20/40) bedeutet: Die Testperson kann auf 6 Metern (20 Fuß) nur das erkennen, was ein normalsichtiger Mensch bereits aus 12 Metern (40 Fuß) Entfernung lesen könnte, die Sehschärfe ist also reduziert.

Je größer die zweite Zahl, desto schlechter die Sehschärfe.

Für den Test wird der Snellen Chart in Augenhöhe an einer gut beleuchteten Wand befestigt. Die Probandin steht in einer standardisierten Entfernung von 6 Metern (20 Fuß) zur Tafel. Die Beleuchtung sollte gleichmäßig sein, um Schatten oder Blendungen zu vermeiden.

Ausführung:

Ausgangsposition:

Die Probandin steht oder sitzt aufrecht in einem Abstand von 6 Metern zur Sehtafel. Der Blick ist frontal auf die Sehtafel ausgerichtet.

Durchführung:

Der Test wird zunächst beidäugig durchgeführt, um einen Gesamteindruck der alltagsrelevanten Sehschärfe zu erhalten. Anschließend erfolgt die einäugige Prüfung beider Augen, um mögliche Unterschiede zwischen rechter und linker Seite zu erkennen.

1. Beidäugiger Test:
   - Beide Augen geöffnet, Blick auf die oberste Zeile richten.
   - Die Probandin liest die Buchstaben Zeile für Zeile laut vor, bis eine Reihe nicht mehr sicher erkannt werden kann.
2. Einäugiger Test:
   - Ein Auge wird mit einer Augenklappe oder sauberer Handfläche abgedeckt, ohne Druck auf das Auge auszuüben.
   - Mit dem offenen Auge denselben Test durchführen.
   - Anschließend Seitenwechsel und das andere Auge testen.
3. Die letzte vollständig und fehlerfrei gelesene Zeile bestimmt den Sehschärfewert.

Hinweise

- Test zuerst beidäugig durchführen, dann einäugig.
- Die Probandin darf keine Körperbewegungen oder Kopfvorbeugen nutzen, um den Abstand zu verkürzen.
- Bei Fehlern in einer Zeile nicht sofort abbrechen, sondern den Probanden die gesamte Zeile vorlesen lassen.
- Bei älteren Personen oder Personen mit Leseschwierigkeiten kann statt Buchstaben auch eine E-Tafel (nur „E" in verschiedenen Drehungen) genutzt werden.

Auswertung und Interpretation:

Die Sehschärfe wird als Verhältnis aus der getesteten Distanz zur Distanz angegeben, bei der eine Person mit Normalsicht dieselbe Zeile gerade noch erkennen kann.

» Beispiel: 6/6 m (20/20 ft) bedeutet, dass der Proband aus 6 Metern (20 Fuß) dieselbe Zeile erkennt, die auch eine Person mit Normalsicht aus 6 Metern (20 Fuß) erkennt – dies entspricht einer Normalsicht.

» 6/12 m (20/40 ft) bedeutet, dass der Proband aus 6 Metern (20 Fuß) dieselbe Zeile erkennt, die eine Person mit Normalsicht schon aus 12 Metern (40 Fuß) lesen könnte – dies weist auf eine reduzierte Sehschärfe hin.

» Werte von 6/9 m (20/30 ft) oder schlechter können im Alltag bereits die visuelle Wahrnehmung beeinträchtigen, z. B. beim rechtzeitigen Erkennen von Hindernissen, und sollten ggf. augenärztlich abgeklärt werden.

» Unterschiede zwischen linkem und rechtem Auge sind funktionell relevant, da sie die räumliche Wahrnehmung und Tiefenschärfe beeinflussen können.

Ausgangsposition

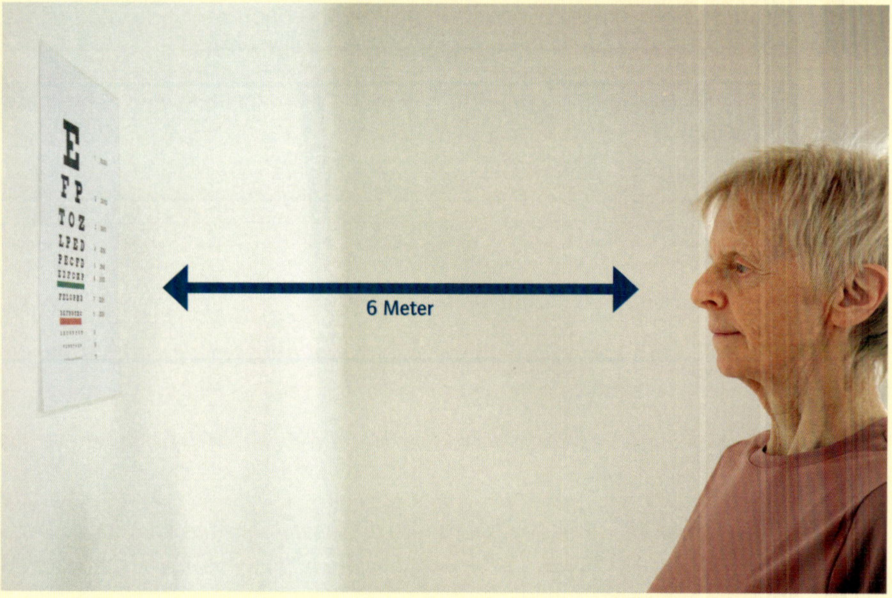

Hinweis

» Das Bild wurde variiert und entspricht nicht einem Abstand von 6 Metern. Der modifizierte Snellen-Chart, der zum Download zur Verfügung steht, entspricht nicht der Norm. Er kann jedoch für einen allgemeinen Eindruck über die Sehschärfe benutzt und für Trainingszwecke angewendet werden.

Modifizierter Snellen-Chart zum Download

KONTRASTSEHEN MIT KONTRASTTAFEL

Ziel: Erfassung der Fähigkeit, Kontraste wahrzunehmen, um Unterschiede in der visuellen Wahrnehmung bei unterschiedlichen Licht- und Umgebungsbedingungen zu erkennen. Der Test dient dazu, funktionelle Einschränkungen der Sehfähigkeit zu identifizieren, die nicht durch reine Sehschärfetests (z. B. Snellen Chart) erfasst werden.

Neurofunktioneller Hintergrund:

Wie bereits in den vorigen Kapiteln besprochen, ist das Sehen eine komplexe Gehirnleistung, an der nahezu alle Areale beteiligt sind. Die Fähigkeit, feine Helligkeitsunterschiede wahrzunehmen, also Kontrastsehen, wird jedoch maßgeblich im visuellen Kortex verarbeitet.

Eine gute Kontrastwahrnehmung ist entscheidend, um Objekte klar vom Hintergrund zu unterscheiden, insbesondere bei schwachen Lichtverhältnissen, blendenden Umgebungen oder ähnlichen Farbnuancen zwischen Objekt und Umgebung.

Im Alltag ist dies z. B. wichtig, um:

» Unebenheiten im Boden rechtzeitig zu erkennen,

» Hindernisse in schlecht ausgeleuchteten Bereichen wahrzunehmen,

» auf wechselnde Lichtverhältnisse zu reagieren.

Eine reduzierte Kontrastwahrnehmung erhöht das Risiko für Stolpern, Fehleinschätzungen von Distanzen und damit auch das Sturzrisiko.

Set-up:

Für diesen Test wird eine eigene Kontrasttafel verwendet, die sich am Prinzip der Pelli-Robson-Tafel orientiert, jedoch für die praktische Anwendung vereinfacht wurde:

» Die Tafel enthält 8 Zeilen mit jeweils 6 gleich großen Buchstaben.

» Die Buchstabengröße bleibt in allen Zeilen gleich.

» Der Kontrast verringert sich von Zeile zu Zeile um etwa 50 Prozent, sodass die Buchstaben zunehmend schwerer zu erkennen sind.

» Der Test wird in 1 Meter Abstand zur Tafel durchgeführt.

» Die Tafel kann mit einem haushaltsüblichen Drucker erstellt werden und dient als funktioneller Schnelltest zur Feststellung möglicher Kontrastdefizite.

Hinweis

- Die originale Pelli-Robson-Tafel ist genormt und wird unter standardisierten Lichtbedingungen eingesetzt. Wer eine valide, medizinisch exakte Messung der Kontrastwahrnehmung benötigt, sollte diese von Fachpersonal mit einer genormten Tafel durchführen lassen.

Ausführung:

Ausgangsposition:

- Die Probandin steht oder sitzt in 1 Meter Abstand frontal vor der Tafel.
- Der Blick ist geradeaus gerichtet, Kopf in neutraler Position, Kinn leicht gesenkt.
- Der Test wird zunächst beidäugig, anschließend monokular durchgeführt (erst rechtes Auge, dann linkes Auge; jeweils mit Abdeckung des nicht getesteten Auges).
- Falls der Proband eine Sehhilfe trägt, wird der Test mit dieser durchgeführt.

Durchführung:

1. Beidäugige Testung: Die Probandin liest von oben nach unten so viele Buchstaben wie möglich vor.
2. Innerhalb einer Zeile muss die Mehrheit der Buchstaben (mindestens 4 von 6) korrekt erkannt werden, um zur nächsten Zeile zu wechseln.
3. Monokulare Testung: Gleicher Ablauf, jedoch mit Abdeckung eines Auges.
4. Der Test endet, wenn die Probandin in einer Zeile nicht mehr ausreichend Buchstaben korrekt erkennt.

Auswertung und Interpretation:

- Normale Funktion: Der Proband kann alle Zeilen mit abnehmendem Kontrast sicher lesen.
- Auffällig: Deutliches Abfallen der Lesefähigkeit in frühen Zeilen oder große Unterschiede zwischen rechtem und linkem Auge.

Auffällige Ergebnisse sollten durch einen standardisierten, professionellen Test überprüft werden.

Hinweis

» Die modifizierte Kontrasttafel zum Download entspricht nicht der Norm. Jedoch kann sie für zur Einschätzung des Kontrastsehens und für Trainingszwecke eingesetzt werden.

Durchführung mit dem linken Auge

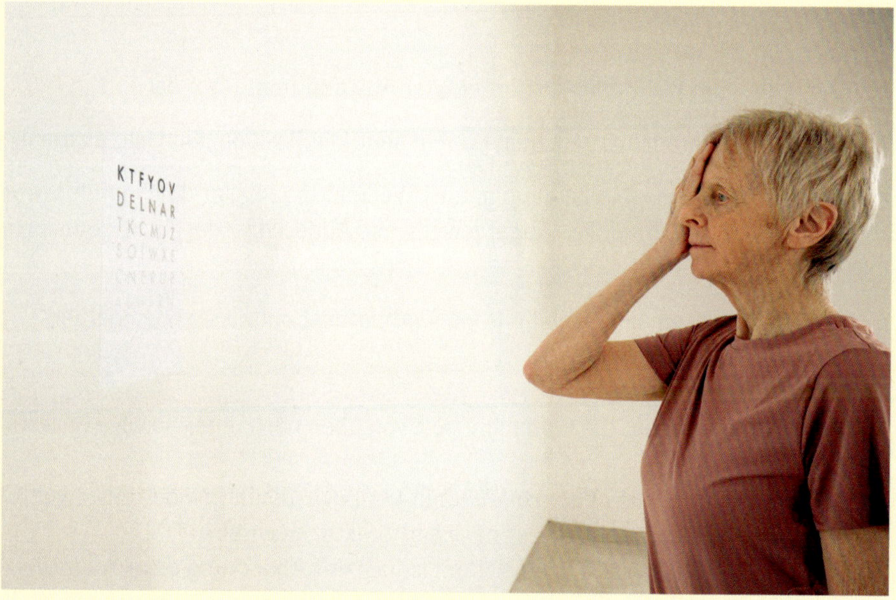

Modifizierte Kontrasttafel zum Download:

4.4.2 Assessments für Augenbewegungen

Augenbewegungen spielen eine zentrale Rolle für die Stabilität und Orientierung im Raum. Defizite in der Augenmotorik können das Gleichgewicht erheblich beeinträchtigen und zu Unsicherheiten bei Alltagsbewegungen, im Sport oder sogar im ruhigen Stand führen. Eine gezielte Testung der Augenbewegungen ist daher ein wichtiger Bestandteil, um visuelle Einschränkungen zu identifizieren.

Für die Durchführung der Tests sollten - wenn möglich - Brillen abgelegt werden, sofern die Fixpunkte ohne Sehhilfe klar und scharf erkannt werden können. Kontaktlinsen sind die bessere Alternative, da sie das Sichtfeld nicht durch einen Brillenrahmen einschränken. Falls die Brille für eine klare Sicht unverzichtbar ist, muss beachtet werden, dass der Brillenrand die Augenbewegungen, insbesondere in die Randbereiche des Sichtfeldes, limitiert.

Die Tests sollten stets vorsichtig und unter sicheren Bedingungen durchgeführt werden, da vor allem ältere Personen oder Menschen mit vorbestehenden visuellen Defiziten sensibel auf Augenbewegungen reagieren können. Häufig treten dabei vegetative Reaktionen wie Schwindel, Übelkeit oder vermehrtes Schwitzen auf.

Für die Testung und das spätere Training von Augenbewegungen haben sich sogenannte Vision Sticks bewährt. Diese bieten durch klare, kontrastreiche Fixpunkte eine einfache und standardisierte Möglichkeit, Augenbewegungen zu überprüfen und Defizite zu dokumentieren.

In den folgenden Abschnitten werden die wichtigsten okulomotorischen Tests vorgestellt, darunter Augenfolgebewegungen (Smooth Pursuits), Sakkaden, Blickstabilisation und die Brock-Schnur zur Überprüfung der Vergenz und des beidäugigen Sehens.

AUGENFOLGEBEWEGUNGEN

Ziel: Testung und Training der Fähigkeit, einem bewegten Ziel mit den Augen flüssig zu folgen, ohne den Kopf mitzubewegen.

Hintergrundinformation:

Augenfolgebewegungen (Smooth Pursuits) ermöglichen es, sich bewegende Objekte kontinuierlich und präzise im Blick zu behalten. Eine saubere Ausführung ist wichtig für Aktivitäten, bei denen die visuelle Aufmerksamkeit einem bewegten Ziel folgen muss, wie z. B. im Alltag, im Sport oder bei komplexen motorischen Aufgaben.

Ausführung:

Ausgangsposition:

» Die Probandin steht oder sitzt mit aufrechtem Oberkörper in einer stabilen Position.

» Ein Arm ist mittig vor dem Körper ausgestreckt.

» In der Hand wird ein Fixpunkt (z. B. ein Stift, Vision Stick oder Daumen) in Augenhöhe gehalten.

» Die Augen der Probandin sind auf diesen Fixpunkt gerichtet.

Durchführung:

1. Der Fixpunkt wird flüssig in eine von acht Bewegungsrichtungen (horizontal, vertikal oder diagonal) bewegt.
   » Horizontal: rechts, links
   » Vertikal: oben, unten
   » Diagonal: oben rechts, oben links, unten rechts, unten links
2. Die Probandin folgt der Bewegung ausschließlich mit den Augen, ohne den Kopf mitzubewegen.
3. Das Bewegungsausmaß wird so gewählt, dass beide Augen den Fixpunkt jederzeit sehen können. Falls nötig, sollte darauf geachtet werden, dass die Nase nicht das Sichtfeld des äußeren Auges blockiert.
4. Der Fixpunkt wird zügig, aber kontrolliert wieder in die Mitte zurückgeführt.
5. Die Bewegung wird je nach individueller Trainingsintensität mehrfach wiederholt.
6. Der Trainer überprüft, ob die Augenbewegung flüssig erfolgt oder die Augen bei der Bewegung „springen".

Hinweise

» Viele Menschen haben Schwierigkeiten, eine vollständig flüssige Augenbewegung auszuführen, sodass kleine Sprünge („Overshoot") auftreten können. In diesem Fall sollte die Bewegungsgeschwindigkeit reduziert werden, bis der Fixpunkt ohne Ruckeln verfolgt werden kann.

» Da Augenbewegungen oft unbewusst zu Kopfbewegungen führen, sollte der Kopf bewusst stabilisiert werden. Dies kann erreicht werden, indem das Kinn leicht fixiert oder der Hinterkopf an eine Wand gelehnt wird.

» Die Übung sollte sowohl in alle acht Bewegungsrichtungen als auch in verschiedenen Geschwindigkeiten getestet werden, um das volle Spektrum der Augenfolgebewegung zu erfassen.

Ausgangsposition

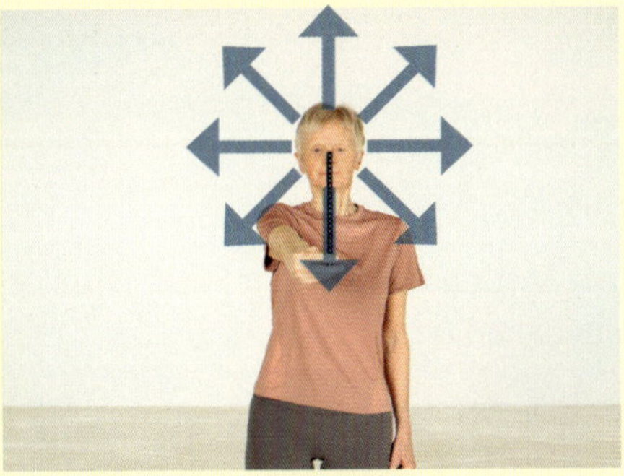

Endposition horizontal rechts

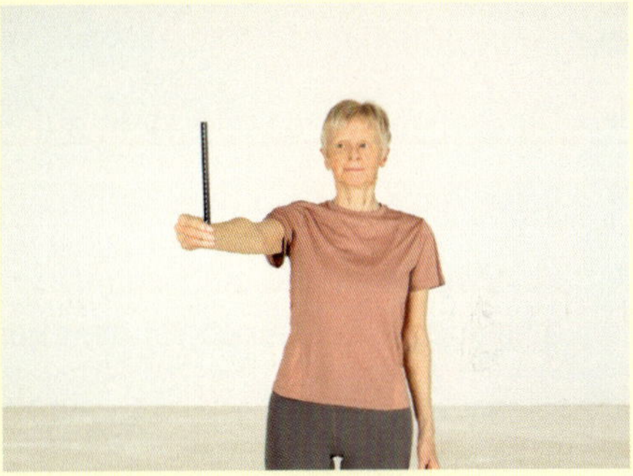

Endposition diagonal oben rechts

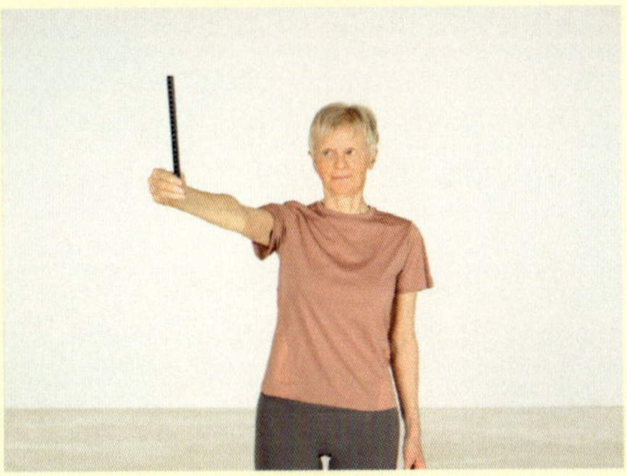

Endposition diagonal unten rechts

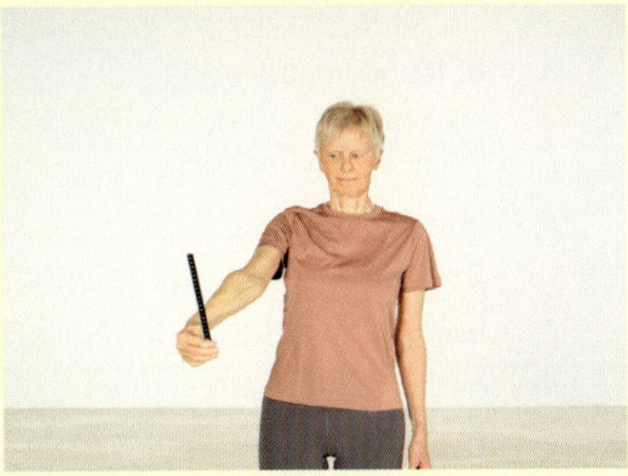

SAKKADEN

Ziel: Testung und Training schneller, zielgerichteter Blicksprünge zwischen zwei oder mehreren Fixpunkten. Sakkaden sind essenziell für eine effiziente visuelle Erfassung von Objekten, z. B. beim Lesen, im Straßenverkehr oder bei sportlichen Aktivitäten.

Hintergrundinformation:

Sakkaden sind schnelle, ruckartige Augenbewegungen, die es ermöglichen, den Blick von einem Fixpunkt schnell und präzise auf einen anderen zu verlagern. Eine exakte Ausführung erfordert eine präzise Steuerung der okulomotorischen Muskulatur sowie eine schnelle neuronale Verarbeitung. Abweichungen, wie das „Überschießen" des Ziels oder ein zu kleiner Bewegungsradius, können auf Defizite in der Augenmotorik oder auf zentrale Verarbeitungseinschränkungen hindeuten. Ein zielgerichteter Blick steht im engen Zusammenhang von Aufmerksamkeit und Konzentration. Deswegen sind für die Steuerung von Sakkaden vor allem die kortikalen Strukturen von großer Bedeutung.

Ausführung:

Ausgangsposition:

- » Die Probandin sitzt oder steht aufrecht und stabil.
- » Beide Arme sind vor dem Körper ausgestreckt.
- » In jeder Hand wird ein Fixpunkt (z. B. ein Stift oder ein Vision Stick) in unterschiedlichen Positionen vor dem Körper gehalten.

Die folgenden Bewegungsrichtungen können getestet werden:

- » Von der Mitte in eine von acht ausgewählten Bewegungsrichtungen:
  - » Mitte → rechts
  - » Mitte → rechts oben
  - » Mitte → rechts unten
  - » Mitte → unten
  - » Mitte → oben
  - » Mitte → links
  - » Mitte → links oben
  - » Mitte → links unten

- In einer direkten Linie zwischen zwei Fixpunkten in eine von vier Richtungen:
  - rechts → links
  - oben → unten
  - oben rechts → unten links
  - oben links → unten rechts

Durchführung:

1. Die Probandin fixiert zunächst einen der gewählten Fixpunkte.
2. Anschließend springt der Blick so schnell wie möglich zwischen den definierten Fixpunkten hin und her.
3. Der Wechsel zum nächsten Fixpunkt erfolgt idealerweise erst dann, wenn der vorherige klar und scharf erkannt wurde.
4. Kopfbewegungen sollen unterlassen werden.
5. Die Übung wird für etwa 10–15 Wiederholungen durchgeführt. Danach werden die Fixpunkte in eine neue Position gebracht, bis alle gewünschten Blickrichtungen getestet wurden.

Beobachtung durch den Trainer:

- Der Trainer achtet darauf, ob die Augen präzise auf den Fixpunkt springen können.
- Es wird beobachtet, ob die Bewegung zu klein ausfällt („Unterzielung") oder der Blick über das Ziel hinausschießt („Überzielung").
- Außerdem wird überprüft, ob der Kopf unbewegt bleibt.

Auswertung und Interpretation:

- Normale Funktion: Der Blick wechselt schnell, direkt und präzise zwischen den Fixpunkten, ohne Überschießen oder mehrfaches Nachjustieren.
- Auffällig: Der Blick erreicht den Fixpunkt nicht auf Anhieb, springt darüber hinaus oder muss mehrfach korrigiert werden. Ein langsames Erfassen des Fixpunktes oder wiederholtes „Suchen" kann ebenfalls auf eine Störung der okulomotorischen Kontrolle hindeuten.

Variationen:

1. Buchstaben lautieren:
   » Sakkaden können mit Vision Sticks durchgeführt werden, die unterschiedliche Buchstaben zeigen.
   » Ziel ist es, bei jedem Blickwechsel den jeweiligen Buchstaben des Fixpunktes zu erfassen und laut auszusprechen.
   » Diese Variante erfordert eine höhere kortikale Aktivität, da visuelle Verarbeitung und Sprachproduktion kombiniert werden.

2. Rhythmische Sakkaden:
   » Durch den Einsatz eines Metronoms (externer Rhythmusgeber) kann die Ausführung von Sakkaden zusätzlich variiert werden.
   » Besonders bei Personen mit sehr langsamer Ausführung kann ein Metronom helfen, das Tempo zu steigern.
   » Empfohlene Taktfrequenzen: 60, 90 und 120 Schläge pro Minute. Der Blickwechsel erfolgt jeweils im Takt.

Beispiel für Sakkaden „Mitte - rechts"

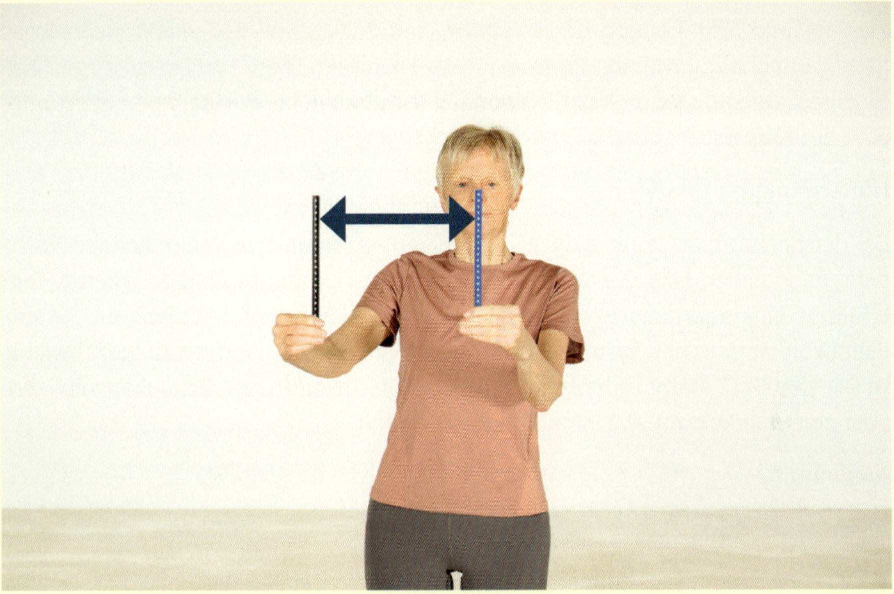

Beispiel für Sakkaden „rechts - links"

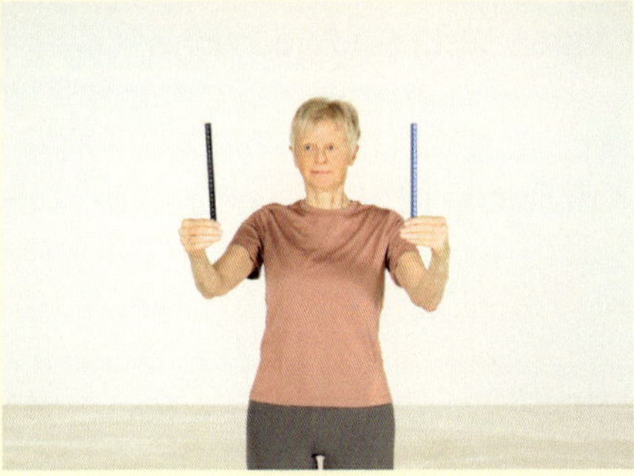

Beispiel für Sakkaden „rechts oben - links unten"

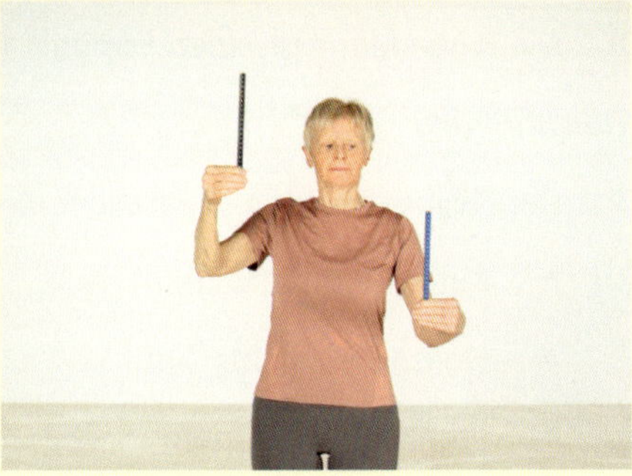

BLICKSTABILISIERUNGEN

Ziel: Testung und Training der Fähigkeit, den Blick stabil auf einem Fixpunkt zu halten, unabhängig von der Position im visuellen Feld. Diese Fertigkeit ist essenziell für eine klare und stabile Wahrnehmung, insbesondere bei Bewegungen des Kopfes oder des Körpers.

Hintergrundinformation:

Bei der Blickstabilisierung geht es darum, einen Fixpunkt in verschiedenen Positionen im visuellen Feld über eine gewisse Zeit klar und unbewegt zu fixieren. Dies erfordert eine koordinierte Zusammenarbeit zwischen dem vestibulären System, dem okulomotorischen System und der zentralen visuellen Verarbeitung. Schwierigkeiten, den Blick stabil zu halten, können zu verschwommener Sicht, Doppelbildern oder einer schnelleren visuellen Ermüdung führen.

Ausführung:

Ausgangsposition:

- » Der Probandin sitzt oder steht aufrecht in einer stabilen Position.
- » Der Kopf ist in neutraler Stellung ausgerichtet, das Kinn leicht nach unten geneigt.
- » Die Probandin hält einen Fixpunkt (z. B. Vision Stick) auf Augenhöhe.

Durchführung:

- » Der Fixpunkt wird nacheinander in neun definierte Positionen gebracht:
  - » Mittig (Primärposition)
  - » Horizontal: rechts, links
  - » Vertikal: oben, unten
  - » Diagonal: oben rechts, oben links, unten rechts, unten links
- » In jeder Position fixiert die Probandin den Fixpunkt etwa 10–15 Sekunden, ohne den Kopf zu bewegen.
- » Nach einer kleinen Pause wird der Fixpunkt in die nächste Position bewegt, bis alle neun Positionen getestet wurden.

Beobachtung durch den Trainer:

- » Kann die Probandin den Fixpunkt stabil halten oder kommt es zu unruhigen Augenbewegungen?

» Treten kleine Blicksprünge oder langsames Abdriften der Augen auf (Nystagmus)?

» Gibt es Unterschiede zwischen den einzelnen Positionen?

» Zeigt die Probandin Anzeichen von visueller Ermüdung, vermehrtem Blinzeln oder Kopfbewegungen?

Auswertung und Interpretation:

» Normale Funktion: Der Fixpunkt wird in allen neun Positionen stabil und klar fixiert, ohne sichtbare Augenbewegungen oder Verlust der Blickausrichtung.

» Auffällig:

  » Der Blick kann nicht konstant auf dem Fixpunkt gehalten werden.

  » Es treten unwillkürliche Blicksprünge oder langsames Abgleiten auf.

  » Die Probandin kompensiert mit Kopfbewegungen oder bricht den Blickkontakt vorzeitig ab.

  » Auffälligkeiten in bestimmten Positionen können Hinweise auf Defizite in der Augenmotorik oder der Ansteuerung durch das vestibuläre System geben.

Ausgangsposition

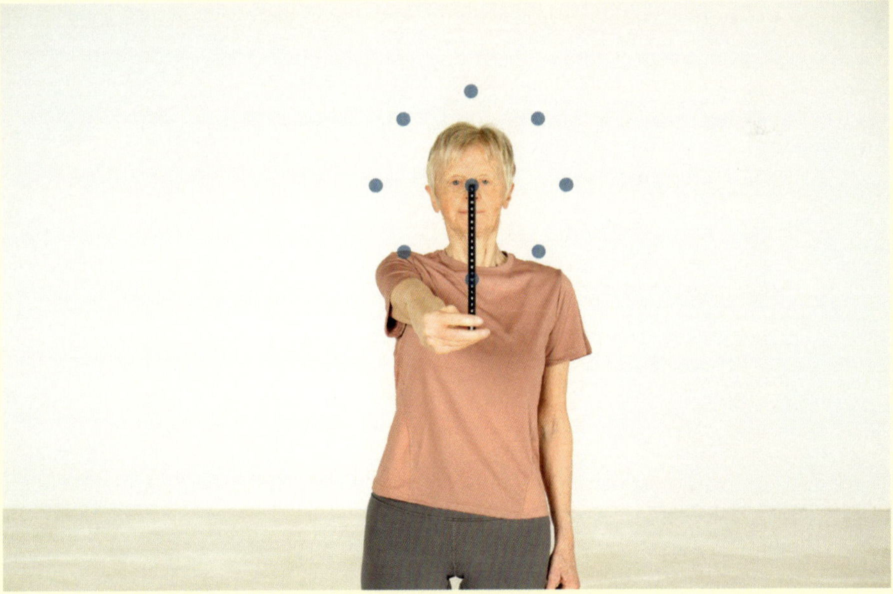

4.4.3 Assessments für Tiefenwahrnehmung und binokulares Sehen

Räumliches Sehen entsteht erst durch das präzise Zusammenspiel beider Augen. Nur wenn die einzelnen Bilder korrekt übereinandergelegt und integriert werden, kann das Gehirn Distanzen und Positionen im Raum zuverlässig einschätzen. Einschränkungen in der Tiefenwahrnehmung oder im binokularen Sehen äußern sich oft in unsicheren Bewegungen, ungenauer Hand-Auge-Koordination oder erhöhtem Sturzrisiko.

Gezielte Tests wie die Stift-Annäherung oder die Brock-Schnur ermöglichen eine differenzierte Beurteilung dieser Funktionen und liefern wertvolle Hinweise darauf, ob beide Augen effektiv zusammenarbeiten.

TIEFENWAHRNEHMUNG

Ziel: Testung und Training der Tiefenwahrnehmung sowie der Hand-Augen-Koordination.

Neurofunktioneller Hintergrund:

Die Tiefenwahrnehmung ist die Fähigkeit, die räumliche Distanz und Position von Objekten im Verhältnis zum eigenen Körper korrekt einzuschätzen. Sie entsteht durch die Kombination mehrerer visueller und sensorischer Informationen, insbesondere der binokularen Verarbeitung beider Augen im visuellen Kortex, der Integration von Kopf- und Augenbewegungen sowie propriozeptiver Rückmeldungen aus Armen und Händen.

Eine intakte Tiefenwahrnehmung ist entscheidend, um Hindernissen präzise auszuweichen, Entfernungen korrekt einzuschätzen und Bewegungen im Raum sicher zu steuern. Defizite in diesem Bereich können zu Koordinationsproblemen, unsicherem Greifen oder erhöhtem Sturzrisiko führen. Im sportlichen Kontext wirkt sich eine eingeschränkte Tiefenwahrnehmung direkt auf Reaktionsgeschwindigkeit, Zielgenauigkeit und Bewegungspräzision aus.

Set-up:

» Für den Test werden zwei Stifte benötigt.

» Trainer und Probandin stehen oder sitzen sich in etwa einer Armlänge Entfernung gegenüber.

» Die Testumgebung sollte frei von visuellen Ablenkungen sein, um die Konzentration auf die Aufgabe zu erleichtern.

Ausführung:

Ausgangsposition:

» Trainer und Probandin halten jeweils einen Stift in der Hand.

» **Variante 1** – Der Trainer hält seinen Stift in vertikaler Position, breite Seite nach oben, etwa eine halbe Armlänge vor seinem Körper auf Brusthöhe der Probandin.

» **Variante 2** – Der Trainer hält seinen Stift horizontal, breite Seite nach vorne, ebenfalls auf Brusthöhe der Probandin.

» Die Probandin hält ihren eigenen Stift seitlich auf einer ausgewählten Seite (rechts oder links) neben sich und fixiert mit den Augen den Stift des Trainers.

Durchführung:

1. Die Probandin bewegt ihren Stift in einer flüssigen, gezielten Bewegung so, dass die breite Seite ihres Stiftes die breite Seite des Stiftes des Trainers berührt.
   - **Variante 1** – Von oben auf den Stift des Trainers aufsetzen.
   - **Variante 2** – Seitlich an den Stift des Trainers anlegen.
2. Misslingt der Kontakt, wird die Bewegung direkt nachkorrigiert, bis die Stifte sich berühren.
3. Anschließend führt die Probandin den Arm wieder in die Ausgangsposition zurück.
4. Es werden mehrere Wiederholungen durchgeführt und danach die Seite gewechselt.

Hinweise

- Es ist zu beobachten, ob auf einer Seite mehrere Fehler auftreten. Diese Seite muss entsprechend häufiger trainiert werden.
- Die Bewegung sollte kontrolliert und flüssig erfolgen, ohne übermäßiges Abbremsen oder Nachjustieren.

Variation:

- Der Trainer verdeckt mit der freien Hand den Stift, sodass der Proband das Ende des Stiftes nicht sehen kann und sich stärker auf das räumliche Vorstellungsvermögen verlassen muss.

Auswertung und Interpretation:

- Normale Funktion: Präziser und flüssiger Kontakt zwischen den Stiften ohne wiederholtes Nachjustieren.
- Auffällig: Wiederholtes Verfehlen des Stiftes, unsichere oder ruckartige Bewegungen, deutliche Seitendifferenz.
- Auffälligkeiten können auf Defizite in der binokularen Verarbeitung, der visuomotorischen Koordination oder in der sensorischen Integration hindeuten.

Tiefenwahrnehmung Variante 1

Ausgangsposition

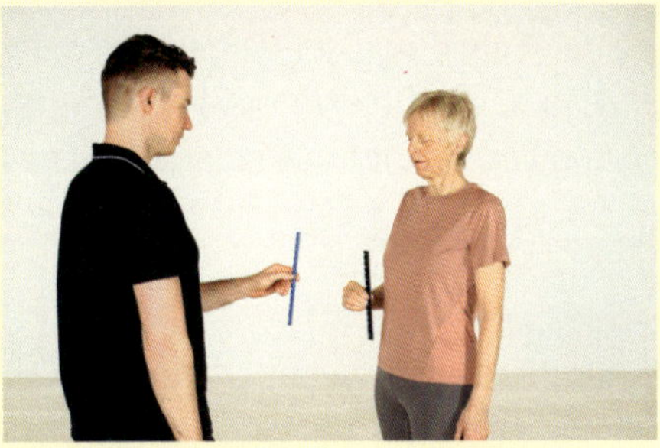

Tiefenwahrnehmung Variante 1

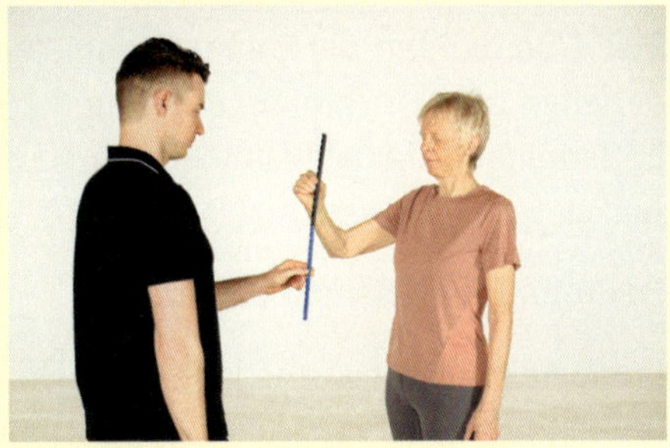

Endposition

Tiefenwahrnehmung erschwerte Variante 1

Ausgangsposition

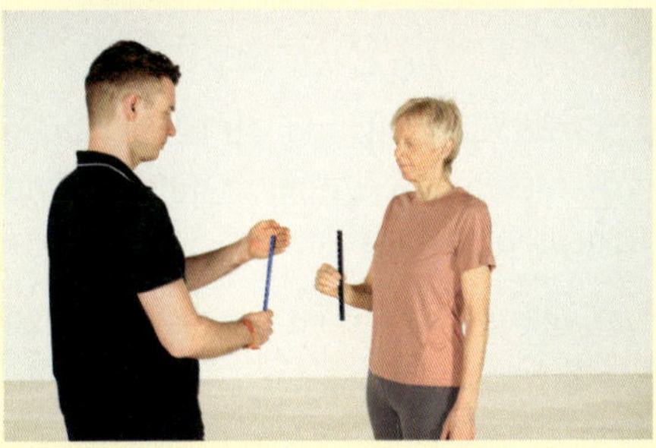

Tiefenwahrnehmung erschwerte Variante 1

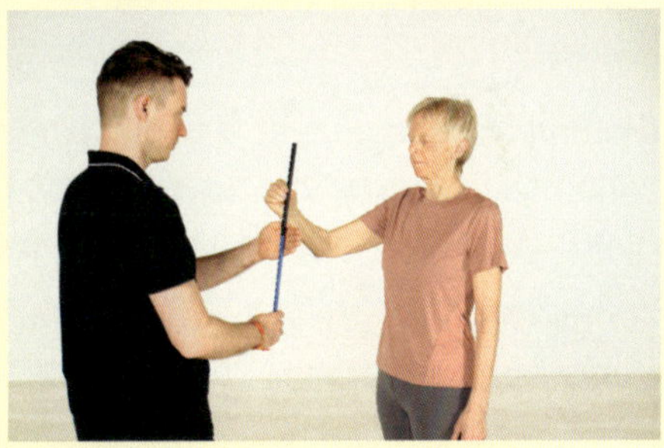

Endposition

Tiefenwahrnehmung Variante 2

Ausgangsposition

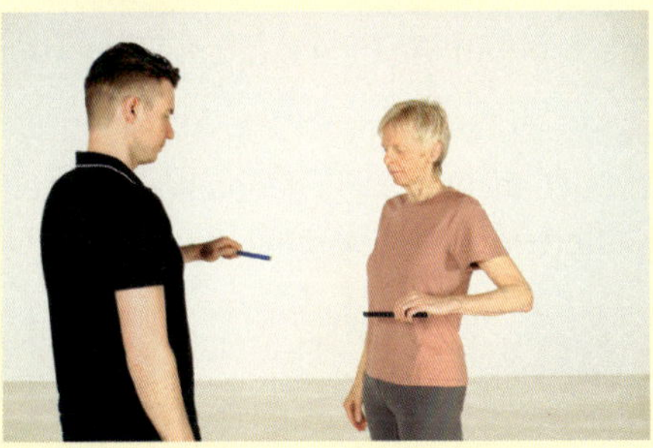

Tiefenwahrnehmung Variante 2

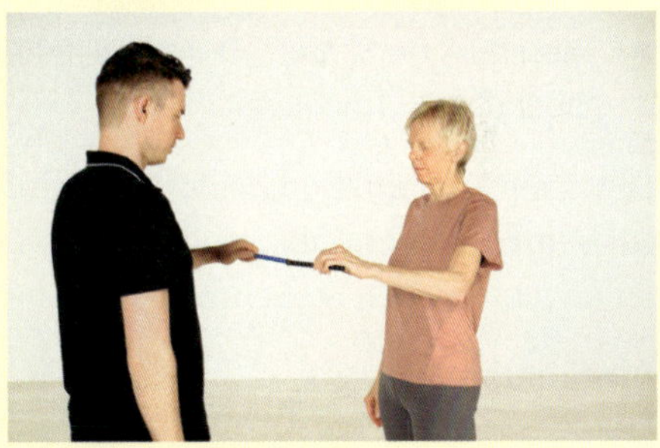

Endposition

Tiefenwahrnehmung erschwerte Variante 2

Ausgangsposition

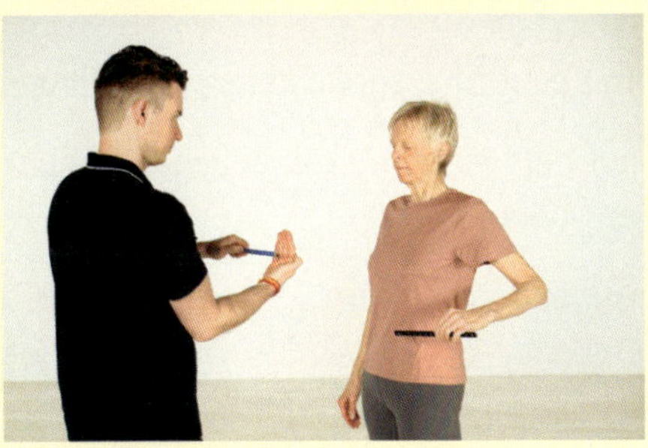

Tiefenwahrnehmung erschwerte Variante 2

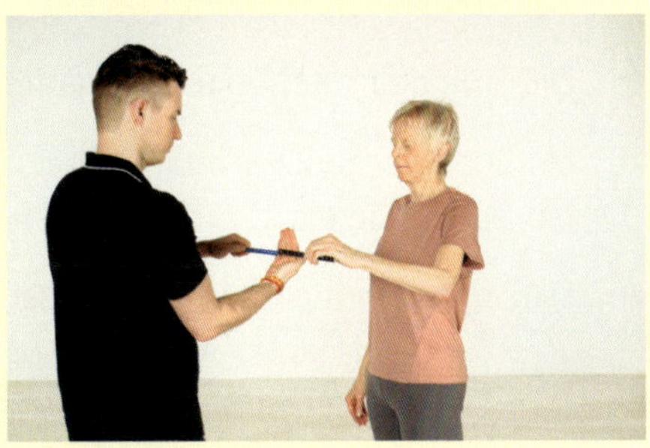

Endposition

BROCK-SCHNUR

Ziel: Überprüfung der Fähigkeit zum beidäugigen Sehen und zur Vergenz, also der gezielten und synchronen Bewegung beider Augen, um Objekte in verschiedenen Entfernungen klar wahrzunehmen und die beiden Einzelbilder zu einem räumlichen Bild zu verschmelzen.

Neurofunktioneller Hintergrund:

Wie bereits in den vorherigen Kapiteln erläutert, ist an der Verarbeitung visueller Informationen das gesamte Gehirn beteiligt. Die Fähigkeit zur Vergenz und zum beidäugigen Sehen hängt jedoch entscheidend davon ab, dass beide Augen präzise auf denselben Punkt ausgerichtet werden und das Gehirn die beiden Bilder korrekt kombiniert.

Die Brock-Schnur erlaubt eine einfache und präzise Einschätzung, ob beide Augen motorisch und integrativ zusammenarbeiten. So lassen sich Unterdrückungen eines Auges, motorische Schwächen oder Integrationsprobleme erkennen.

Für die Testung gibt es zwei Ausführungsvarianten, die gezielt unterschiedliche Hirnnerven ansprechen:

» Parallele Schnur → horizontale Augenstellung, vor allem Steuerung über den N. oculomotorius (Hirnnerv III)

» Abschüssige Schnur → Augenstellung nach unten innen, vor allem Steuerung über den N. trochlearis (Hirnnerv IV)

Durch die Kombination beider Varianten lässt sich nicht nur die generelle Fähigkeit zur Vergenz überprüfen, sondern auch eine differenziertere Einschätzung der beteiligten motorischen Steuerung vornehmen.

Ausführung:

Ausgangsposition:

Variante 1 – Parallele Schnur

» Die Probandin steht oder sitzt aufrecht mit neutral ausgerichtetem Oberkörper.

» Ein Ende der Brock-Schnur wird mittig auf dem Nasenrücken anliegend gehalten, sodass sie exakt zwischen den Augen verläuft.

» Die Schnur wird parallel zum Boden in Augenhöhe geführt.

» Auf der Schnur befinden sich in der Regel drei Kugeln, die gleichmäßig verteilt sind. Die erste Kugel befindet sich etwa 15–20 Zentimeter vor der Nase, die mittlere Kugel auf halber Strecke und die entfernteste Kugel am Ende der Schnur in etwa einer Armlänge Abstand.

Variante 2 – Abschüssige Schnur

» Ausgangsposition wie in Variante 1, jedoch verläuft die Schnur leicht abschüssig nach unten.

» Auch hier sind die Kugeln gleichmäßig verteilt, die erste Kugel befindet sich 15–20 Zentimeter vor der Nase.

Durchführung:

1. Der Trainer bittet die Probandin, die am weitesten entfernte Kugel zu fixieren, und fragt: „Sehen Sie eine Kugel?"
   » Antwort Ja → Die Probandin schaut tatsächlich auf die Kugel und kann sie einfach erkennen.
   » Antwort Nein → Häufig denkt die Probandin, auf die Kugel zu schauen, fixiert aber in Wirklichkeit daneben oder es liegt ein visuelles Problem vor.
2. Der gleiche Ablauf wird mit der mittleren Kugel und anschließend mit der der Nase am nächsten liegenden Kugel wiederholt.
3. Wenn alle Kugeln einfach gesehen werden können, startet der Trainer erneut mit der weitesten Kugel und fragt: „Beschreiben Sie mir die Schnur. Sehen Sie ein „X" oder ein „Y"?"
   » Hintergrund: Beide Augen liefern dem Gehirn jeweils ein Bild. Das Gehirn muss diese Bilder deckungsgleich übereinanderlegen, um räumliches Sehen zu ermöglichen.
   » Wenn ein „X" sichtbar ist → Beidäugiges Sehen funktioniert.
   » Wenn nur ein „Y" oder nur eine Schnur sichtbar → Ein Auge wird unterdrückt und nicht korrekt integriert.
4. Der Ablauf wird für die mittlere und nahe Kugel wiederholt.
5. Zusätzliche Beobachtung: Eine Unterdrückung kann der Trainer oft auch von außen erkennen. Je enger die Augen nach innen schielen (Konvergenz), desto auffälliger wird es, wenn ein Auge plötzlich wieder in die neutrale Position zurückkehrt.
   » Eine Neutralstellung ist ein eindeutiges Zeichen für eine Dysfunktion.
   » Es deutet meist auf ein motorisches Problem hin.
   » Bleibt die Stellung gleich und beide Augen bewegen sich nach innen, muss man sich auf die Aussagen der Probandin verlassen, um Integrationsprobleme zu identifizieren.

Auswertung und Interpretation:

- X sichtbar: Beidäugiges Sehen intakt.
- X sichtbar, aber eine Seite schwammiger: Einschränkung des beidäugigen Sehens oder reduzierte Integrationsqualität.
- Y sichtbar oder nur eine Schnur: Ein Auge wird unterdrückt, beidäugiges Sehen eingeschränkt oder nicht funktionsfähig.

Seitendifferenz deuten:

- Häufig sehen Personen den in die Kugel hineinführenden Teil der Schnur nicht, wohl aber den aus der Kugel herausführenden Teil. Dies deutet auf ein Engstellungsproblem (Konvergenz) hin. Fehlt der herausführende Teil der Schnur (seltener), ist dies eher als Weitstellungsproblem (Divergenz) zu deuten.
- Beispiel: Fehlt aus Sicht der Probandin die rechte Schnur, die in die Kugel hineinläuft, deutet das auf ein motorisches oder integratives Problem des linken Auges hin und umgekehrt. Das linke Auge sollte entsprechend in der Engstellung trainiert werden.
- Achtung: Diese Interpretation führt oft zu Verwirrung, weil es aus Sicht der Probandin so aussieht, als ob die rechte Schnur aus dem rechten Auge nach links läuft. Denken Sie daran, dass es in der Realität aber nur eine Schnur gibt, die mittig auf der Nase liegt. Beide Augen sollten jedoch ein Bild liefern, wodurch das Gehirn zwei unterschiedlich positionierte Schnüre erhält. Wichtig ist die Position des Auges in Relation zur Schnur. Aus der Sicht des rechten Auges verläuft sie von links nach rechts und umgekehrt.

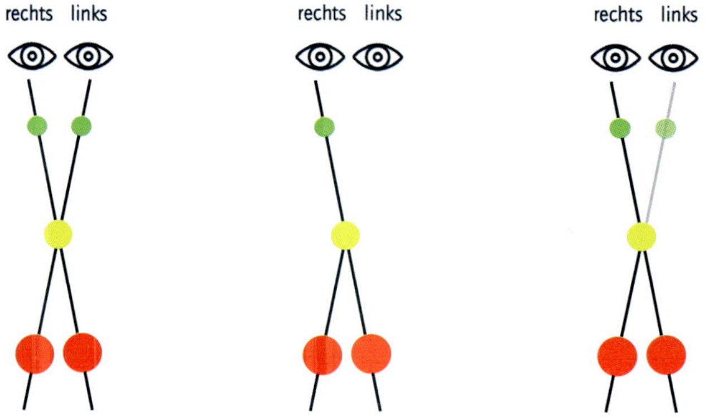

Abb. 21: Interpretation des beidäugigen Sehens mit der Brock-Schnur bei Fixation der gelben Kugel

Hinweis:

» Wird in der Testung ein Defizit erkannt, kann die Brock-Schnur gezielt als Trainingsgerät eingesetzt werden, um die Vergenzfähigkeit und das beidäugige Sehen zu verbessern. Die konkreten Trainingsvarianten werden im entsprechenden Kapitel zu den visuellen Trainingsmaßnahmen beschrieben.

Brock-Schnur

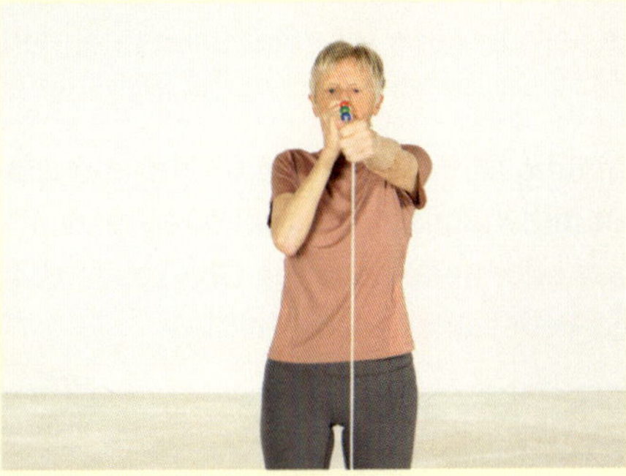

Brock-Schnur abschüssig

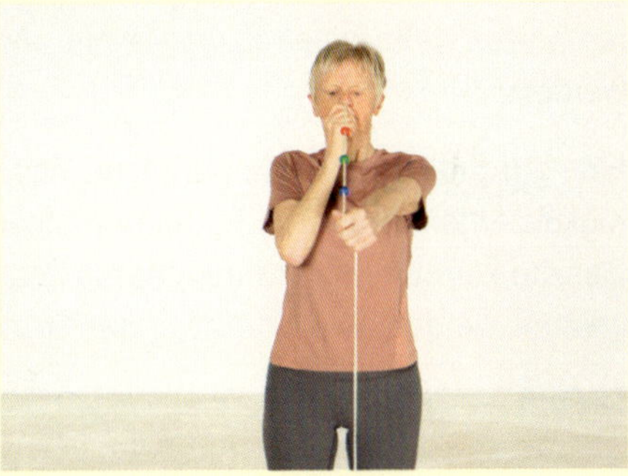

4.4.4 Assessments peripheres Sehen

Während die zentrale Sehschärfe für Details verantwortlich ist, sichert das periphere Sehen die Orientierung im Raum. Es ermöglicht, Bewegungen und Objekte außerhalb des direkten Blickfeldes frühzeitig zu erfassen, ohne den Blick vom Fixationspunkt abzuwenden. Gerade in dynamischen Situationen, wie beim Gehen durch unübersichtliches Gelände oder beim Sport, ist eine intakte periphere Wahrnehmung entscheidend, um Gefahren rechtzeitig zu erkennen.

Mit einfachen Verfahren lässt sich prüfen, wie zuverlässig das periphere Sichtfeld genutzt wird und ob Unterschiede zwischen den Quadranten bestehen.

PERIPHERES SEHEN (HASENOHREN)

Ziel: Testung und Training der Fähigkeit, Bewegungen oder Objekte außerhalb des direkten Blickfeldes wahrzunehmen, um mögliche Einschränkungen in der peripheren Wahrnehmung zu identifizieren.

Neurofunktioneller Hintergrund:

Das periphere Sehen ist entscheidend, um Bewegungen, Hindernisse oder Gefahren frühzeitig zu erkennen, ohne den Blick von einem zentralen Fixationspunkt abzuwenden. Die Informationen aus dem peripheren Sichtfeld werden überwiegend in den äußeren Bereichen der Netzhaut erfasst und über den Sehnerv in den visuellen Kortex weitergeleitet, wo sie mit anderen sensorischen Informationen integriert werden.

Eine gut funktionierende periphere Wahrnehmung ist insbesondere für Reaktionsfähigkeit, Orientierung im Raum und Sicherheit in dynamischen Situationen relevant. Defizite können dazu führen, dass Hindernisse oder herannahende Objekte zu spät erkannt werden, was im Alltag das Sturz- und Verletzungsrisiko erhöht.

Set-up:

» Der Test wird in einer ruhigen, gut beleuchteten Umgebung durchgeführt, um Ablenkungen zu minimieren.

» Trainer und Proband benötigen keine weiteren Hilfsmittel, lediglich ausreichend Platz für Bewegungen hinter dem Probanden.

» Es werden vier Testquadranten (Sehfelder) definiert: oben rechts, oben links, unten rechts und unten links, jeweils relativ zur Blickrichtung der Probandin.

Ausführung:

Ausgangsposition:

» Die Probandin steht aufrecht in neutraler Position, die Füße hüftbreit, der Oberkörper aufgerichtet.

» Der Blick ist auf einen festen Punkt in Augenhöhe gerichtet, der sich in der Ferne befindet.

» Der Trainer positioniert sich hinter der Probandin so, dass er seinen Arm in die Testquadranten bewegen kann, ohne in das zentrale Blickfeld zu geraten.

Durchführung:

1. Der Trainer bewegt langsam eine Hand von hinten kommend in einen der vier definierten Quadranten (oben rechts, oben links, unten rechts oder unten links).
2. Da das periphere Sehen auf Bewegungsreize reagiert, erfolgt die Handbewegung leicht winkend, um die Bewegung deutlicher wahrnehmbar zu machen.
3. Die Probandin soll den Blick durchgehend auf dem zentralen Fixpunkt halten und verbal mitteilen, sobald sie die Bewegung im jeweiligen Quadranten wahrnimmt.
4. Es werden mehrere Wiederholungen in zufälliger Reihenfolge durchgeführt, um Muster oder Seitenunterschiede festzustellen.

Hinweis

» Häufig werden Bewegungen in den unteren Quadranten schneller erkannt als in den oberen.

Auswertung und Interpretation:

» Normale Funktion: Bewegungen werden in allen Quadranten zügig und zuverlässig erkannt, ohne dass der Blick vom Fixpunkt abweicht.

» Auffällig: Verzögerte Wahrnehmung, deutliche Unterschiede zwischen den Quadranten oder wiederholtes Verfehlen einer Bewegung in einem bestimmten Bereich.

» Solche Auffälligkeiten können auf Einschränkungen in der Netzhautperipherie, in der visuellen Verarbeitung oder in der Integration peripherer Informationen im visuellen Kortex hindeuten.

Beispiel für die Testung des oberen linken Quadranten des peripheren Sehens

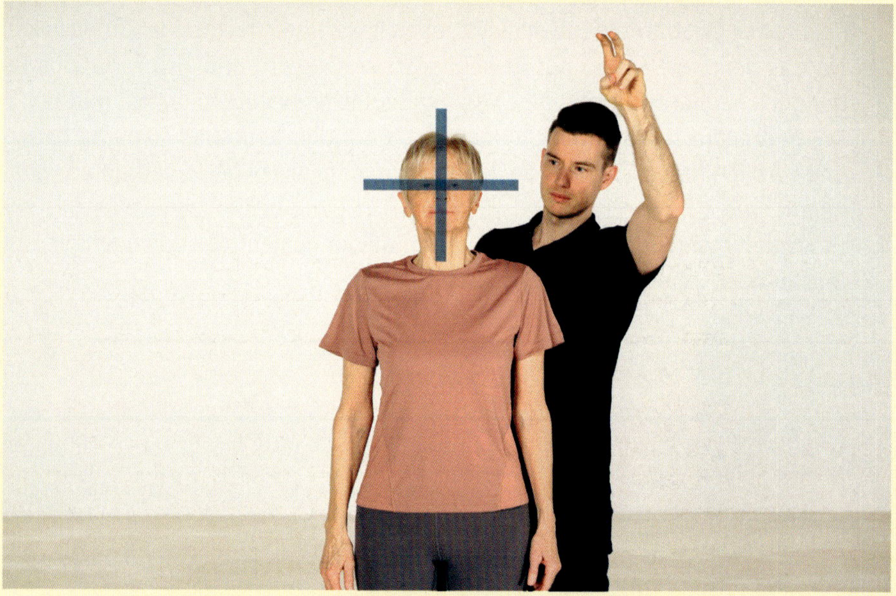

Die visuelle Testung liefert wertvolle Hinweise auf Stärken und Schwächen im Zusammenspiel von Augen, Gehirn und übrigen Sinnessystemen. Sie zeigt nicht nur, ob die optische Abbildung scharf und kontrastreich ist, sondern auch, wie effizient das Gehirn diese Informationen nutzt, um Bewegungen zu steuern.

Besonders im Kontext von Gleichgewicht und motorischer Sicherheit kann die frühzeitige Erkennung visueller Defizite entscheidend sein, um gezielte Trainings- und Therapiemaßnahmen einzuleiten. Die hier beschriebenen Assessments bilden damit eine wichtige Grundlage für eine umfassende neurozentrierte Analyse.

Zentrale Erkenntnis

Eine gute visuelle Funktion ist weit mehr als „gutes Sehen". Erst das reibungslose Zusammenspiel von Sehschärfe, Kontrastwahrnehmung, Augenmotorik, peripherem Sehen und Tiefenwahrnehmung ermöglicht es, die Umgebung präzise zu erfassen, Gefahren rechtzeitig zu erkennen und Bewegungen sicher auszuführen. Visuelle Assessments sind daher ein unverzichtbarer Schritt, um Gleichgewichts- und Leistungsdefizite ursächlich zu verstehen.

4.5 Ergänzende Assessments

Neben den klassischen Gleichgewichts- und Stabilitätsmessungen gibt es eine Reihe weiterer Tests, die wertvolle Hinweise auf mögliche neuronale Ungleichgewichte liefern. Gerade in der neurozentrierten Arbeit lohnt sich ein Blick über die „üblichen Verdächtigen" hinaus. Denn auch Strukturen wie das Kiefergelenk oder die sensorische Versorgung des Gesichts durch den Trigeminusnerv können subtile, aber spürbare Auswirkungen auf Haltung, Spannung und Gleichgewicht haben.

Dieses Kapitel stellt daher ergänzende Assessments vor, die auf den ersten Blick unscheinbar wirken, in der praktischen Arbeit jedoch immer wieder zentrale Puzzleteile darstellen, vor allem, wenn klassische Tests keine klaren Antworten liefern.

SEITENVERGLEICH IM KIEFERGELENK

Ziel: Erkennung einseitiger Bewegungseinschränkungen im Kiefergelenk, die Auswirkungen auf die gesamte Körperstatik und Haltung haben können.

Neurofunktioneller Hintergrund:

Das Kiefergelenk steht über Faszien, Hirnnerven und Muskelketten in enger Verbindung mit Kopf-, Nacken- und Körperhaltung. Einseitige Bewegungseinschränkungen können unbemerkt kompensiert werden und langfristig zu Dysbalancen führen. Der Seitenvergleich bietet eine schnelle und einfache Möglichkeit, solche Asymmetrien zu erkennen.

Ausführung:

Ausgangsposition:

» Stellen Sie sich aufrecht vor einen Spiegel oder setzen Sie sich auf einen stabilen Stuhl.

» Positionieren Sie Ihre Zeigefinger rechts und links neben den Nasenflügeln auf dem Jochbein.

» Führen Sie die Finger nun entlang einer gedachten Linie Richtung Ohren.

» Kurz vor dem Ohrknochen spüren Sie eine kleine Vertiefung - dort liegt der Gelenkspalt des Kiefergelenks (Articulatio temporomandibularis).

Durchführung:

1. Platzieren Sie die Fingerspitzen in den Gelenkspalten beidseits.
2. Öffnen und schließen Sie langsam den Mund.
3. Achten Sie darauf, ob eine Seite „weiter aufgeht", also ob der Finger auf dieser Seite während der Öffnung mehr Raum spürt.
4. Eine Seite mit weniger Bewegungsspielraum gilt als funktionell eingeschränkt.
5. Notieren Sie sich, welche Seite auffällig ist.

Hinweise

- Ist die linke Seite eingeschränkt, führen Sie eine Kiefermobilisation mit nach rechts gedrehtem Kopf aus.
- Ist die rechte Seite eingeschränkt, drehen Sie den Kopf nach links und mobilisieren dann.
- Wenden Sie anschließend die Mobilisationstechnik an, die in Kapitel 5 beschrieben wird.

Überprüfung:

- Wiederholen Sie den Seitenvergleich nach der Mobilisation.
- Prüfen Sie, ob sich der Bewegungsumfang verbessert hat und die Asymmetrie ausgeglichener wirkt.

Ausgangsposition

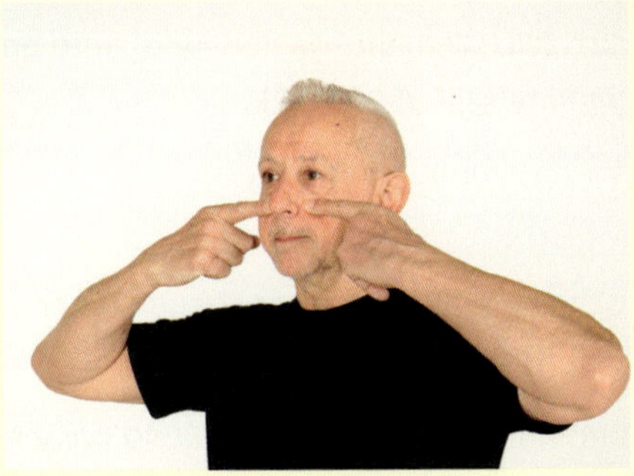

Position der Gelenkspalten

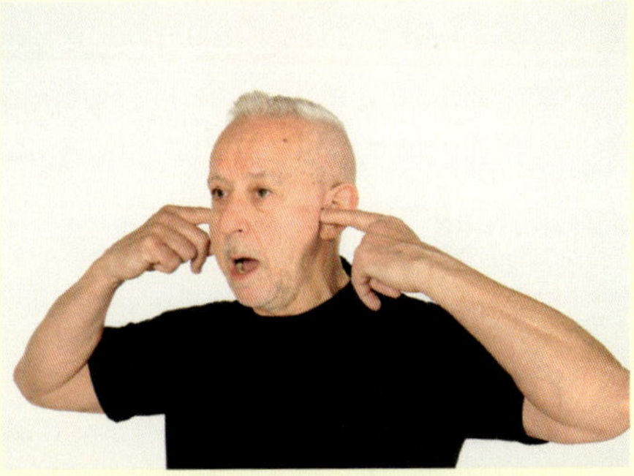

TEST DER KIEFERÖFFNUNG

Ziel: Überprüfung der Beweglichkeit im Kiefergelenk anhand der maximal möglichen Mundöffnung. Eingeschränkte Beweglichkeit kann auf funktionelle Störungen im Kiefergelenk hinweisen, die Haltung und Spannung im gesamten Körper beeinflussen.

Neurofunktioneller Hintergrund:

Eine eingeschränkte Kieferöffnung ist nicht nur lokal bedeutsam, sondern kann durch die neuromuskulären Verbindungen z. B. Auswirkungen auf Nacken, Kiefermuskulatur, Schluckmuster oder gar die Haltung im Beckenbereich haben. Der Test zeigt auf einfache Weise, ob eine Mobilisation des Kiefers sinnvoll sein kann.

Ausführung:

Durchführung:

1. Öffnen Sie den Mund so weit wie möglich, ohne Schmerz und ohne mit Kraft nachzudrücken.
2. Nehmen Sie Zeige-, Mittel- und Ringfinger einer Hand und halten Sie sie gestreckt und eng aneinander.
3. Versuchen Sie, die drei Finger senkrecht zwischen die oberen und unteren Schneidezähne zu stellen (Zeigefinger oben, Ringfinger unten).
4. Achten Sie darauf, ob die Finger ohne großen Widerstand hineinpassen.

Auswertung:

» Unauffällig: Wenn drei Finger locker zwischen die Zähne passen, ohne Kompensation im Nacken oder Kiefer.

» Auffällig: Wenn weniger als drei Fingerbreiten in den geöffneten Mund passen oder dabei deutlicher Druck, Spannung oder Schmerz entsteht.

Hinweise

- Dieser Test dient als grober Orientierungswert. Die individuelle Anatomie (z. B. kleine Hände, enge Zahnstellung) sollte berücksichtigt werden.
- Bei auffälligem Testergebnis kann die Kiefermobilisation in neutraler oder gedrehter Kopfposition, wie im vorangegangenen Abschnitt beschrieben, zur Verbesserung beitragen.

Durchführung

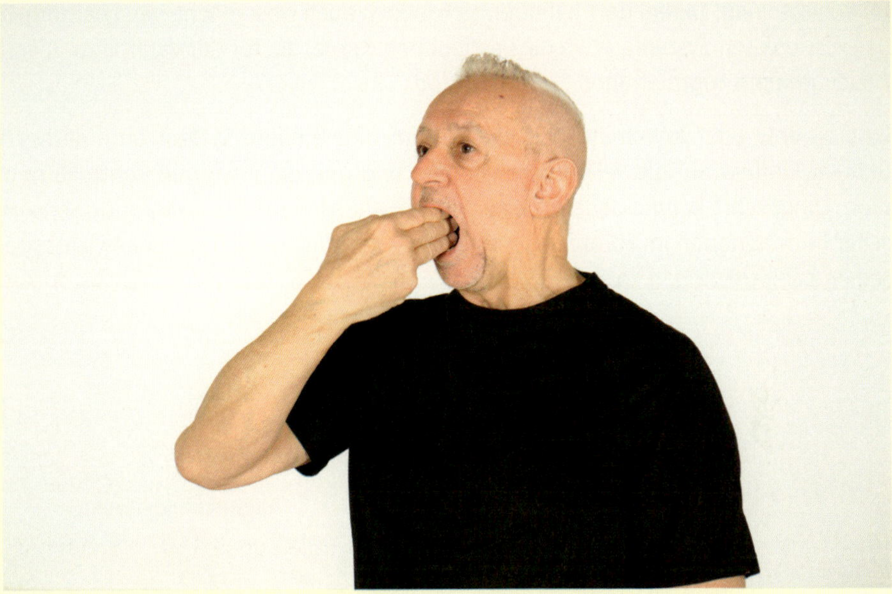

SEITENVERGLEICH DES TRIGEMINUSNERVS (N. TRIGEMINUS)

Ziel: Überprüfung der gleichmäßigen Sensibilität der drei Hauptäste des Trigeminusnervs (V1–V3). Sensible Asymmetrien können Hinweise auf neuronale Dysbalancen geben und beeinflussen oft unbewusst Haltung, Spannung oder Bewegungsmuster im Gesicht, Kiefer- und Nackenbereich.

Neurofunktioneller Hintergrund:

Aus Sicht der neurozentrierten Gleichgewichtsbetrachtung spielt der Trigeminusnerv (N. trigeminus) eine entscheidende Rolle, auch wenn er auf den ersten Blick nur für die sensible Versorgung des Gesichts zuständig zu sein scheint. Seine sensorischen Afferenzen aus Stirn (V1), Wange (V2) und Kinn (V3) laufen zentral im Pons zusammen. Genau dort befinden sich jedoch auch wesentliche Verschaltungen des vestibulären Systems, etwa die vestibulären Kerne, die für die Verarbeitung von Gleichgewichtsinformationen zuständig sind.

Eine erhöhte oder asymmetrische Aktivität im trigeminalen System kann dadurch indirekt Einfluss auf die vestibuläre Verarbeitung und die posturale Kontrolle nehmen. Umgekehrt kann eine reduzierte trigeminale Afferenz die Integration sensorischer Informationen im Hirnstamm stören, was langfristig auch Gleichgewichtsstrategien beeinträchtigen kann.

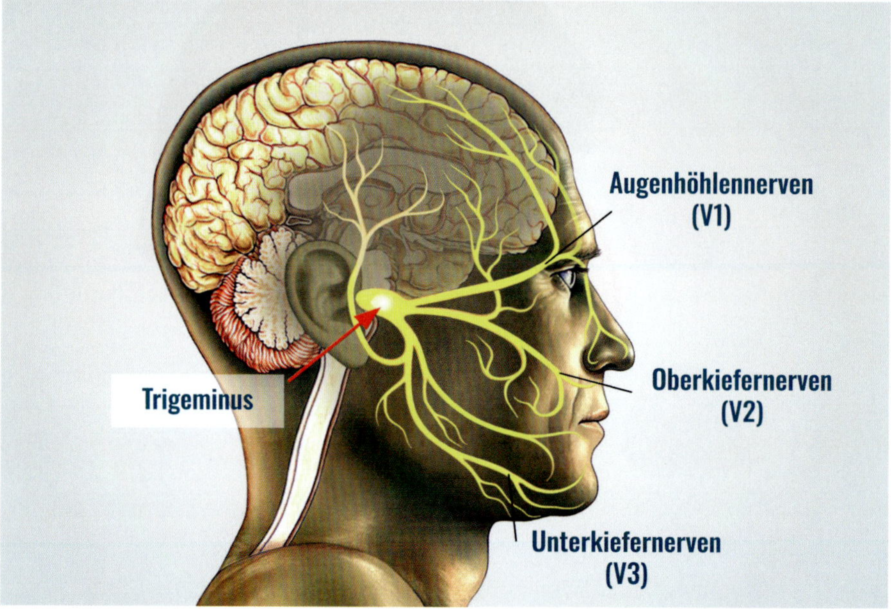

Abb. 22: Darstellung des Nervus trigeminus mit seinen drei Nervenästen (© Henrie – stock.adobe.com)

Ausführung:

Durchführung:

- » Der Trainer streicht der Probandin mit dem Finger oder einem feinen Stimulus (z. B. Vibration, Wattestäbchen) sanft über die Stirn, zunächst auf einer, dann auf der anderen Seite (Versorgungsgebiet V1).
- » Dabei wird jeweils gefragt: „Fühlt sich diese Seite genauso an wie die andere?"
- » Anschließend erfolgt dieselbe Prozedur im Bereich der Wangen (V2) und dann am Kinn (V3).
- » Jede Seite wird separat stimuliert, immer im direkten Seitenvergleich.

Interpretation:

- » Unauffällig: Beide Seiten fühlen sich in allen Bereichen gleich an.
- » Auffällig: Eine Seite wird als weniger intensiv, dumpfer oder gar „leer" wahrgenommen.
- » In diesem Fall empfiehlt es sich, gezielt mit sensorischen Reizen (Berührung, Vibration, Kälte/Wärme, leichte Klopfreize) auf der weniger sensiblen Seite zu arbeiten, um die sensorische Integration zu verbessern.

Stimulation Stirn (V1)

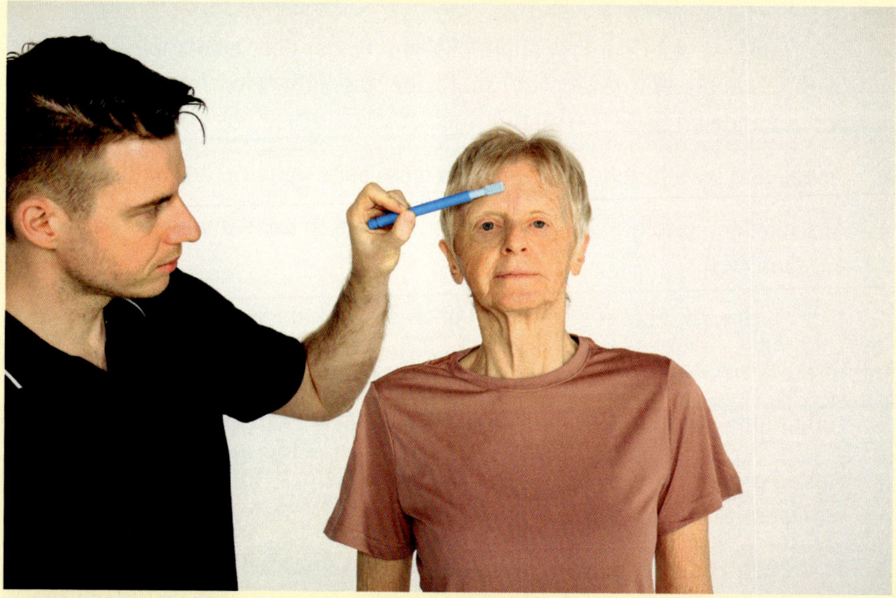

Stimulation Wange (V2)

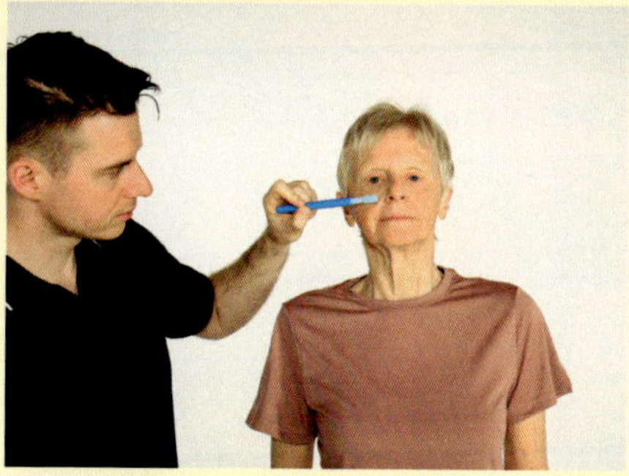

Stimulation Kinn (V3)

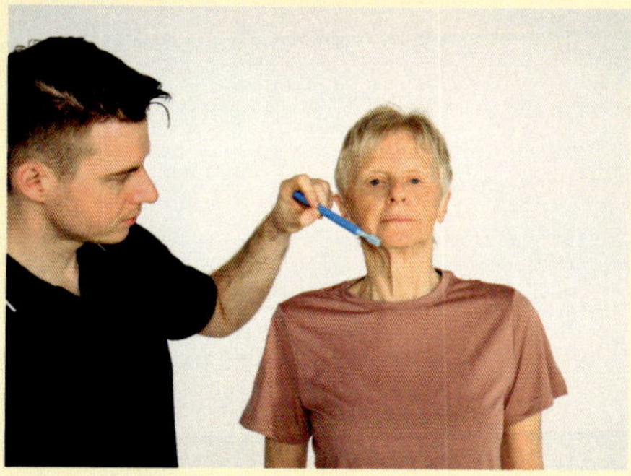

Zentrale Erkenntnis

Funktionelle Einschränkungen in scheinbar peripheren Strukturen wie Kiefergelenk oder Gesichtsnerv können zentrale Auswirkungen auf die posturale Kontrolle und Gleichgewichtsverarbeitung haben.

Testungen und Assessments

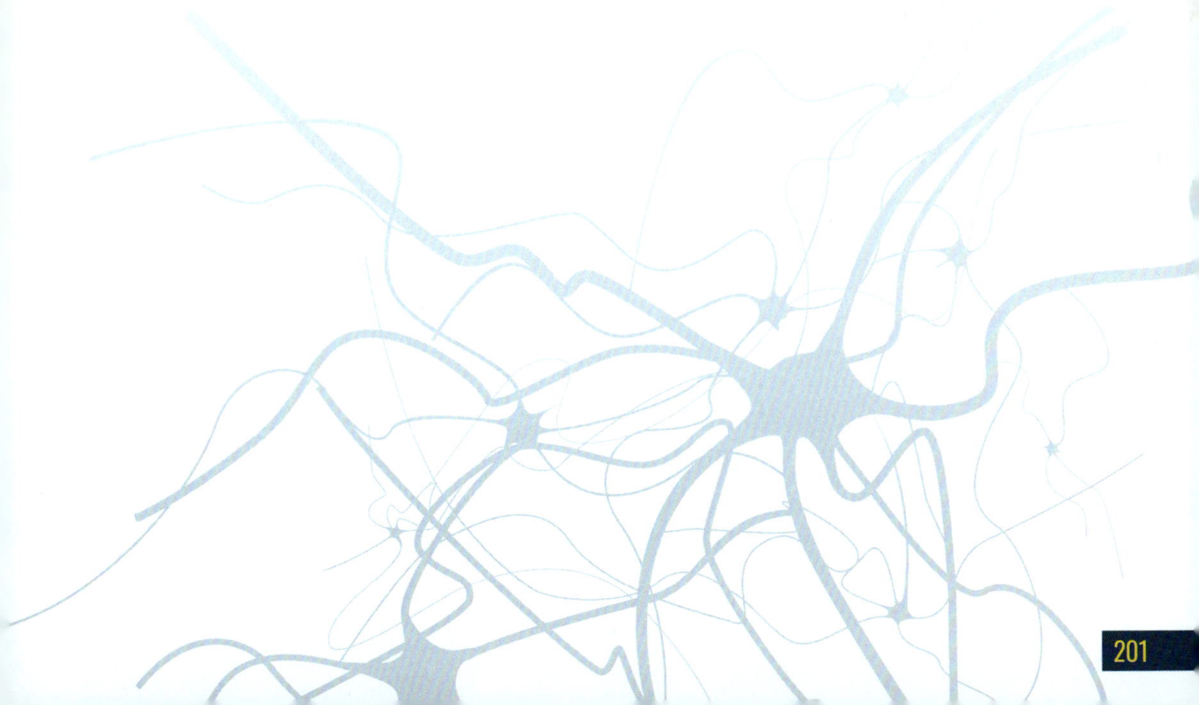

5

ÜBUNGEN UND INTERVENTIONEN

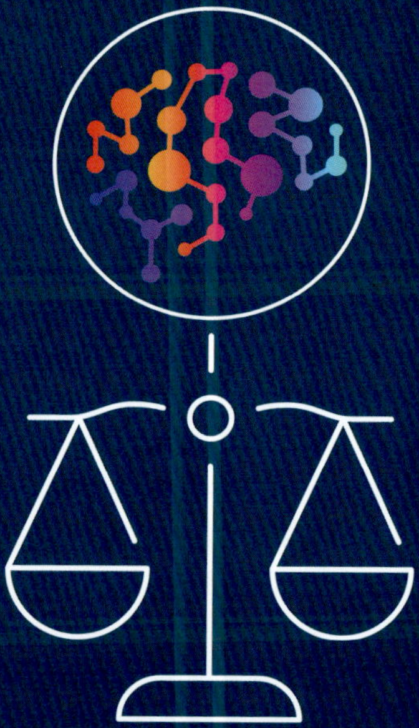

Nachdem die theoretischen Grundlagen und die diagnostischen Verfahren eingehend beschrieben wurden, folgt jetzt der praktische Kern dieses Buches: die konkreten Übungen und Interventionen. In diesem Kapitel erfahren Sie, wie Sie die sensorischen Systeme – Propriozeption, vestibuläres und visuelles System – gezielt und effektiv trainieren können, um Gleichgewicht, Stabilität und Bewegungssicherheit nachhaltig zu verbessern. Dabei wurden die Übungen bewusst so gestaltet, dass sie sowohl in therapeutischen Kontexten als auch im täglichen Leben leicht nachvollziehbar und umsetzbar sind. Ob Profi oder interessierter Laie, hier finden Sie praktische Strategien, die sofort umsetzbar sind und langfristig Wirkung zeigen.

5.1 Sensomotorische Ansätze

In diesem Kapitel liegt der Fokus auf Übungen, die gezielt das Fundament unserer Haltungs- und Gleichgewichtskontrolle ansprechen: Füße, Beine, Becken und Rumpf. Sprunggelenks- und Hüftstrategien sowie Mobilisationsübungen helfen dabei, reflektorische Reaktionen zu verbessern, das Bewegungsausmaß zu erweitern und das Gleichgewicht unter herausfordernden Bedingungen wiederzuerlangen. Ergänzt werden diese durch einfache, aber wirkungsvolle Kraftübungen zur Steigerung der muskulären Stabilität.

Die zuvor beschriebenen sensorischen Tests werden an dieser Stelle nicht erneut aufgeführt, eignen sich aber ebenso als Trainingsintervention. Gerade die **Fußsohlen, Waden und Beine spielen als primäre Kontaktstellen zum Boden eine entscheidende Rolle für die taktile Rückmeldung**. Nutzen Sie hier unterschiedliche Reize, wie Vibration, Berührung, Tape oder Temperatur, um die Sensorik zusätzlich zu aktivieren und das System gezielt zu fordern.

Merke: „Sensorik vor Motorik!" Wer sich besser spürt, kann sich auch besser steuern. Sensomotorische Ansätze liefern damit einen zentralen Baustein für jedes effektive Gleichgewichtstraining.

BEISPIELE ZUR STIMULATION DER WADENMUSKULATUR

Ziel: Eine gezielte sensorische Stimulation kann die Rezeptoraktivität in diesem Bereich verbessern und somit Einfluss auf die gesamte sensomotorische Integration nehmen.

Mögliche Methoden:

Flossing:

Durch das gezielte Umwickeln der Wade mit einem elastischen Flossband entsteht ein mechanischer Reiz auf die Haut, Faszien und tiefer liegende Gewebestrukturen. Nach dem Lösen des Bandes erhöht sich kurzfristig die lokale Durchblutung, und es kann zu einer verbesserten afferenten Rückmeldung der beteiligten Rezeptoren kommen, insbesondere der Muskelspindeln und Rezeptoren der Faszien.

Anlage Flossingband

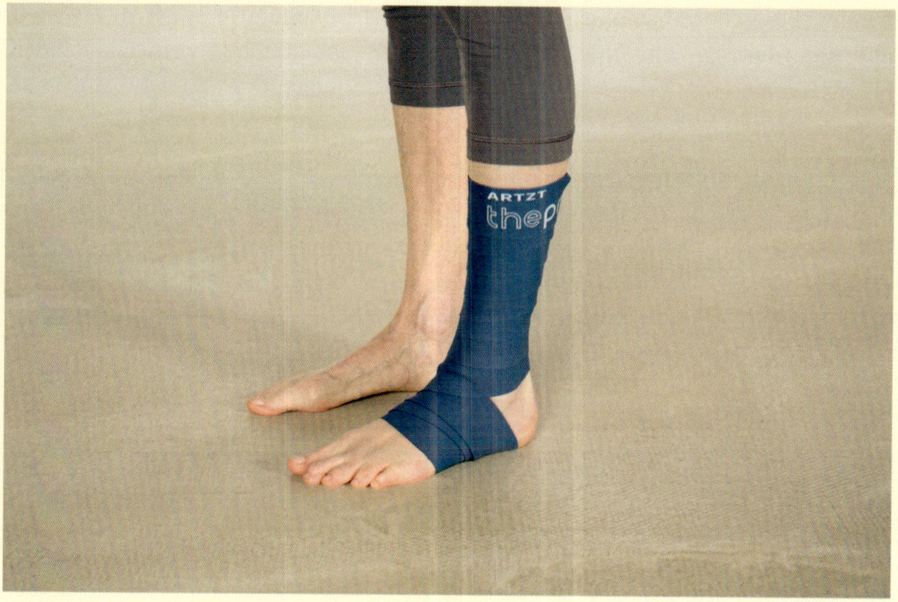

Tape-Anlage:

Tapes können je nach Technik tonisierend oder detonisierend auf die Muskulatur wirken. Durch die leichte Verschiebung der Hautschichten entsteht ein ständiger, unterschwelliger Reiz auf kutane und subkutane Rezeptoren. Auch tiefer liegende Rezeptoren (z. B. Golgi-Sehnenorgane) können durch die veränderte mechanische Spannung indirekt beeinflusst werden.

Tape-Anlage

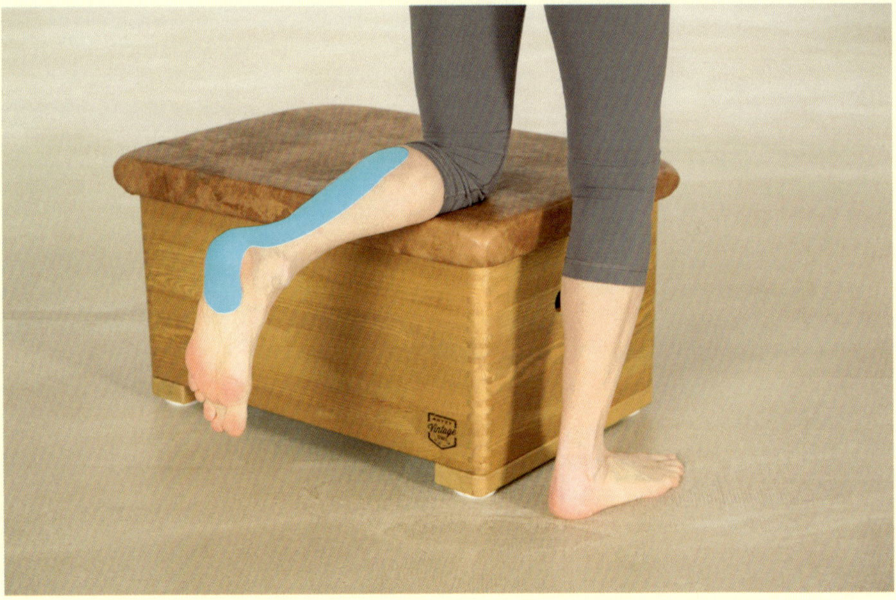

Sprunggelenksmobilisation

Neurofunktioneller Hintergrund:

Das Sprunggelenk ist eine zentrale Schnittstelle zwischen Boden und Körper. Als wichtiger Teil der posturalen Steuerung liefert es ständig Informationen über Druckverhältnisse, Fußstellung und Bewegungsrichtung. Eine eingeschränkte Beweglichkeit in diesem Bereich kann die Reaktionsfähigkeit im Gleichgewicht beeinträchtigen, insbesondere bei schnellen Korrekturen nach Gewichtsverlagerungen.

Die folgenden Mobilisationsübungen zielen darauf ab, die Beweglichkeit des unteren und oberen Sprunggelenks zu verbessern, die Ansteuerung zu präzisieren und das sensomotorische Zusammenspiel in diesem Bereich zu fördern.

ÄUSSERE SPRUNGGELENKSMOBILISATION

Ziel: Verbesserung der lateralen Beweglichkeit im unteren Sprunggelenk und Reaktivierung der peripheren Sensorik im Bereich des Außenknöchels.

Ausführung:

Ausgangsposition:

» Stellen Sie sich in einen hüftbreiten Stand.

» Setzen Sie einen Fuß etwa eine halbe Fußlänge nach vorne und drehen Sie ihn leicht nach innen.

Durchführung:

1. Knicken Sie den vorderen Fuß aktiv nach außen.
2. Achten Sie darauf, dass Sie dabei eine leichte Bewegung oder Dehnung unterhalb des Außenknöchels spüren.
3. Kehren Sie in die Ausgangsposition zurück und wiederholen Sie die Bewegung langsam und kontrolliert.

Hinweis

» Die Bewegung sollte ausschließlich aus dem Sprunggelenk erfolgen – vermeiden Sie Ausweichbewegungen aus Knie oder Hüfte.

Ausgangsposition

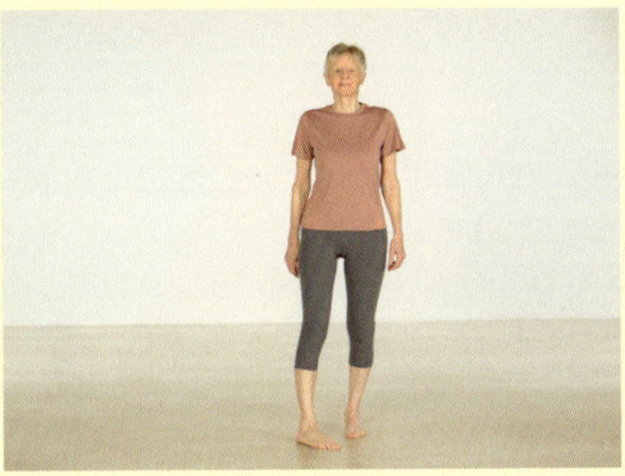

Endposition

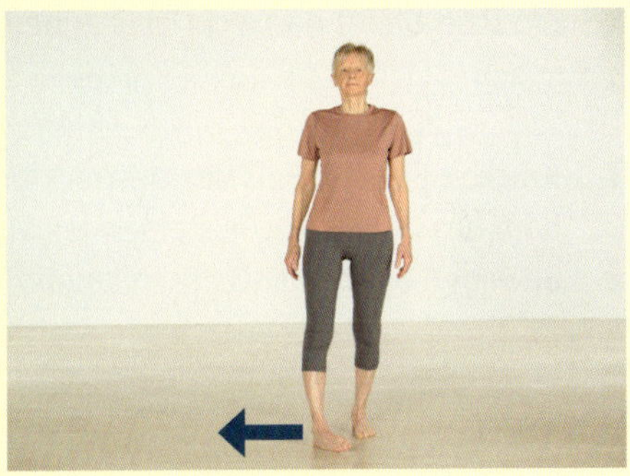

INNERE SPRUNGGELENKSMOBILISATION

Ziel: Förderung der medialen Beweglichkeit im unteren Sprunggelenk und Verbesserung der Wahrnehmung auf der Innenseite des Fußes.

Ausführung:

Ausgangsposition:

» Gehen Sie in eine breite Standposition.

» Ein Bein bleibt gestreckt, das andere leicht gebeugt.

Durchführung:

1. Knicken Sie den Fuß des gestreckten Beins langsam nach innen, bis Sie unterhalb des Innenknöchels einen leichten Zug spüren.
2. Bewegen Sie den Fuß anschließend wieder zurück in die Ausgangsposition.

Hinweise

» Auch hier gilt: Die Bewegung sollte kontrolliert und gezielt erfolgen, ausschließlich aus dem Fuß.

» Sollte es im gestreckten Bein zu einem unangenehmen Druck im Knie kommen, beugen Sie dieses leicht an.

Ausgangsposition

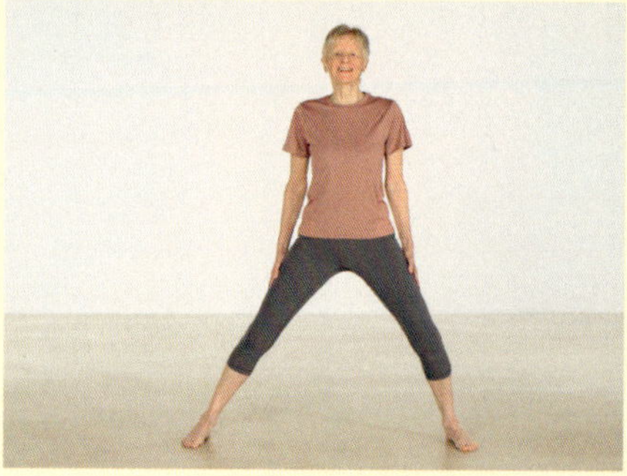

Endposition

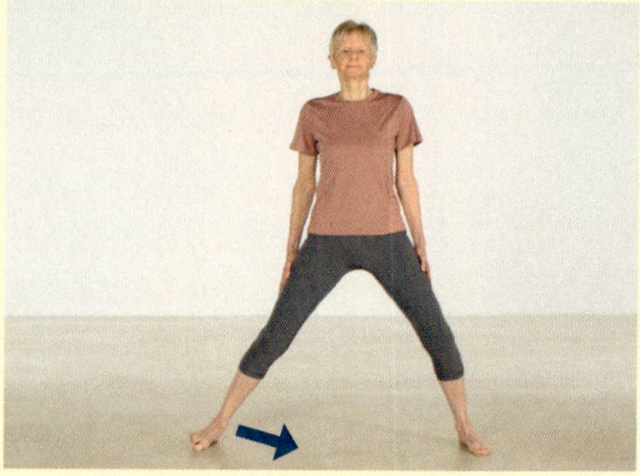

OBERE SPRUNGGELENKSMOBILISATION – FUSSSPANNVARIANTEN

Ziel: Mobilisation des oberen Sprunggelenks und Verbesserung der dorsalen und plantaren Flexibilität in unterschiedlichen Winkeln.

Ausführung:

Ausgangsposition:

» Nehmen Sie einen leichten Ausfallschritt ein, ein Bein vorne gebeugt, das andere leicht nach hinten gestreckt.

» Richten Sie Ihre Hüfte gerade nach vorn aus.

» Drei Varianten der Fußstellung im hinteren Bein:

  » **Mittig**: Fuß liegt mittig mit Spann am Boden.

  » **Außen**: Fuß leicht nach außen geknickt, Außenkante liegt tiefer.

  » **Innen**: Bein leicht nach außen rotiert, Großzeh-Innenseite liegt am Boden.

Durchführung:

» Verlagern Sie das Gewicht leicht vor und zurück, indem Sie das vordere Bein beugen und strecken.

» Dadurch entsteht wechselnder Druck auf den Fußspann, je nach Stellung mittig, außen oder innen.

Hinweise

» Halten Sie sich bei dieser Ausführung an einer Wand oder einem Stuhl fest, um einen sicheren Stand zu haben.

» Bei Neigung zu Krämpfen oder hohem Spannungsgefühl: Druck reduzieren oder auf weicher Unterlage üben.

» Die Mobilisation kann auch passiv mit Hilfsmitteln (z. B. Faszienrolle, Handtuchrolle) unterstützt werden.

Ausgangsposition mittig

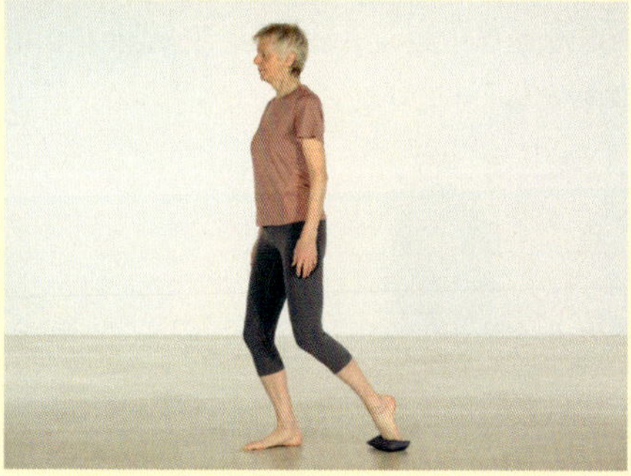

Endposition mittig

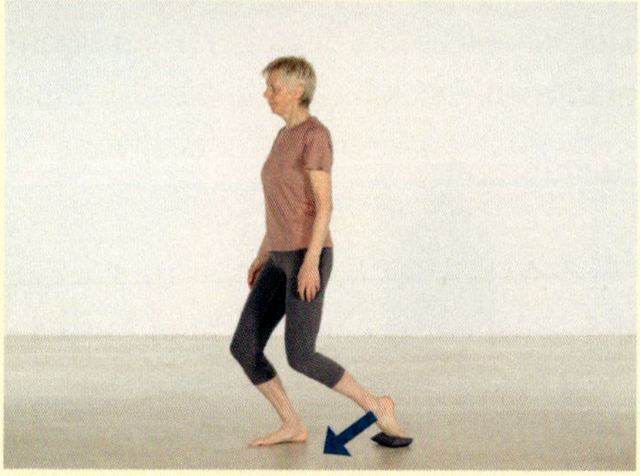

Ausgangsposition außen

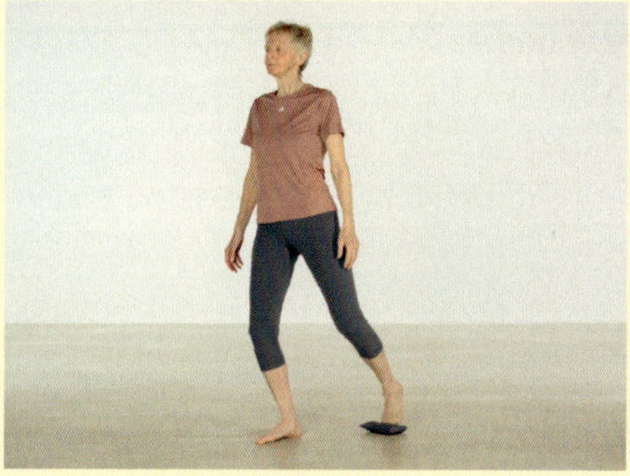

Endposition außen

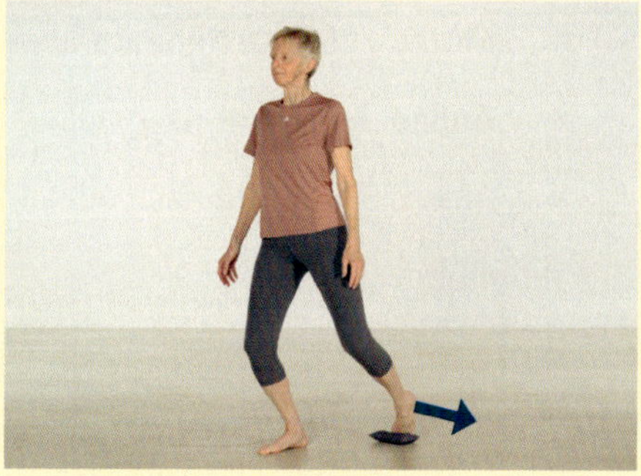

Ausgangsposition innen

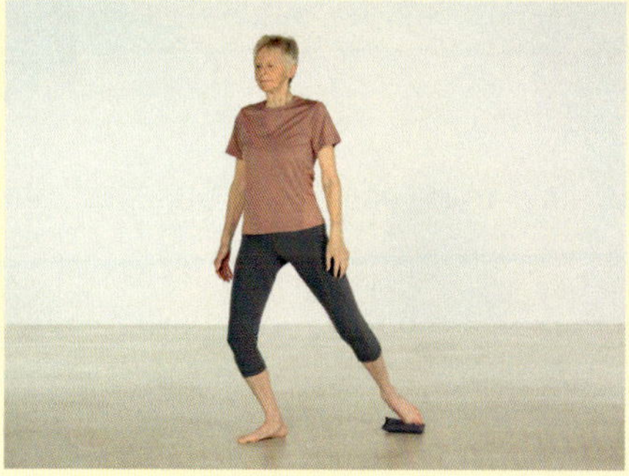

Endposition innen

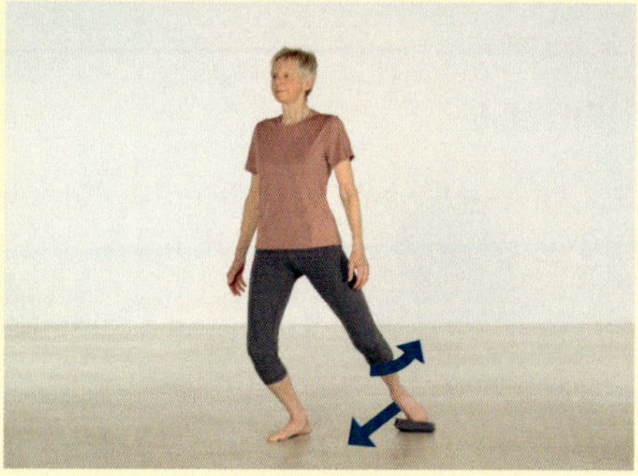

Nervenmobilisation der Wade

Ziel: Aktivierung und Mobilisation wichtiger Nervenstrukturen im Bereich des Unterschenkels zur Verbesserung von Reaktionsfähigkeit, Körperspannung und Gleichgewicht. Ziel ist es, das Zusammenspiel von Nervensystem und Muskulatur zu optimieren, besonders dort, wo schnelle Anpassungen im Stand oder bei Bewegungsänderungen gefragt sind.

Neurofunktioneller Hintergrund:

Die Nerven, die Wade und Fuß versorgen, wie der Nervus peroneus, der Nervus tibialis und der Nervus suralis, sind an vielen Bewegungs- und Gleichgewichtsprozessen beteiligt. Sie durchziehen den Unterschenkel bis zum Fuß und haben ihren Ursprung im Bereich des unteren Rückens. Sie leiten ihre Signale über das Rückenmark bis ins Gehirn. Dort fließen sie in übergeordnete Bewegungsentscheidungen und Schutzmechanismen ein. Wenn diese Nerven in ihrer Gleitfähigkeit oder Signalverarbeitung eingeschränkt sind, kann das nicht nur das Bewegungsempfinden stören, sondern auch das Gleichgewicht negativ beeinflussen. Mit gezielten Mobilisationen lassen sich diese Leitungsbahnen aktivieren und in ihrer Funktion unterstützen.

MOBILISATION NERVUS PERONEUS (WADENBEINNERV)

Ziel: Förderung der lateralen Stabilität des Fußes und Verbesserung der nervalen Ansteuerung bei schnellen Gewichtsverlagerungen.

Ausführung:

Ausgangsposition:

» Setzen Sie sich aufrecht auf einen Stuhl oder Hocker. Ein Bein bleibt am Boden, das andere wird locker nach vorn ausgestreckt, die Ferse berührt den Boden.

Durchführung:

1. Drehen Sie den Fuß leicht nach innen und strecken Sie gleichzeitig die Zehen nach vorn.
2. Neigen Sie den gestreckten Oberkörper nur so weit nach vorne, bis ein sanfter Zug an der Außenseite von Wade oder Fuß spürbar ist.
3. Führen Sie leichte Federbewegungen in der Position durch, sodass das Spannungsgefühl abwechselnd steigt und abklingt.

Ausgangsposition mittig

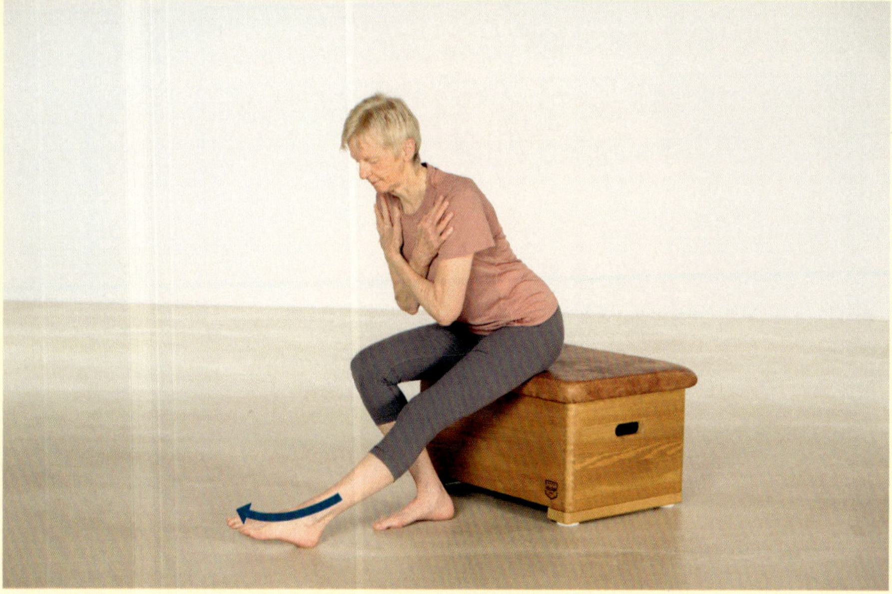

MOBILISATION NERVUS TIBIALIS (SCHIENBEINNERV)

Ziel: Verbesserung der Funktion des Fußgewölbes und der stabilen Ansteuerung der Wade und der Fußsohle.

Ausführung:

Ausgangsposition:

» Setzen Sie sich aufrecht auf einen Stuhl.

» Das zu trainierende Bein ist nach vorn gestreckt mit der Ferse am Boden.

Durchführung:

1. Ziehen Sie den Fuß aktiv an (Dorsalextension) und schieben Sie die Fußinnenkante leicht nach vorn.
2. Halten Sie die Zehen dabei aufgerichtet.
3. Neigen Sie den gestreckten Oberkörper so weit nach vorne, bis ein leichtes Spannungsgefühl (meist in der Wade) spürbar ist.
4. Führen Sie einige leichte Federbewegungen in der Position durch.

Ausgangsposition mittig

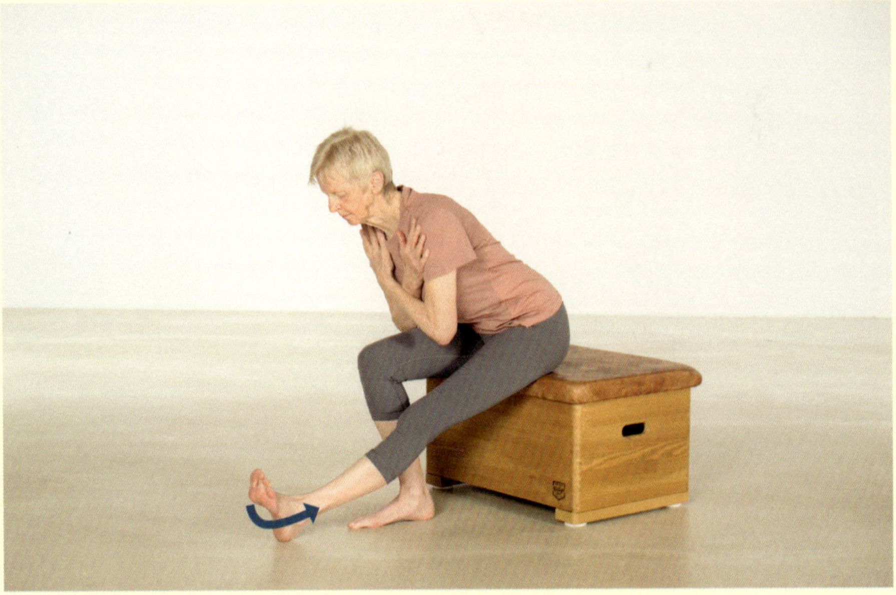

MOBILISATION NERVUS SURALIS (WADENNERV)

Ziel: Aktivierung der sensiblen Außenlinie des Unterschenkels – relevant für laterale Stabilität und Reizwahrnehmung bei unebenen Untergründen.

Ausführung:

Ausgangsposition:

» Setzen Sie sich aufrecht auf einen Stuhl.

» Das Trainingsbein wird nach vorne gestreckt und die Ferse hat Kontakt am Boden.

Durchführung:

1. Ziehen Sie den Fuß aktiv an und führen Sie dabei die Fußaußenkante leicht nach vorn.
2. Halten Sie die Zehen auf Spannung.
3. Neigen Sie den gestreckten Oberkörper so weit nach vorne, bis ein leichtes Spannungsgefühl (meist in der Wade) spürbar ist.
4. Führen Sie einige leichte Federbewegungen in der Position durch.

Ausgangsposition mittig

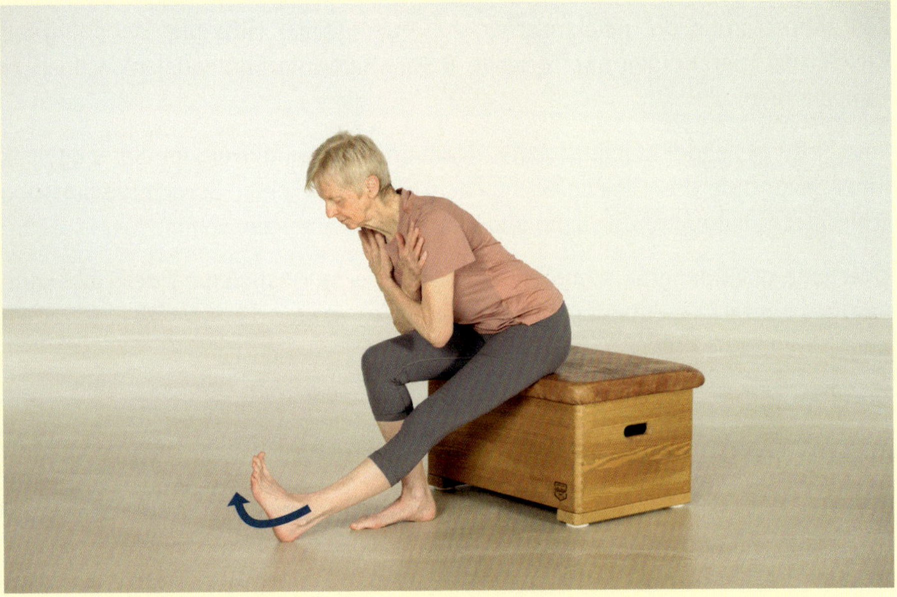

Hinweis für die drei Nervenmobilisationen:

» Ein leichtes Spannungsgefühl ist in Ordnung – Schmerzen sind es nicht.

REAKTIVES GLEICHGEWICHT ÜBER SPRUNGGELENKSSTRATEGIEN

Ziel: Verbesserung der reflektorischen Ansteuerung der Füße und der Fähigkeit, Gleichgewichtsstörungen über gezielte Bewegungen im Sprunggelenk schnell zu kompensieren.

Eine unzureichende Mobilität oder Reaktionsgeschwindigkeit im Sprunggelenk führt dazu, dass das Gleichgewicht nach einer plötzlichen Gewichtsverlagerung schlechter gehalten werden kann und es schneller zu Stürzen kommt.

Über eine gut trainierte, schnelle und automatische Ansteuerung der Füße kann das Gleichgewicht in kritischen Situationen rasch wiedererlangt werden, bevor ein Kontrollverlust eintritt.

Ausführung:

Ausgangsposition:

» Der Proband steht mit geschlossenen Füßen aufrecht, die Arme hängen locker seitlich am Körper.

Durchführung:

Variante 1 – Schwung nach vorne

1. Der Proband verlagert das Körpergewicht langsam über die Füße nach vorne.
2. Es wird getestet, wie weit die Gewichtsverlagerung nach vorne möglich ist, bevor das Gleichgewicht verloren geht.
3. Sobald der Punkt kurz vor dem Kontrollverlust erreicht wird, versucht der Proband, das Gleichgewicht schnell über ein Anheben der Fersen wiederherzustellen.

Ausgangsposition

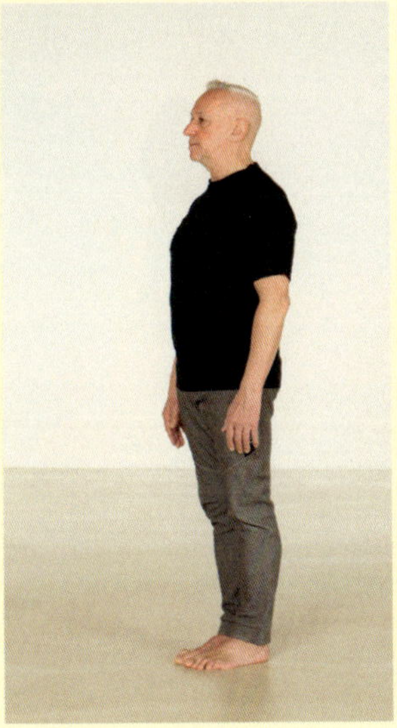

Gewichtsverlagerung

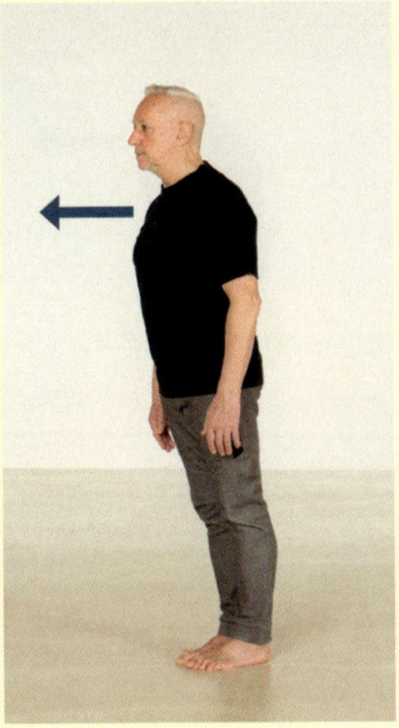

Anheben der Ferse

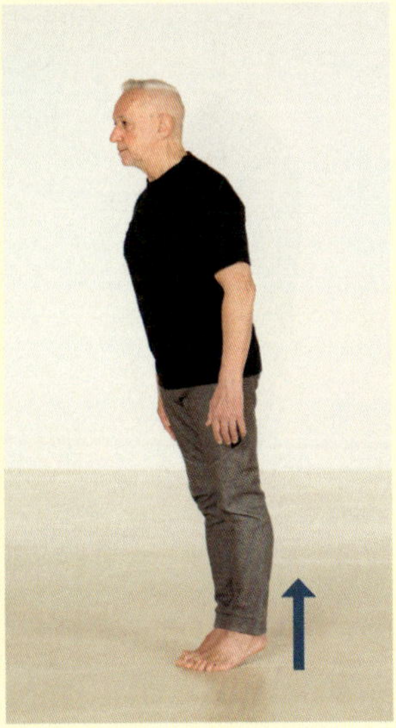

Variante 2 – Schwung nach hinten

1. Der Proband verlagert das Körpergewicht langsam nach hinten.
2. Es wird getestet, wie weit die Gewichtsverlagerung nach hinten möglich ist, bevor das Gleichgewicht verloren geht.
3. Sobald der Punkt kurz vor dem Kontrollverlust erreicht wird, versucht der Proband, das Gleichgewicht schnell über ein Anheben der Zehenspitzen und des Fußballens wiederherzustellen.

Ausgangsposition

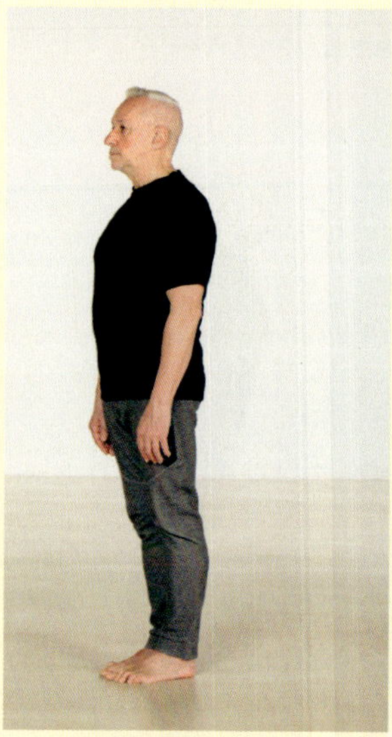

Gewichtsverlagerung

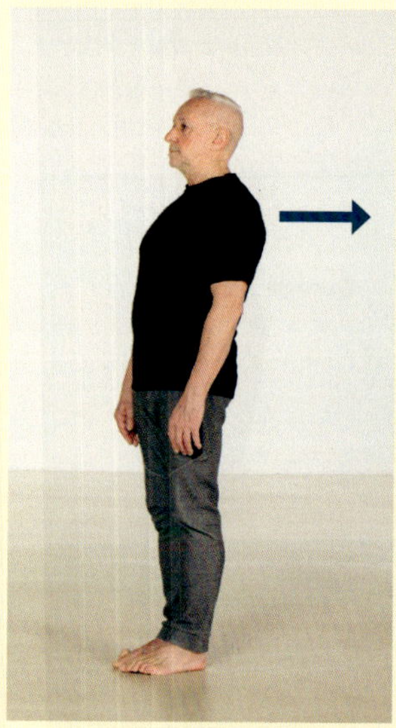

Anheben der Zehenspitze

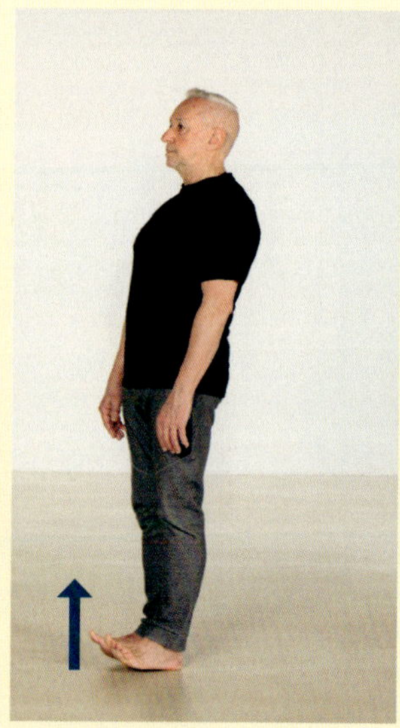

Variante 3 – Schwung zur Seite

» Der Proband verlagert das Körpergewicht langsam zu einer Seite.

» Es wird getestet, wie weit die Gewichtsverlagerung zur Seite möglich ist, bevor das Gleichgewicht verloren geht.

» Sobald der Punkt kurz vor dem Kontrollverlust erreicht wird, versucht der Proband, das Gleichgewicht schnell über ein Anheben der Fußinnenkante des äußeren Fußes und der Fußaußenkante des inneren Fußes wiederherzustellen.

Ausgangsposition

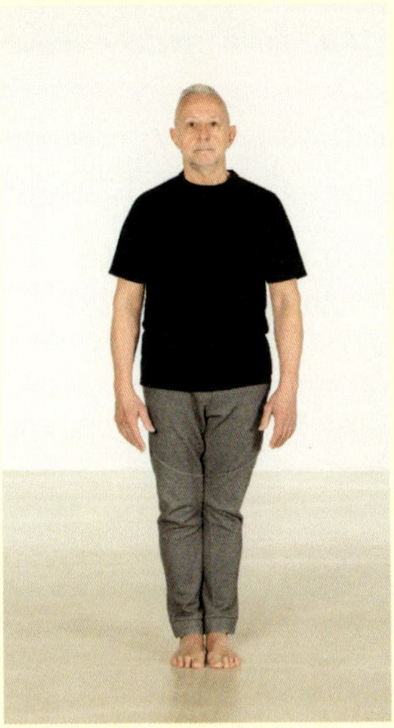

Gewichtsverlagerung

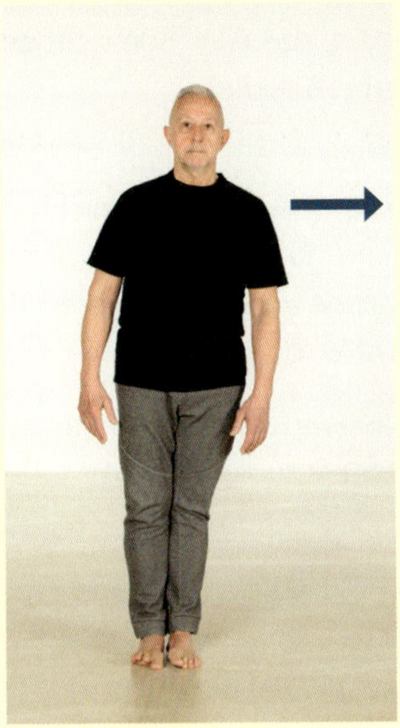

Anheben der Fußkanten

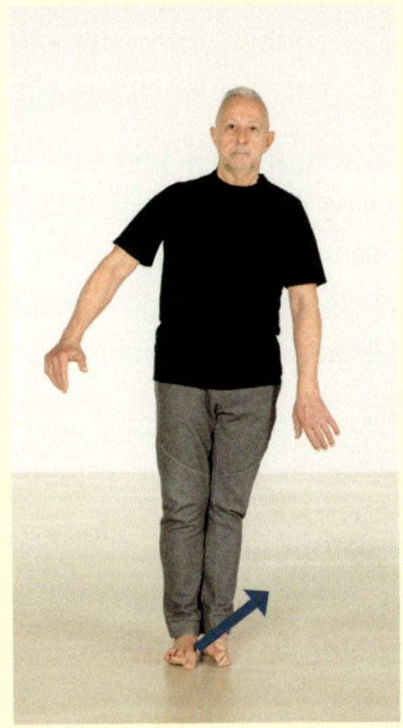

Hinweise

- Bei allen Varianten sollte beim Verlagern des Gewichtes darauf geachtet werden, dass der Rumpf gerade bleibt und die Hüfte nicht geknickt wird. Die Füße sollen trainiert werden, das Gleichgewicht wiederzuerlangen.
- Führen Sie in alle Richtungen mehrere Wiederholungen durch, um einen Trainingseffekt zu erzielen.
- Achten Sie darauf, ob Ihnen eine Richtung schwerer fällt, und fokussieren Sie sich beim Training auf diese Bewegungsrichtung.
- Sobald Sie ein gutes Gefühl erlangt haben, können Sie die Bewegungsrichtungen in die Diagonalen ausweiten.

REAKTIVES GLEICHGEWICHT ÜBER HÜFTSTRATEGIEN

Ziel: Verbesserung der Fähigkeit, das Gleichgewicht durch schnelle, gezielte Bewegungen aus der Hüfte wiederherzustellen.

Hüftstrategien kommen vor allem dann zum Einsatz, wenn die Sprunggelenksbeweglichkeit oder -reaktionsgeschwindigkeit nicht ausreicht, um eine Balance-Störung zu kompensieren. Eine gut trainierte Hüftreaktion sorgt dafür, dass der Körperschwerpunkt durch kräftige Vor-, Rück- oder Seitbewegungen wieder über die Unterstützungsfläche gebracht wird.

Gerade bei größeren oder unerwarteten Störungen ist diese Strategie oft der entscheidende Faktor, um einen Sturz zu verhindern.

Ausführung:

Ausgangsposition:

» Der Proband steht mit geschlossenen Füßen und aufgerichtetem Oberkörper.

» Die Arme hängen locker seitlich am Körper.

Durchführung:

Variante 1 – Schwung nach vorne

1. Der Proband verlagert das Körpergewicht langsam nach vorne.
2. Er testet aus, wie weit die Vorwärtsverlagerung möglich ist, bevor das Gleichgewicht verloren geht.
3. Anschließend versucht er, das Gleichgewicht durch einen schnellen Hüftstoß nach hinten zurückzuerlangen.

Ausgangsposition

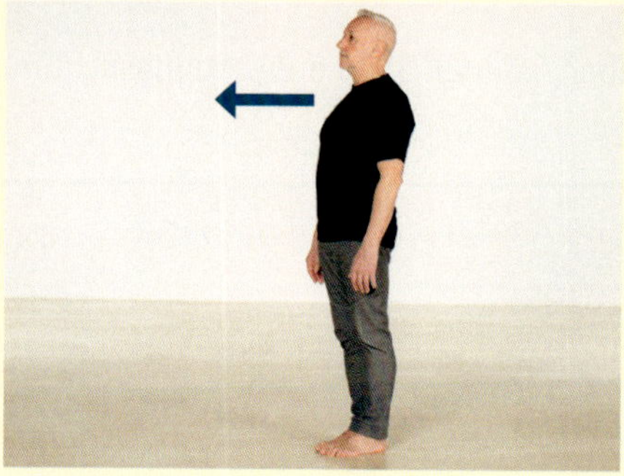

Hüftstoß nach hinten

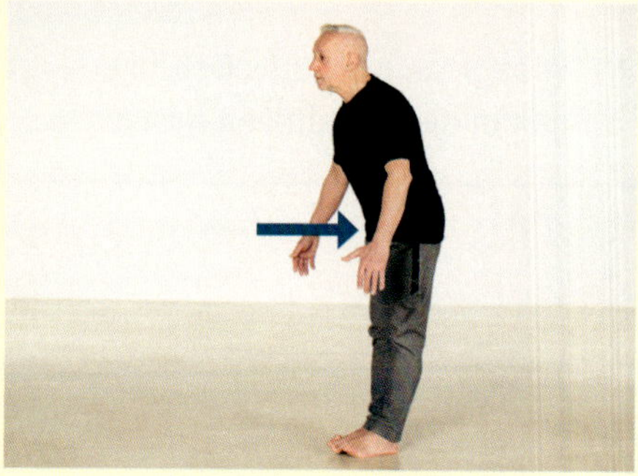

Variante 2 – Schwung nach hinten

1. Der Proband verlagert das Körpergewicht langsam nach hinten.
2. Er testet aus, wie weit die Rückwärtsverlagerung möglich ist, bevor das Gleichgewicht verloren geht.
3. Anschließend versucht er, das Gleichgewicht durch einen schnellen Hüftstoß nach vorne zurückzuerlangen.

Ausgangsposition

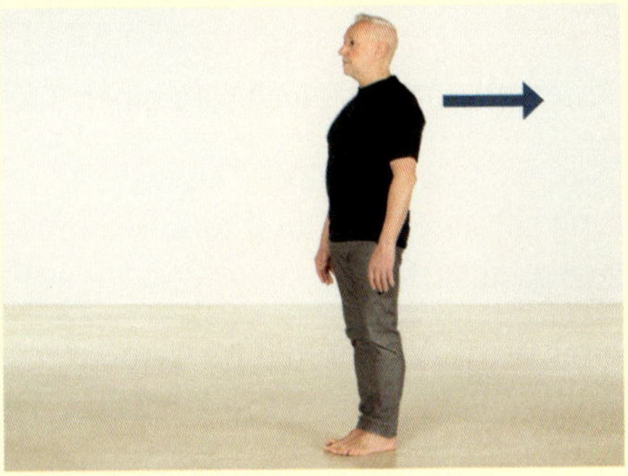

Hüftstoß nach vorne

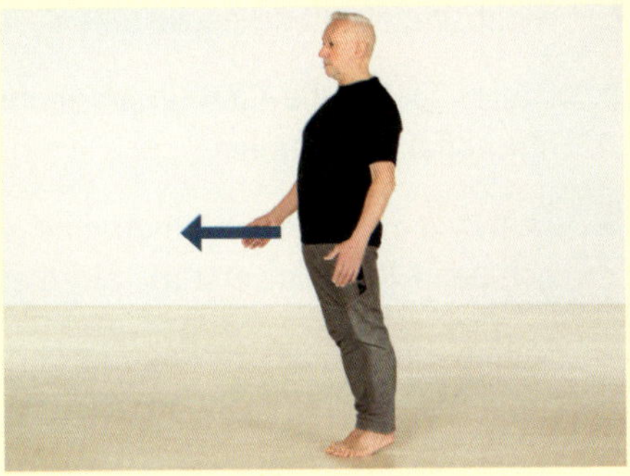

Variante 3 – Schwung zur Seite

1. Der Proband verlagert das Körpergewicht langsam zu einer Seite.
2. Er testet aus, wie weit die seitliche Verlagerung möglich ist, bevor das Gleichgewicht verloren geht.
3. Anschließend versucht er, das Gleichgewicht durch einen schnellen Hüftstoß in Richtung der Fallseite zurückzuerlangen.

Ausgangsposition

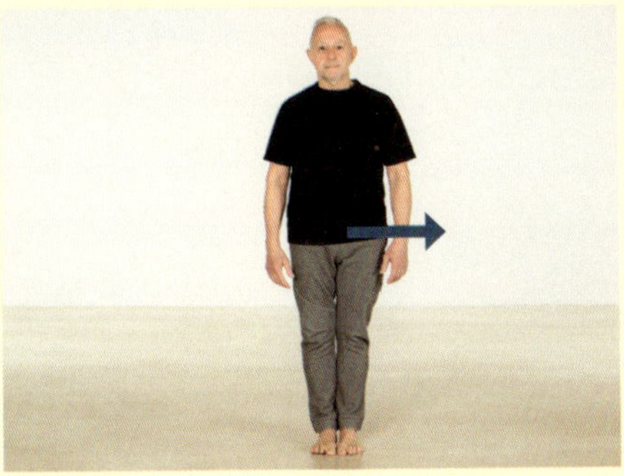

Hüftstoß zur Fallseite

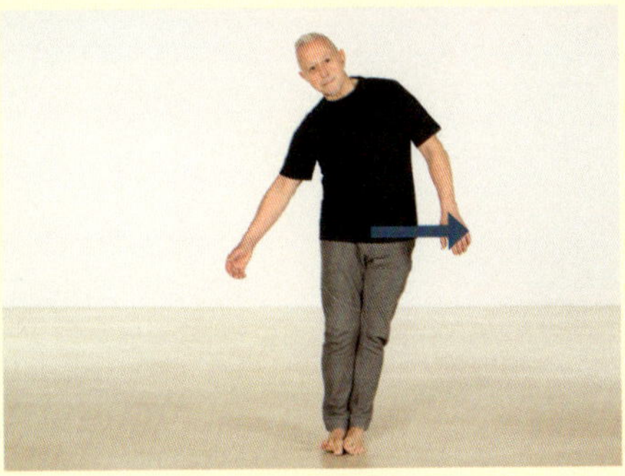

Hinweise

- » Gegensätzliche Hüftbewegungen können sich zunächst unnatürlich anfühlen. Häufig möchte man intuitiv das Becken in die Fallrichtung bewegen - wie bei der seitlichen Variante beschrieben. Es gibt hier keine „korrekte" Strategie. Entscheidend ist, dass das Becken explosiv in unterschiedliche Richtungen bewegt werden kann, um ein breites Bewegungsprofil zu entwickeln. So steht im Notfall eine größere Auswahl an Bewegungsmustern zur Verfügung, um das Gleichgewicht schnell wiederherzustellen.
- » Führen Sie in alle Richtungen mehrere Wiederholungen durch, um einen Trainingseffekt zu erzielen.
- » Achten Sie darauf, ob Ihnen eine Richtung schwerer fällt, und fokussieren Sie sich beim Training verstärkt auf diese Bewegungsrichtung.
- » Sobald ein sicheres Bewegungsgefühl erreicht ist, können die Bewegungsrichtungen auch diagonal ausgeführt werden, um die Variabilität zu erhöhen.

Übungen und Interventionen

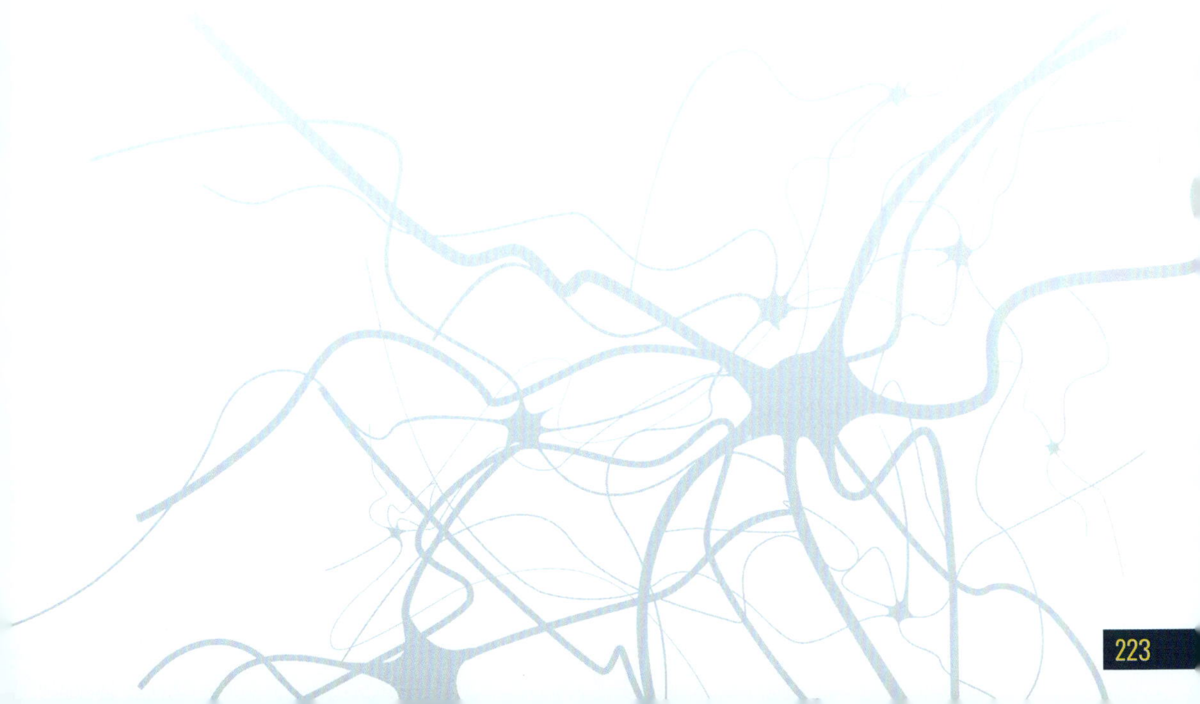

5.1.1 Rumpfmobilisation

LENDENWIRBELSÄULENMOBILISATION

Ziel: Verbesserung der Beweglichkeit und Kontrolle der Lendenwirbelsäule, um eine bessere Anpassungsfähigkeit an unterschiedliche Bewegungsanforderungen zu gewährleisten.

Eine gut bewegliche Lendenwirbelsäule trägt dazu bei, Belastungen gleichmäßiger zu verteilen, Ausgleichsbewegungen zu erleichtern und unphysiologische Spannungen in Muskulatur und Faszien zu reduzieren. Einschränkungen in diesem Bereich können die Fähigkeit, Balance-Störungen auszugleichen, deutlich einschränken.

Ausführung:

Ausgangsposition:

- » Der Proband steht in einem hüftbreiten Stand.
- » Die Knie sind leicht gebeugt.
- » Der Oberkörper ist aufgerichtet, das Gewicht gleichmäßig auf beide Füße verteilt.

Durchführung:

1. Das Becken wird langsam nach vorne aufgerichtet, indem der Bauchnabel sanft in Richtung Wirbelsäule gezogen wird.
2. Anschließend wird das Becken in die entgegengesetzte Richtung gekippt, sodass ein leichtes Hohlkreuz entsteht.
3. Die Bewegung erfolgt fließend und ohne ruckartige Übergänge.
4. Mehrere Wiederholungen in einem gleichmäßigen Tempo durchführen, um die Beweglichkeit zu verbessern und die Ansteuerung zu schulen.

Hinweise

- Die Bewegung sollte bewusst aus der Becken- und Lendenwirbelsäulenregion kommen, nicht aus übermäßiger Knie- oder Oberkörperbewegung.
- Die Atmung fließend halten; nicht die Luft anhalten.
- Auf eine schmerzfreie Ausführung achten. Bei Beschwerden ist das Bewegungsausmaß zu reduzieren.

Ausgangsposition

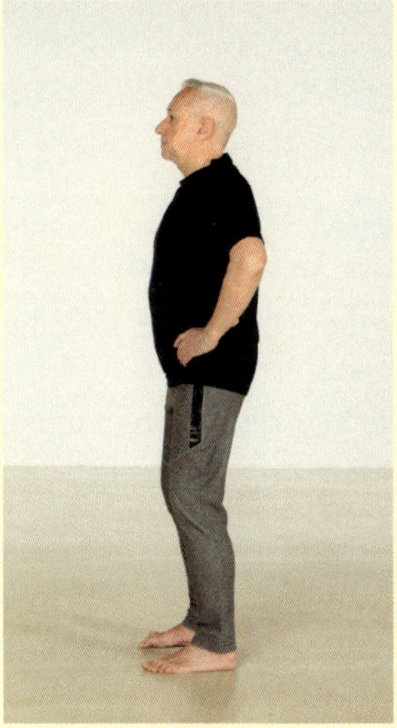

Beckenaufrichtung

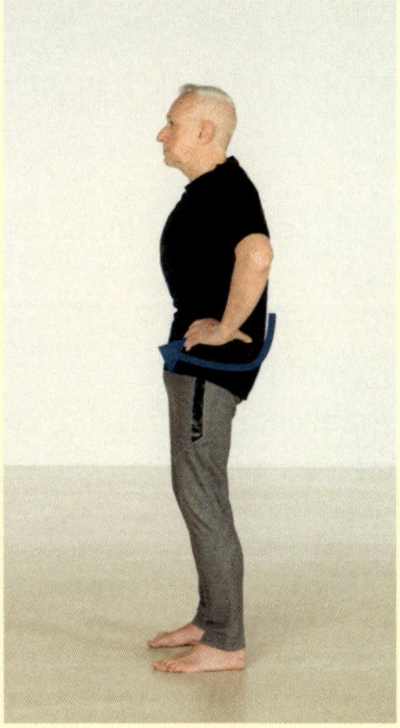

Beckenkippung

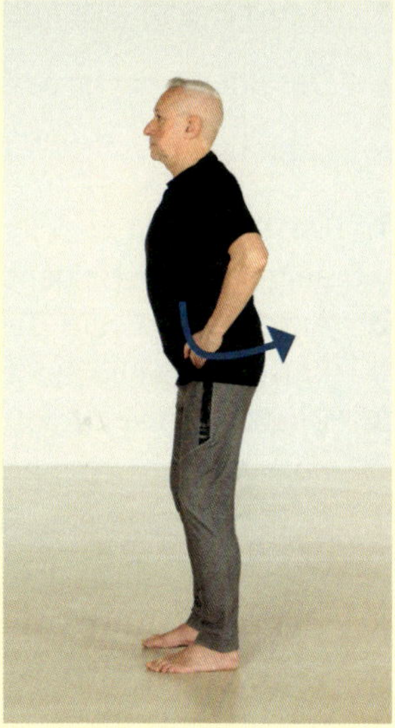

BRUSTWIRBELSÄULENMOBILISATION

Ziel: Verbesserung der Beweglichkeit und Ansteuerung der Brustwirbelsäule, um eine aufrechte Körperhaltung zu fördern, die Atemmechanik zu optimieren und den Oberkörper flexibler an unterschiedliche Bewegungsanforderungen anzupassen.

Eine eingeschränkte Beweglichkeit in der Brustwirbelsäule kann zu kompensatorischen Fehlhaltungen in Hals- und Lendenwirbelsäule führen und die Fähigkeit zur Balancekontrolle sowie zu effizienten Atembewegungen beeinträchtigen.

Ausführung:

Ausgangsposition:

» Der Proband steht in einem hüftbreiten Stand.

» Die Knie sind leicht gebeugt.

» Der Oberkörper ist aufgerichtet, die Arme hängen locker seitlich herab.

Durchführung:

1. Das Brustbein wird langsam nach vorne geschoben und die Brustwirbelsäule aufgerichtet („Heldenbrust").
2. Anschließend wird das Brustbein sanft nach hinten bewegt, sodass sich die Brustwirbelsäule rundet („Rundrücken").
3. Die Bewegung erfolgt kontrolliert und fließend, ohne dass die Schultern unnötig nach vorne oder hinten gezogen werden.
4. Falls die Ausführung schwerfällt, kann die Atmung als Unterstützung genutzt werden:
   » Eine bewusste Einatmung unterstützt die Aufrichtung.
   » Eine bewusste Ausatmung unterstützt die Rundung.
5. Die Übung kann alternativ auch im Sitzen durchgeführt werden, um Bewegungen in der Lendenwirbelsäule zu minimieren.

Hinweise

- Achten Sie darauf, dass die Bewegung primär aus der Brustwirbelsäule erfolgt und nicht aus dem Schultergürtel.
- Achten Sie auf eine schmerzfreie Ausführung und reduzieren Sie bei Beschwerden das Bewegungsausmaß.

Ausgangsposition

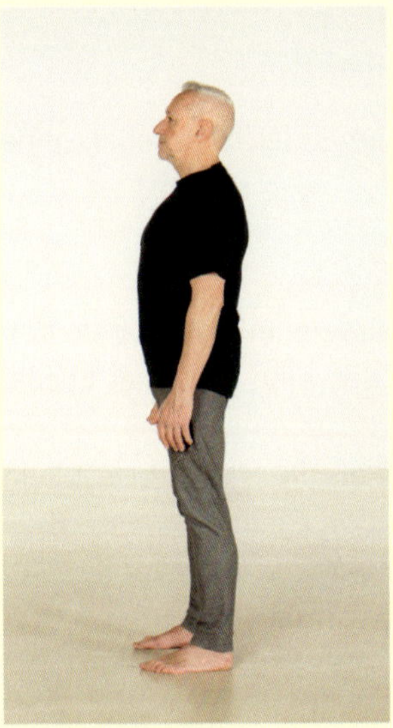

Aufrichtung

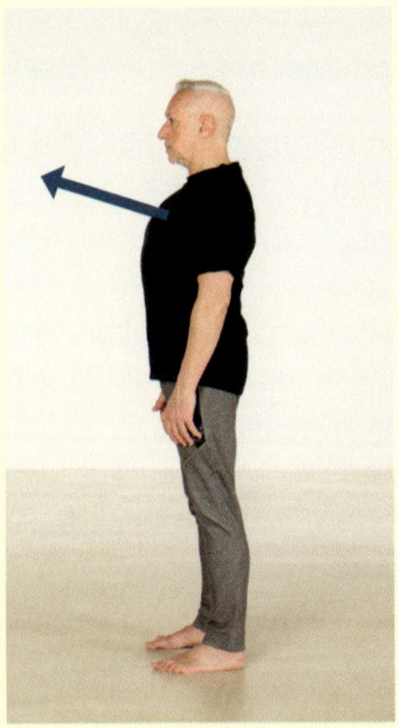

Rundung

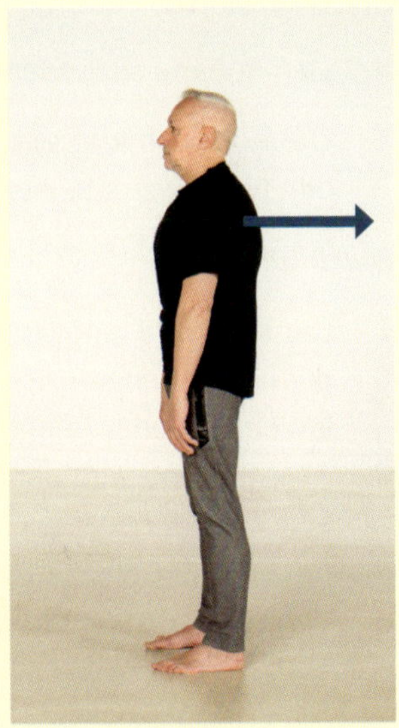

HALSWIRBELSÄULENMOBILISATION

Ziel: Verbesserung der Beweglichkeit und segmentalen Ansteuerung der Halswirbelsäule, um die Kopfposition gezielter kontrollieren zu können.

Eine gute Beweglichkeit in der Halswirbelsäule ist essenziell für die Orientierung im Raum, das Gleichgewicht sowie eine effiziente visuelle Ausrichtung. Einschränkungen oder Fehlstellungen in diesem Bereich können nicht nur Schmerzen verursachen, sondern auch die sensorische Integration und das Gleichgewicht beeinträchtigen.

Ausführung:

Ausgangsposition:

» Der Proband sitzt oder steht mit aufrechtem Oberkörper.

» Der Kopf befindet sich in neutraler Position, das Kinn ist leicht gesenkt, ohne den Nacken zu überstrecken.

Durchführung:

1. Der Kopf wird langsam nach vorne geschoben, als würde man ihn aus dem Körper herausziehen („Schildkrötenhals"). Dabei bleibt das Kinn auf einer Ebene, um ein Ab- oder Anheben zu vermeiden.
2. Anschließend wird der Kopf langsam zurückgezogen, bis die Halswirbelsäule in eine neutrale oder leicht nach hinten verlagerte Position kommt.
3. Am Ende der Rückbewegung wird das Kinn leicht in Richtung Kehlkopf bewegt, sodass am Ansatz des Schädels ein sanftes Dehnungsgefühl entsteht.

Hinweise

» Die Bewegung sollte schmerzfrei erfolgen; reduzieren Sie bei Beschwerden das Bewegungsausmaß.

» Achten Sie besonders darauf, dass die Schultern während der gesamten Bewegung entspannt bleiben.

» Diese Übung eignet sich auch gut als Vorbereitung für visuelle Interventionen oder Gleichgewichtsübungen, da die Kopfposition maßgeblich Einfluss auf die sensorische Verarbeitung hat.

Ausgangsposition

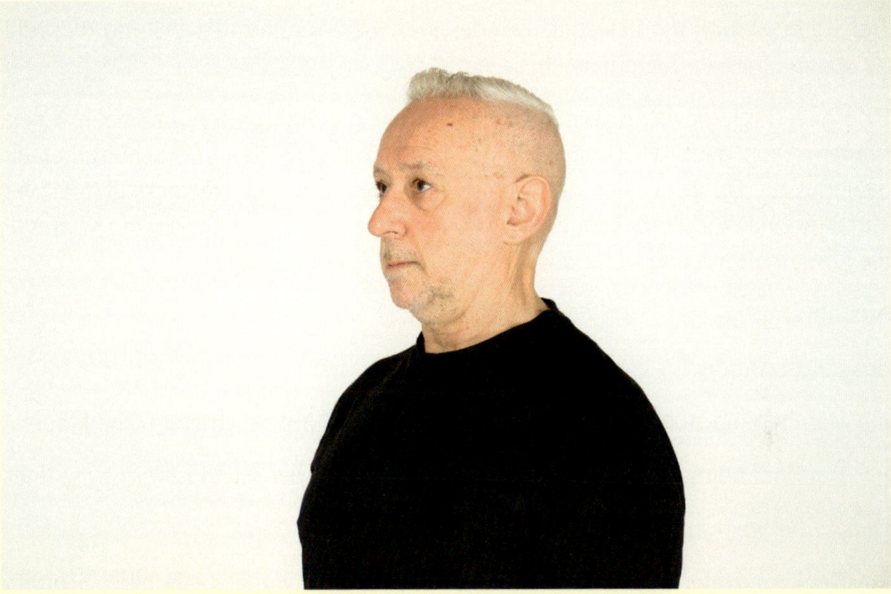

Schildkrötenhals

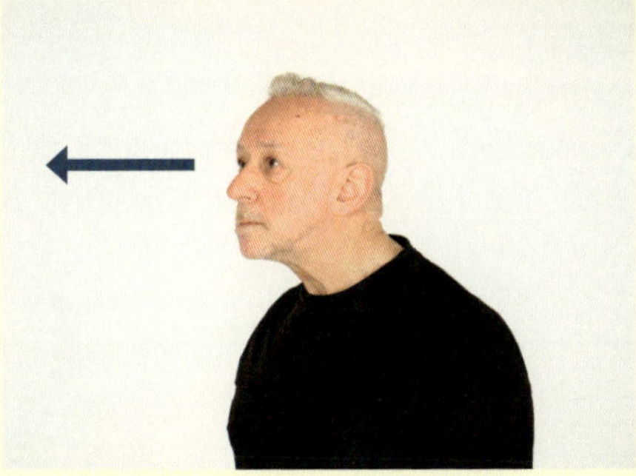

Aufrichtung

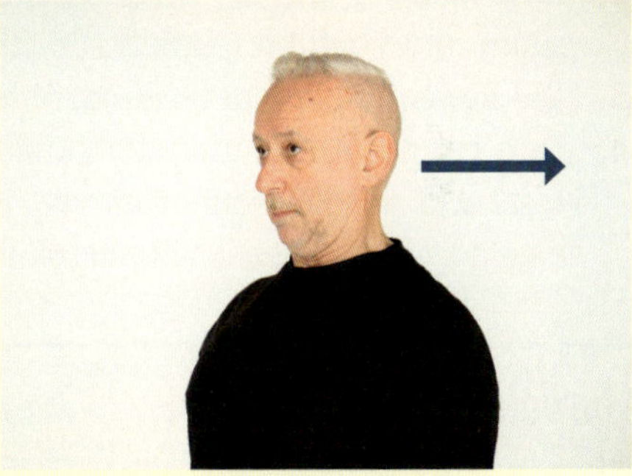

KIEFERMOBILISATION

Ziel: Verbesserung der Beweglichkeit des Kiefergelenks und Reduzierung muskulärer Spannungen im Kieferbereich.

Eine gute Kieferbeweglichkeit ist nicht nur für die Nahrungsaufnahme relevant, sondern kann auch die Gesamtspannung im Kopf-, Nacken- und Schulterbereich beeinflussen. Da im Bereich des Kiefergelenks viele sensible Nervenstrukturen verlaufen, können Einschränkungen oder Dysfunktionen die neuromuskuläre Kontrolle, die Körperhaltung und sogar das Gleichgewicht beeinträchtigen.

Ausführung:

Ausgangsposition:

» Der Proband sitzt oder steht aufrecht mit neutral ausgerichtetem Oberkörper.

» Der Kopf befindet sich in einer neutralen Position, der Mund ist leicht geöffnet.

Durchführung:

1. Der Unterkiefer wird langsam und kontrolliert nach vorne geschoben („Schublade öffnen"), ohne dass der Kopf nach vorne oder hinten ausweicht.
2. Anschließend wird der Unterkiefer ebenso langsam wieder in die Ausgangsposition zurückgeführt („Schublade schließen").
3. Die Bewegung erfolgt fließend, ohne ruckartige Übergänge.
4. Falls bei der Ausführung ein „Knacken" oder „Springen" im Kiefergelenk auftritt, wird der Bewegungsumfang reduziert und die Mobilisation zunächst in einem kleineren Bereich durchgeführt.

Hinweise

» Da im Bereich des Kiefergelenks zahlreiche nervale Strukturen verlaufen, kann die Mobilisation zu Stressreaktionen führen. Die Bewegung sollte daher langsam, vorsichtig und ohne Überlastung ausgeführt werden.

» Bei Schmerzen oder anhaltendem Knacken ist eine Abklärung durch zahnärztliches oder physiotherapeutisches Fachpersonal sinnvoll.

Ausgangsposition

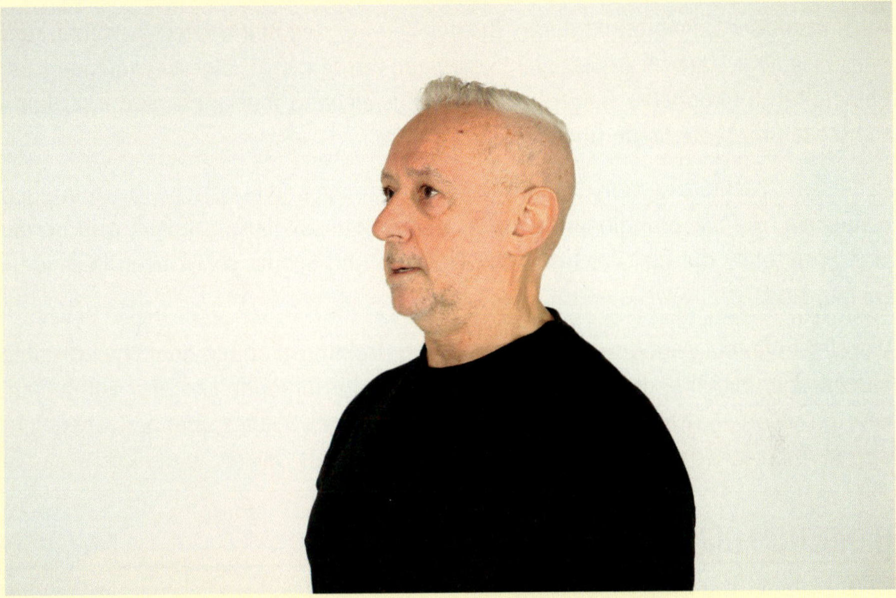

Vorschieben

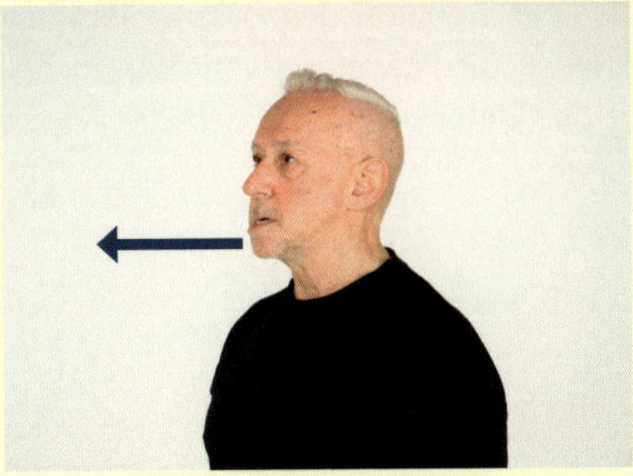

Rückführen

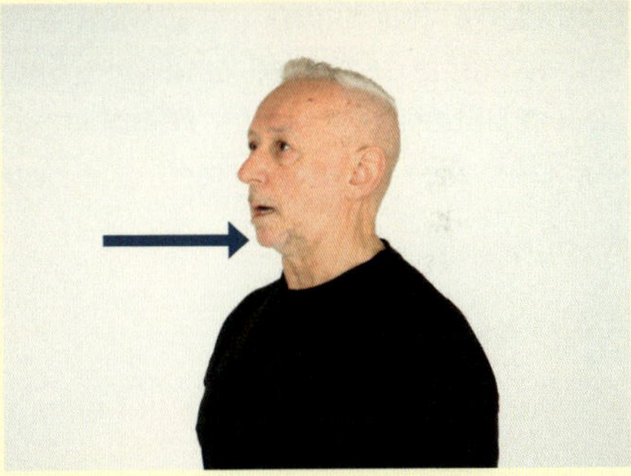

5.1.2 Krafttraining

Auch wenn der Schwerpunkt dieses Buches klar auf den neuronalen Ansteuerungsprozessen liegt, darf ein Aspekt nicht vergessen werden: Kraft bleibt ein elementarer Bestandteil funktioneller Bewegung. Ohne ausreichend muskuläre Stabilität kann selbst die präziseste Steuerung ins Leere laufen.

In diesem Abschnitt werden deshalb bewusst einfache und klassische Kraftübungen vorgestellt, die die grundlegende Halte- und Stützmuskulatur stärken, also genau jene Strukturen, die für Gleichgewicht, Haltung und Schutz vor Stürzen besonders wichtig sind.

Wer sich tiefer mit periodisiertem Krafttraining, Trainingsplanung oder Hypertrophie beschäftigen möchte, dem sei an dieser Stelle weiterführende Literatur empfohlen. Eine detaillierte Betrachtung würde den Rahmen dieses Buches sprengen, aber nicht dessen Anspruch, das Nervensystem mit dem Körper als Ganzes zu denken.

HANDTUCH GREIFEN

Ziel: Kräftigung und Verbesserung der Ansteuerung der kurzen Zehenmuskulatur.

Eine starke Zehenmuskulatur trägt wesentlich zur Stabilität des Fußgewölbes, zur Verbesserung der Stand- und Gehkontrolle sowie zur Prävention von Stürzen bei. Zudem unterstützt sie die Feinabstimmung der Fußbewegungen und die Anpassungsfähigkeit an unterschiedliche Untergründe.

Ausführung:

Ausgangsposition:

» Der Proband sitzt barfuß auf einem stabilen Stuhl.

» Die Füße stehen flach auf dem Boden, die Knie sind etwa im 90°-Winkel gebeugt.

» Unter einen Fuß wird ein kleines Handtuch ausgebreitet, sodass ausschließlich die Zehen Kontakt zum Handtuch haben.

Durchführung:

1. Der Proband versucht, das Handtuch mit den Zehen zu greifen und es in kleinen Etappen zu sich heranzuziehen.
2. Der Vorgang wird wiederholt, bis das gesamte Handtuch komplett herangezogen ist.

3. Je nach Handtuchgröße und Kraftausdauer werden mehrere Durchgänge durchgeführt, bis eine deutliche muskuläre Ermüdung des Fußes eintritt.
4. Anschließend wird die Übung mit dem anderen Fuß ausgeführt.

Hinweise

» Achten Sie darauf, dass die Bewegung primär aus den Zehen erfolgt und nicht durch ein Rutschen des gesamten Fußes unterstützt wird.

» Bei muskulärer Ermüdung kann die Übung kurz pausiert und dann erneut begonnen werden.

Ausgangsposition

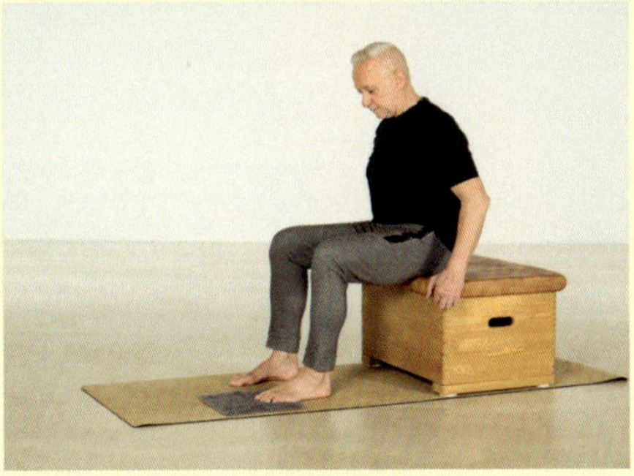

Endposition

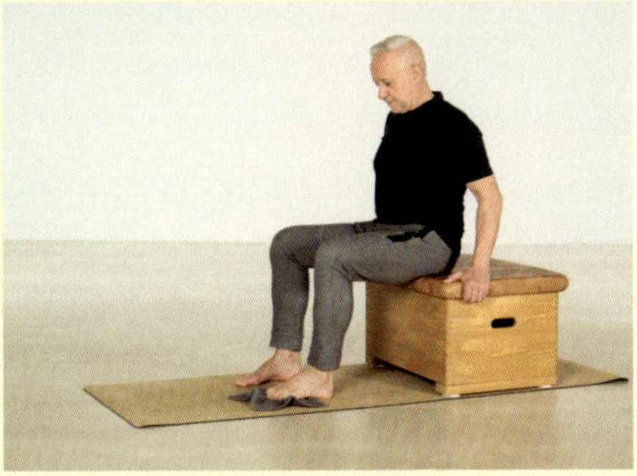

HANDTUCH HEBEN

Ziel: Kräftigung und Ansteuerung der Zehen- sowie der Hüftmuskulatur, um die Fußkontrolle, Greiffähigkeit der Zehen und die aktive Beinführung zu verbessern. Die Übung fördert zudem die Koordination zwischen distalen (Fuß) und proximalen (Hüfte) Muskelgruppen, was für sichere Bewegungen im Alltag und im Sport relevant ist.

Ausführung:

Ausgangsposition:

» Der Proband sitzt barfuß auf einem Stuhl.

» Die Füße sind flach aufgestellt, die Knie etwa 90° gebeugt.

» Unter einem der Füße liegt ein kleines, ausgebreitetes Handtuch.

» Zwischen den Füßen ist eine Faszienrolle oder Flasche platziert, die als Hindernis dient.

Durchführung:

1. Der Proband greift das Handtuch mit den Zehen des einen Fußes, hebt es an und führt es kontrolliert über das Hindernis.
2. Dabei sollte das Hindernis möglichst nicht berührt werden.
3. Das Handtuch wird auf der anderen Seite fallen gelassen und der Fuß in die Ausgangsposition zurückgebracht.
4. Anschließend greift der andere Fuß das Handtuch und wiederholt den Ablauf in die entgegengesetzte Richtung.
5. Die Übung wird abwechselnd mit beiden Füßen fortgesetzt, bis eine deutliche muskuläre Ermüdung spürbar ist.

Hinweise

» Achten Sie darauf, das Handtuch fest mit den Zehen zu greifen, ohne den Fuß zu stark zu krallen.

» Führen Sie die Bewegung langsam und kontrolliert aus, um die Zielmuskulatur gezielt zu aktivieren.

» Wenn Sie die Übung leichter gestalten möchten, nutzen Sie ein kleineres Hindernis oder ein leichteres Tuch. Für eine höhere Schwierigkeit können Sie das Hindernis vergrößern oder ein schwereres Tuch verwenden.

Ausgangsposition

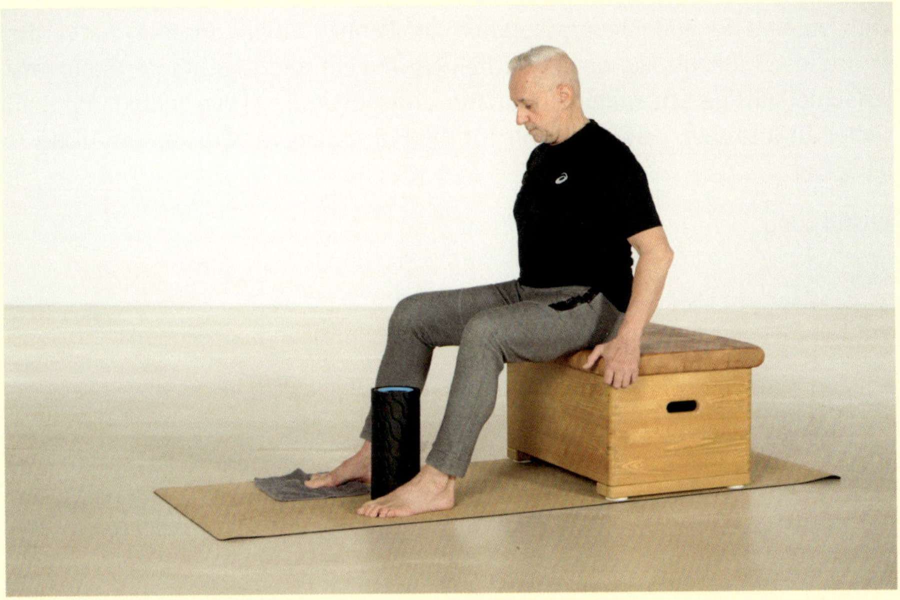

Mittlere Position

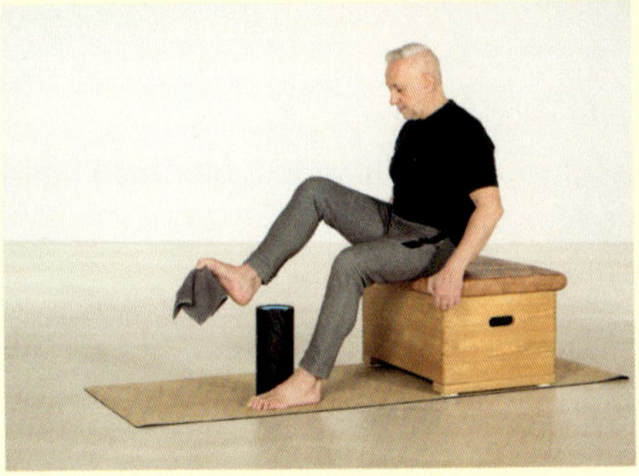

Endposition

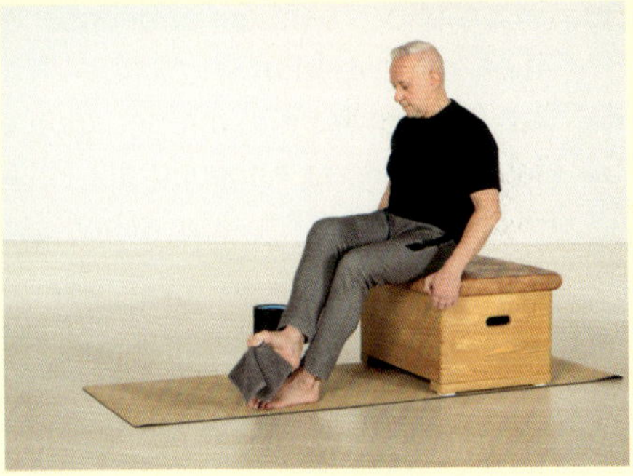

„PINGUIN“

Ziel: Training der Fußhebermuskulatur (vor allem M. tibialis anterior) zur Verbesserung der Fußkontrolle, der Schrittfreiheit und zur Reduzierung des Stolperrisikos. Eine kräftige Schienbeinmuskulatur unterstützt die aktive Fußhebung beim Gehen und Laufen, was besonders für die Prävention von Stürzen im Alltag relevant ist.

Ausführung:

Ausgangsposition:

» Der Proband steht hüftbreit, beide Füße haben vollen Bodenkontakt.

» Das Körpergewicht ist gleichmäßig auf beide Beine verteilt, die Knie sind locker und nicht durchgestreckt.

Durchführung:

1. Der Proband hebt Zehen und Vorfuß eines Fußes an, sodass sich der Fußballen vom Boden löst und ein leichtes Spannungsgefühl im Schienbein spürbar wird.
2. Der andere Fuß bleibt fest auf dem Boden stehen.
3. Anschließend wird der angehobene Fuß kontrolliert wieder in die Ausgangsposition zurückgeführt.
4. Der Ablauf wird nun mit der anderen Seite wiederholt.
5. Das wechselnde Anheben der Füße erfolgt in einem flüssigen, gleichmäßigen Rhythmus ohne Pause zwischen den Seiten.

Hinweis

» Für eine intensivere Kräftigung kann die Übung barfuß oder mit leichter Zusatzlast (z. B. Gewichtsmanschetten) durchgeführt werden.

Position 1

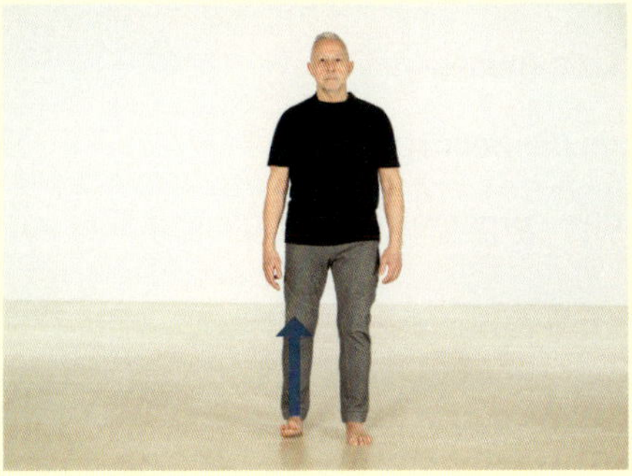

Position 2

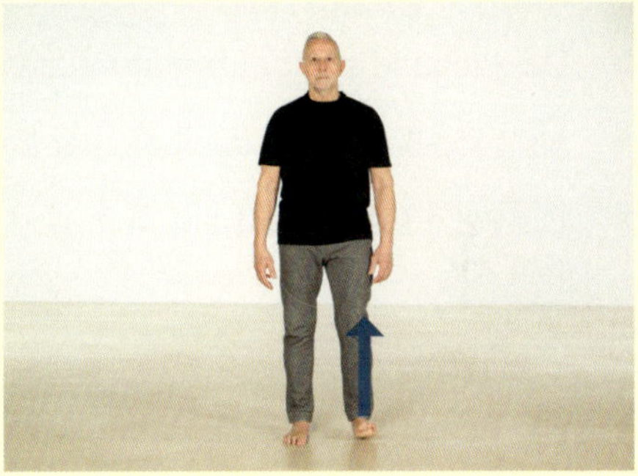

KNIEBEUGE MIT LOOP

Ziel: Kräftigung der Gesäßmuskulatur (vor allem M. gluteus medius und M. gluteus maximus) sowie der Beinmuskulatur. Gleichzeitig wird durch den Widerstand des Loops die Hüftstabilität verbessert, was sich positiv auf Knie- und Sprunggelenkskontrolle in Alltag und Sport auswirken kann.

Ausführung:

Ausgangsposition:

» Der Proband steht hüftbreit mit gestreckten Beinen.

» Ein Loop-Band wird oberhalb der Knie um die Beine gelegt.

» Die Füße stehen fest auf dem Boden, das Körpergewicht ist gleichmäßig verteilt.

Durchführung:

1. Der Proband beugt langsam die Knie, als würde er sich auf einen tiefen Stuhl setzen wollen.
2. Die Bewegung wird so tief wie möglich ausgeführt, ohne die Körperkontrolle zu verlieren.
3. Während der gesamten Durchführung bleibt der Rücken möglichst aufrecht und leicht ins Hohlkreuz gebracht, um eine stabile Lendenwirbelsäulenposition zu gewährleisten.
4. Die Füße, insbesondere die Fersen, behalten durchgehend Bodenkontakt.
5. Die Knie werden aktiv gegen den Widerstand des Loops nach außen gedrückt, um die seitliche Hüftmuskulatur zu aktivieren.
6. Die Arme können zur Balance nach vorne gestreckt werden.
7. Anschließend drückt sich der Proband kontrolliert wieder in die Ausgangsposition zurück.
8. Die Bewegung wird mehrfach wiederholt, bis eine muskuläre Ermüdung erreicht ist.

Hinweise

- Achten Sie darauf, dass die Knie während der gesamten Bewegung nicht nach innen fallen.
- Für Anfänger kann die Bewegung zunächst in kleinerem Bewegungsumfang geübt werden.

Ausgangsposition

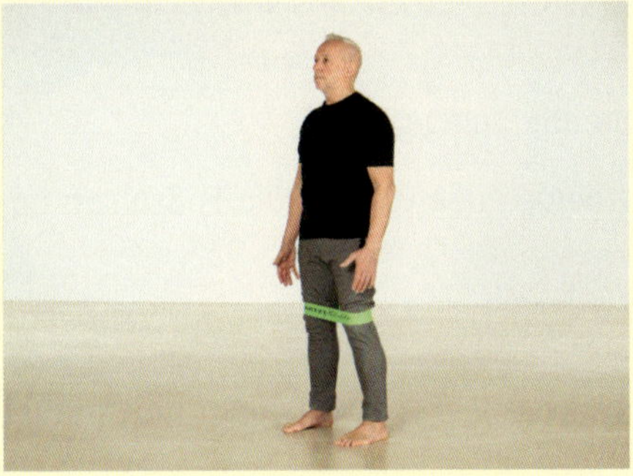

Endposition

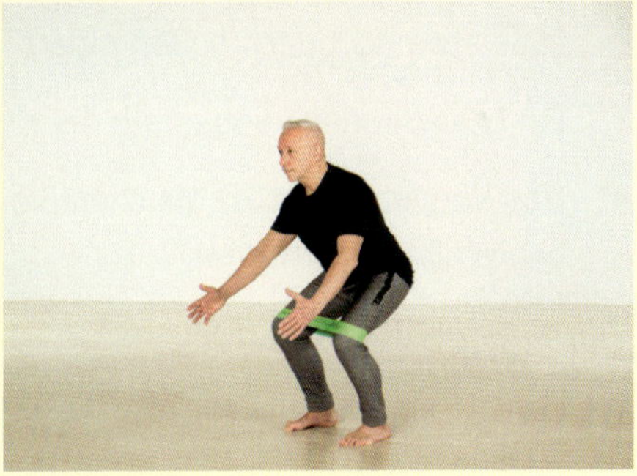

SUMO-KNIEBEUGE MIT LOOP

Ziel: Kräftigung der Gesäßmuskulatur (vor allem M. gluteus maximus und M. gluteus medius) sowie der Oberschenkelmuskulatur mit zusätzlicher Aktivierung der Hüftabduktoren durch den Widerstand des Loops. Durch die breite Standposition wird verstärkt die Adduktorenmuskulatur beansprucht, was die Stabilität in Hüfte und Beinen verbessert.

Ausführung:

Ausgangsposition:

» Der Proband steht in einem breiten Stand, die Beine sind gestreckt und die Füße etwa 45° nach außen rotiert.

» Ein Loop-Band wird oberhalb der Knie um die Beine gelegt.

» Das Körpergewicht ist gleichmäßig auf beide Füße verteilt, die Fußsohlen haben vollen Bodenkontakt.

Durchführung:

1. Der Proband beugt langsam die Knie, als würde er sich auf einen tiefen Stuhl setzen wollen.
2. Die Bewegung wird so tief wie möglich ausgeführt, ohne die Körperkontrolle zu verlieren.
3. Während der gesamten Durchführung bleibt der Rücken möglichst aufrecht und stabil.
4. Die Knie werden aktiv gegen den Widerstand des Loops nach außen gedrückt, um die seitliche Hüftmuskulatur zu aktivieren.
5. Die Arme können zur Unterstützung der Balance nach vorne gestreckt werden.
6. In der gebeugten Position kann es vorkommen, dass das Loop-Band leicht nach oben rutscht - dies ist normal und erfordert keine Korrektur, solange es nicht den Bewegungsfluss stört.
7. Anschließend drückt sich der Proband kontrolliert wieder in die Ausgangsposition zurück.
8. Die Bewegung wird mehrfach wiederholt, bis eine muskuläre Ermüdung erreicht ist.

Hinweise

» Achten Sie darauf, dass die Knie während der gesamten Bewegung nicht nach innen fallen.

» Für eine intensivere Belastung kann ein stärkeres Loop-Band verwendet oder die Standbreite leicht vergrößert werden.

Ausgangsposition

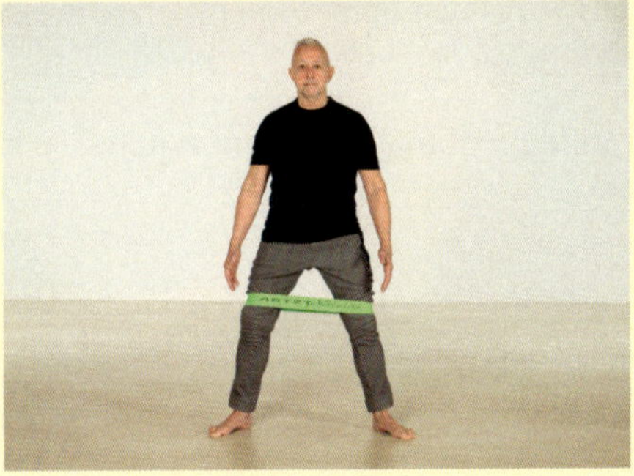

Endposition

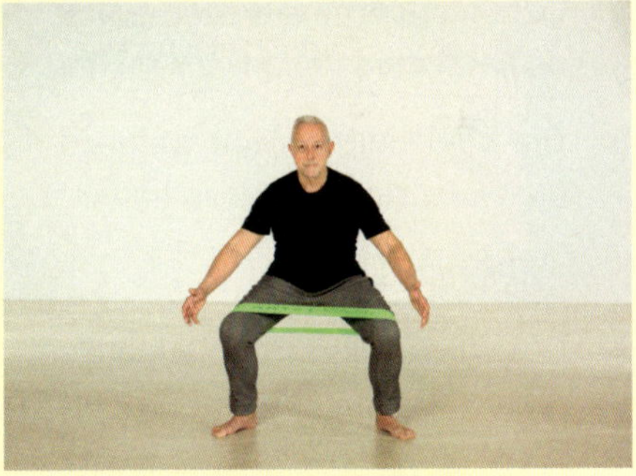

SEIT-KICKS BODEN

Ziel: Kräftigung der Gesäßmuskulatur – insbesondere des M. gluteus medius – sowie der Abduktoren. Die Übung fördert zusätzlich die Hüftstabilität und verbessert die Beweglichkeit in Hüftgelenk und Beckenregion.

Ausführung:

Ausgangsposition:

» Der Proband legt sich seitlich auf eine Bodenmatte, der Körper ist gestreckt, sodass Fersen, Hüfte und Schultern eine Linie bilden.

» Der untere Arm kann angewinkelt und als Stütze vor dem Körper platziert werden, während der obere Arm den Kopf abstützt.

» Die Körpermitte bleibt während der gesamten Übung leicht angespannt, um die Wirbelsäule stabil zu halten.

Durchführung:

1. Das obere Bein wird so angebeugt, dass Fußspitze und Knie in Richtung Decke zeigen (Kombination aus Beugung und Außenrotation).
2. Gleichzeitig wird das Gesäß bewusst angespannt und das Becken nach vorne geschoben.
3. Anschließend wird das Bein wieder gerade nach vorne ausgestreckt, während es so weit wie möglich nach innen rotiert wird. Falls möglich, werden die Zehen dabei in Richtung Boden gedreht.
4. Während der Streckbewegung wird gedanklich ein starker Widerstand mit der Ferse nach vorne weggeschoben.
5. Der Ablauf aus Anbeugen und Strecken wird fließend wiederholt, bis die Muskulatur ermüdet.
6. Danach erfolgt ein Seitenwechsel.

Hinweis

» Achten Sie darauf, dass das Becken während der gesamten Bewegung stabil bleibt und nicht nach hinten kippt.

Neutralposition

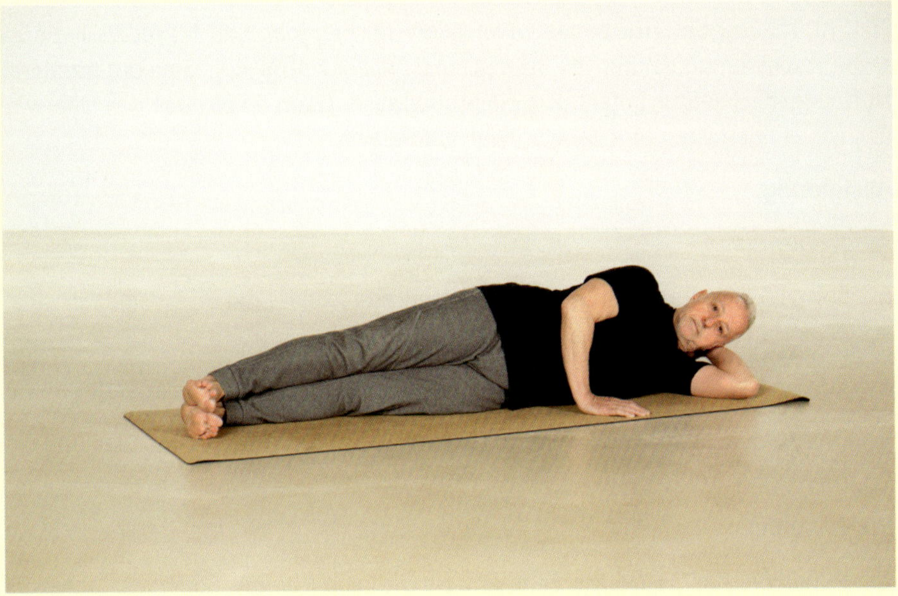

Gestrecktes Bein

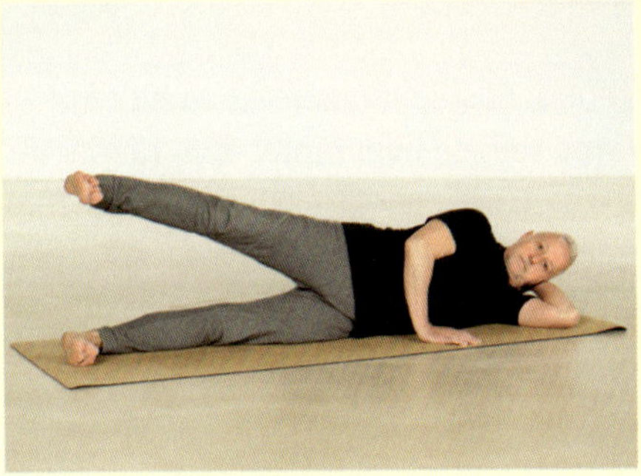

Angezogenes Bein

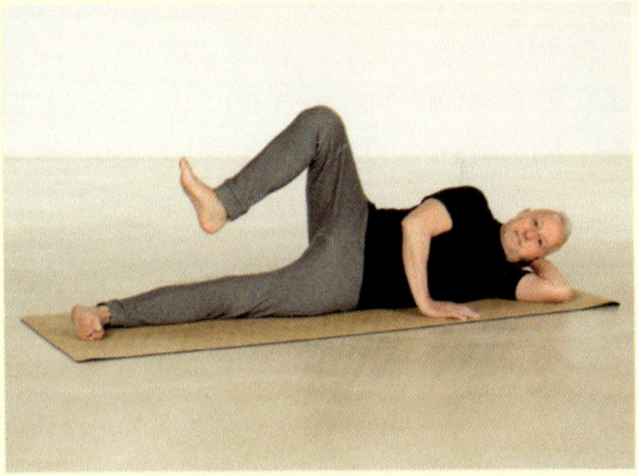

HÜFTBEUGER

Ziel: Kräftigung des Hüftbeugers (vor allem M. iliopsoas und M. rectus femoris) sowie Verbesserung der aktiven Beweglichkeit in der Hüftflexion. Eine gut trainierte Hüftbeugemuskulatur unterstützt die Stabilität im Gang, erleichtert das Überwinden von Hindernissen und kann Stürzen vorbeugen.

Ausführung:

Ausgangsposition:

» Setzen Sie sich aufrecht auf eine Bodenmatte, sodass die Wirbelsäule in einer neutralen Position bleibt.

» Ein Bein ist vollständig gestreckt, das andere vor dem Oberkörper angewinkelt.

» Umfassen Sie das Schienbein des gebeugten Beins mit beiden Händen, um die Position zu stabilisieren.

Durchführung:

1. Heben Sie das gestreckte Bein so weit wie möglich vom Boden ab, ohne die Oberkörperhaltung zu verlieren.
2. Führen Sie mit dem angehobenen Bein kleine, kontrollierte Federbewegungen aus.
3. Versuchen Sie während der gesamten Übung, das Bein gestreckt zu halten.
4. Falls dies nicht möglich ist, können die Arme seitlich oder hinter dem Körper abgestützt werden. In diesem Fall darf der Oberkörper leicht nach hinten gelehnt werden, um die Bewegung zu erleichtern.
5. Wiederholen Sie die Bewegung so lange, bis eine deutliche muskuläre Ermüdung im Hüftbeuger spürbar ist.

Hinweise

- Achten Sie darauf, dass die Bewegung aus der Hüfte kommt und nicht aus dem unteren Rücken.
- Die Atmung sollte ruhig und gleichmäßig erfolgen, vermeiden Sie das Anhalten des Atems.
- Ein leichter Muskelkrampf im Oberschenkelbeuger kann auftreten; in diesem Fall kurz pausieren und die Muskulatur lockern.

Ausgangsposition

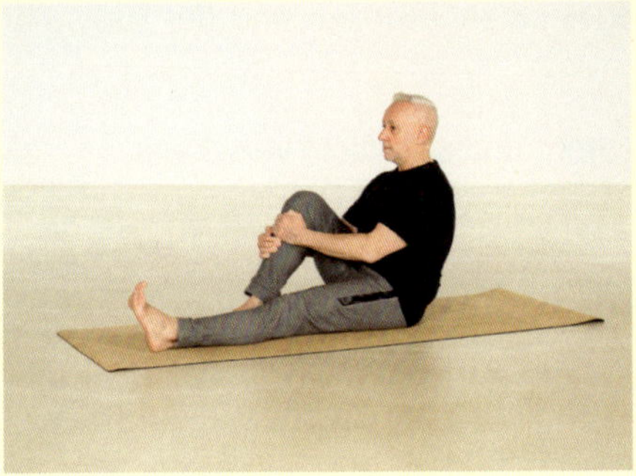

Bein angehoben

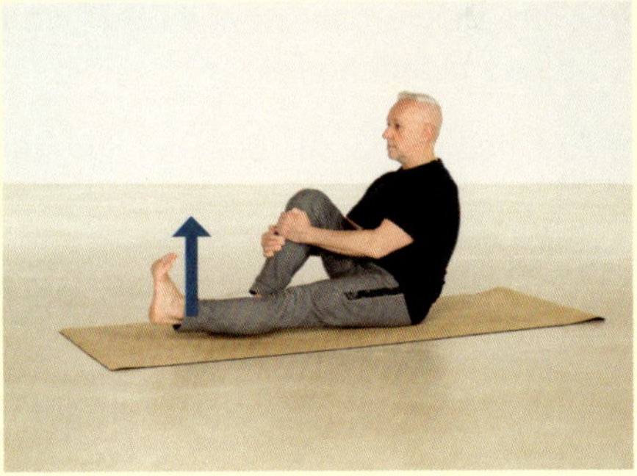

HÜFTBEUGER AUF EINEM STUHL

Ziel: Kräftigung des Hüftbeugers (v. a. M. iliopsoas und M. rectus femoris) in einer alltagsnahen Sitzposition. Diese Übung verbessert die Fähigkeit, das Bein aktiv anzuheben, eine wichtige Voraussetzung zum Treppensteigen, für schnelles Gehen oder das Überwinden kleiner Hindernisse.

Ausführung:

Ausgangsposition:

» Setzen Sie sich aufrecht und stabil auf einen Stuhl, sodass der Oberkörper in einer gestreckten Haltung bleibt.

» Ein Bein ist vollständig gestreckt und hat mit der Ferse Bodenkontakt.

» Das andere Bein ist etwa 90° im Kniegelenk angewinkelt und der Fuß steht fest auf dem Boden.

» Achten Sie darauf, dass der Stuhl stabil steht und sich nicht verschiebt.

Durchführung:

1. Heben Sie das gestreckte Bein so weit wie möglich nach oben, ohne den Oberkörper nach hinten zu neigen.
2. Halten Sie die Bewegung kurz am höchsten Punkt, um die Muskulatur aktiv zu spüren.
3. Senken Sie das Bein kontrolliert wieder in die Ausgangsposition.
4. Wiederholen Sie die Bewegung, bis eine deutliche muskuläre Ermüdung eintritt.
5. Wechseln Sie anschließend die Seite.

Hinweise

- Sie können die Arme seitlich am Stuhl oder an den Oberschenkeln abstützen, um zusätzliche Stabilität zu erlangen.
- Achten Sie auf eine ruhige, gleichmäßige Atmung während der Übung.

Ausgangsposition

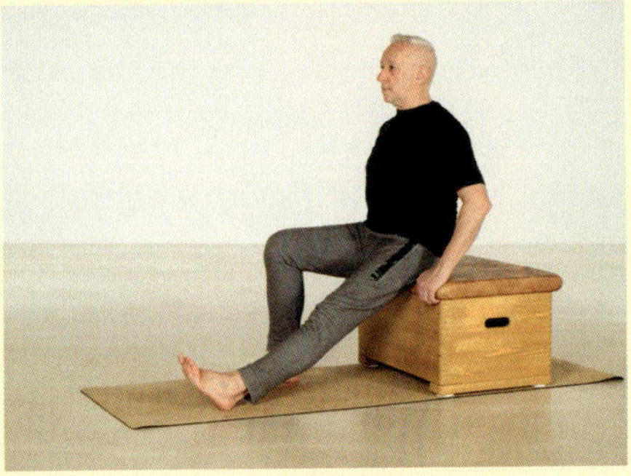

Endposition

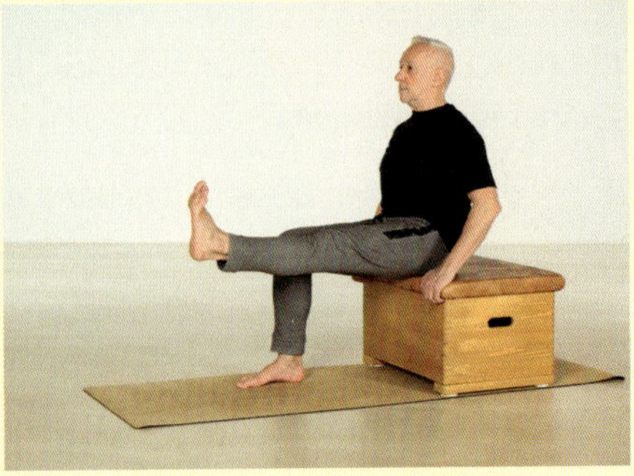

RIPPENATMUNG

Ziel: Kräftigung und Sensibilisierung der Einatemmuskulatur, insbesondere des Zwerchfells und der Zwischenrippenmuskulatur. Die Übung fördert eine tiefere, bewusstere Atmung, verbessert die Atembeweglichkeit der Rippen und unterstützt damit auch die Stabilität und Effizienz des gesamten Rumpfes.

Ausführung:

Ausgangsposition:

» Setzen oder stellen Sie sich aufrecht hin, sodass der Oberkörper gestreckt ist.

» Legen Sie ein Widerstandsband mit individuell angepasstem Zug um die unteren Rippenbögen.

» Achten Sie darauf, dass das Band angenehm, aber deutlich spürbar anliegt.

Durchführung:

1. Erzeugen Sie durch leichtes Festziehen des Widerstandsbandes einen gleichmäßigen Druck auf die Rippen.
2. Atmen Sie langsam und kontrolliert durch die Nase ein, möglichst ohne hörbare Atemgeräusche.
3. Aktivieren Sie zunächst das Zwerchfell, indem Sie „in den Bauch atmen" (Bauch wölbt sich nach außen), und setzen Sie danach die Bewegung der Rippen in alle Richtungen fort (vorne, seitlich, hinten).
4. Stellen Sie sich dabei vor, dass ein Luftballon im Bauchraum sich gleichmäßig aufbläht und das Widerstandsband in alle Richtungen dehnt.
5. Vermeiden Sie es, während der Einatmung die Schultern anzuheben, die Bewegung sollte sanft und ohne Anspannung im Nacken erfolgen.
6. Atmen Sie anschließend ebenso langsam und gleichmäßig durch die Nase aus, sodass das Widerstandsband wieder enger anliegt.
7. Führen Sie 20–30 langsame Atemzüge durch oder üben Sie für etwa 5 Minuten.

Hinweis

» Als Alternative kann ein spezieller Atemgürtel verwendet werden, der die Rippenbögen großflächiger umschließt und dadurch einen gleichmäßigeren Widerstand bietet.

Ausgangsposition

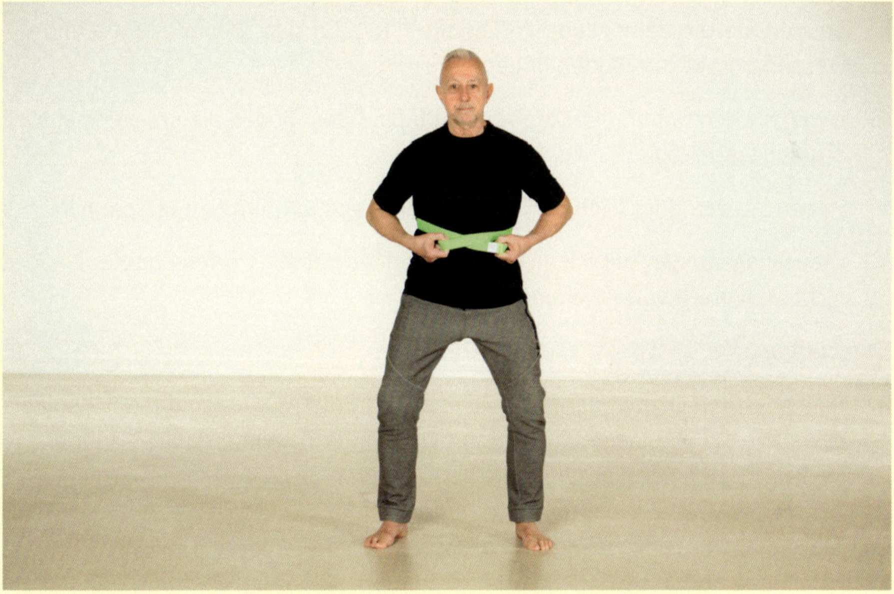

Rückansicht

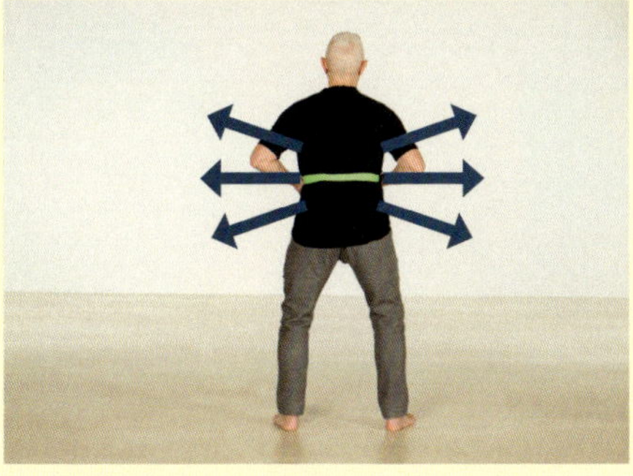

Alternative Atemgürtel

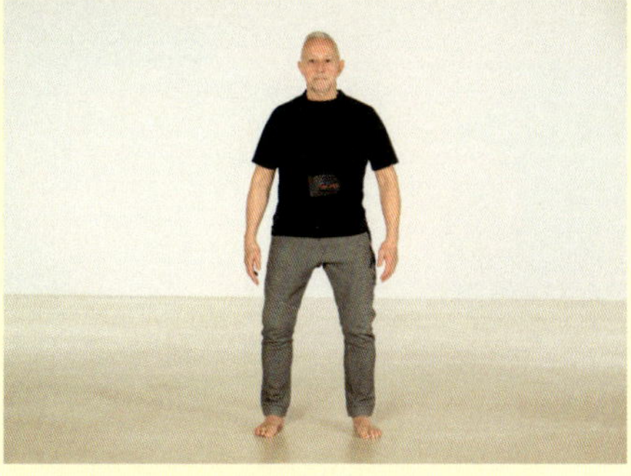

GERADER CRUNCH

Ziel: Kräftigung der geraden Bauchmuskulatur (M. rectus abdominis) zur Verbesserung der Rumpfstabilität und Unterstützung der Wirbelsäule bei Alltags- und Sportbewegungen.

Ausführung:

Ausgangsposition:

» Legen Sie sich mit dem Rücken auf eine Bodenmatte.

» Beugen Sie die Beine, sodass die Füße flach auf dem Boden stehen und die Fersen Kontakt zum Boden haben.

» Legen Sie den unteren Rücken vollständig auf dem Boden ab, um eine neutrale Position zu halten.

» Heben Sie den Kopf leicht an, ohne die Nackenmuskulatur zu verspannen.

» Die Hände können seitlich an den Kopf gelegt werden, dürfen den Kopf jedoch nicht aktiv nach vorne ziehen.

Durchführung:

1. Rollen Sie den Oberkörper ein, indem Sie das Brustbein in Richtung Schambein bewegen, bis Sie eine deutliche Spannung in der Bauchmuskulatur spüren.
2. Senken Sie den Oberkörper kontrolliert zurück in die Ausgangsposition.
3. Achten Sie während der gesamten Bewegung darauf, dass der untere Rücken fest am Boden bleibt und der Kopf nicht zusätzlich eingerollt wird.
4. Führen Sie so viele Wiederholungen aus, bis eine deutliche muskuläre Ermüdung eintritt.

Hinweis

» Falls es schwerfällt, den Kopf in Position zu halten, kann ein Handtuch hinter dem Kopf als Unterstützung genutzt werden.

Ausgangsposition

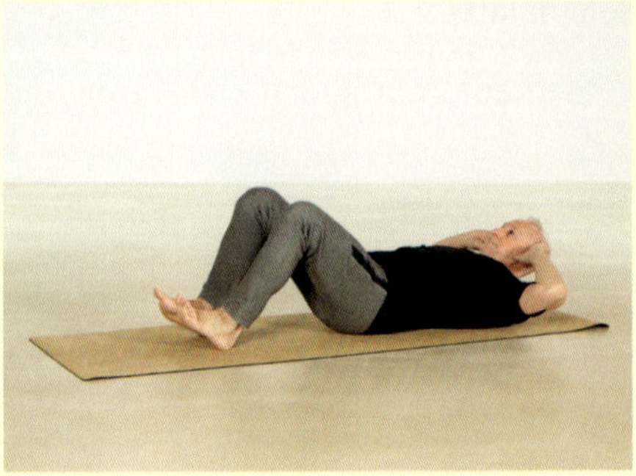

Endposition

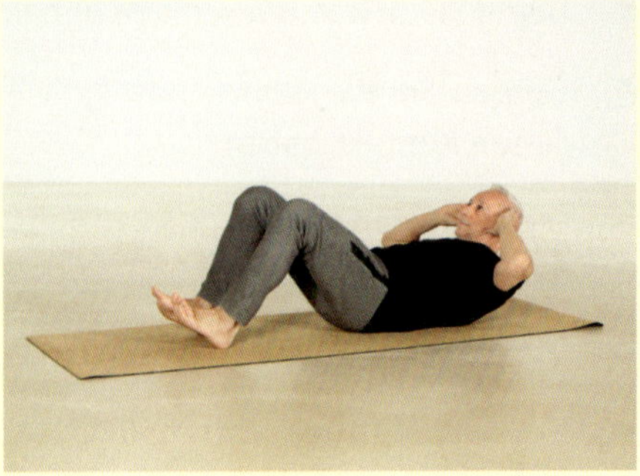

SCHRÄGER CRUNCH

Ziel: Kräftigung der schrägen Bauchmuskulatur (M. obliquus externus und M. obliquus internus) zur Verbesserung der Rumpfrotation, seitlichen Stabilität und Körperkontrolle bei dynamischen Bewegungen.

Ausführung:

Ausgangsposition:

» Legen Sie sich in Rückenlage auf eine Bodenmatte.

» Beugen Sie die Beine, sodass die Füße flach auf dem Boden stehen und die Fersen Kontakt haben.

» Legen Sie den unteren Rücken vollständig auf den Boden, um eine stabile Ausgangsposition zu erreichen.

» Heben Sie den Kopf leicht an, ohne die Nackenmuskulatur zu verspannen.

» Die Hände können seitlich an den Kopf gelegt werden, dürfen diesen aber nicht aktiv nach vorne ziehen.

Durchführung:

1. Rollen Sie den Oberkörper ein, bis sich die Schultern vom Boden lösen und sich das Brustbein in Richtung Schambein bewegt.
2. Rotieren Sie während des Einrollens den Oberkörper zu einer Seite, sodass die schrägen Bauchmuskeln aktiv arbeiten.
3. Drehen Sie den Oberkörper wieder zurück und senken Sie ihn kontrolliert in die Ausgangsposition.
4. Wiederholen Sie die Bewegung zur anderen Seite und wechseln Sie die Rotationsrichtung mit jeder Wiederholung ab.
5. Führen Sie die Übung so lange aus, bis eine deutliche muskuläre Ermüdung eintritt.

Hinweis

» Halten Sie den unteren Rücken während der gesamten Bewegung am Boden.

Ausgangsposition

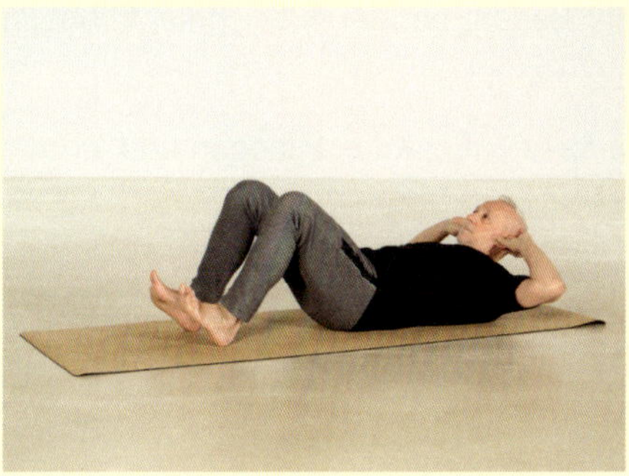

Endposition

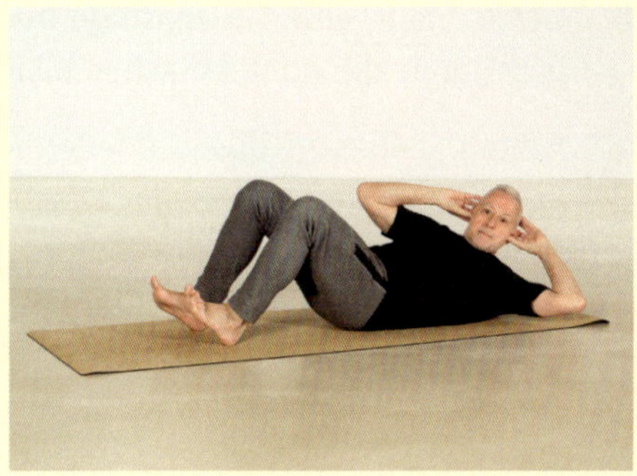

UNTERARMSTÜTZ

Ziel: Kräftigung der Rumpfmuskulatur, insbesondere der Bauch- und Rückenmuskeln, zur Verbesserung der Stabilität und Körperkontrolle.

Ausführung:

Ausgangsposition:

» Gehen Sie in eine Stützposition auf dem Boden, bei der Füße, Knie, Ellbogen und Hände die Kontaktflächen bilden.

» Achten Sie darauf, dass auf jeder Körperseite Füße, Knie, Ellbogen und Hände in etwa hüftbreit zueinander angeordnet sind.

» Platzieren Sie die Ellbogen direkt unter den Schultern.

» Positionieren Sie die Hüfte etwas weiter vor den Knien, um eine stabile Ausgangsposition zu schaffen.

» Halten Sie den Kopf in Verlängerung der Wirbelsäule und richten Sie den Blick in Richtung Boden.

Durchführung:

1. Strecken Sie zunächst ein Bein nach hinten aus, anschließend das andere, bis Ihr Körper in einer langen, gestreckten Stützposition ist.
2. Senken Sie danach nacheinander wieder ein Knie nach dem anderen kontrolliert auf den Boden ab.
3. Wiederholen Sie das Anheben und Senken der Knie, bis eine deutliche muskuläre Ermüdung eintritt.
4. Achten Sie während der gesamten Ausführung darauf, dass der Körper parallel zum Boden bleibt und das Gesäß nicht übermäßig nach oben geschoben wird.

Hinweise

- » Spannen Sie während der gesamten Übung aktiv Bauch- und Gesäßmuskulatur an, um den Rumpf stabil zu halten.
- » Wenn die Bewegung zu schwerfällt, können Sie die Übung ausschließlich in der Knieposition ausführen und die Haltezeit langsam steigern.

Ausgangsposition

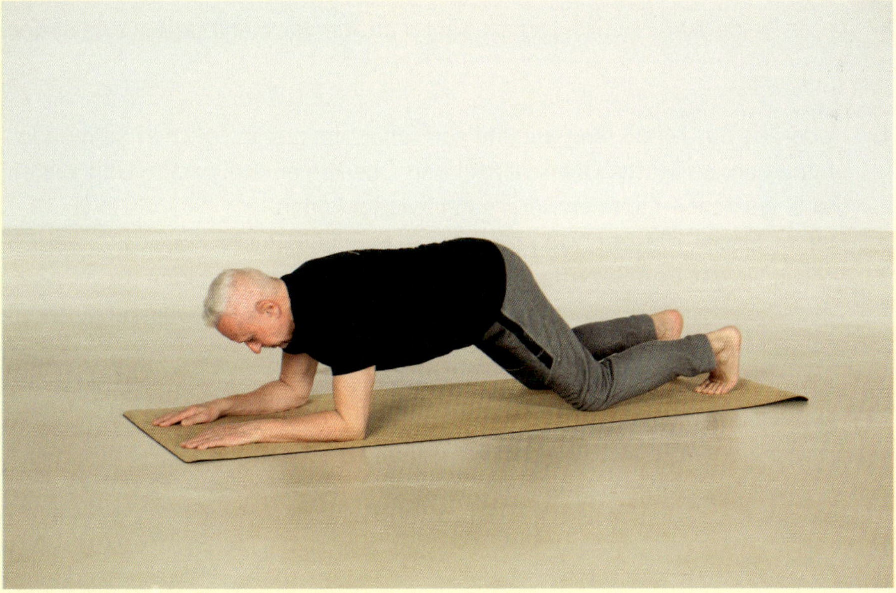

Ein Bein angehoben

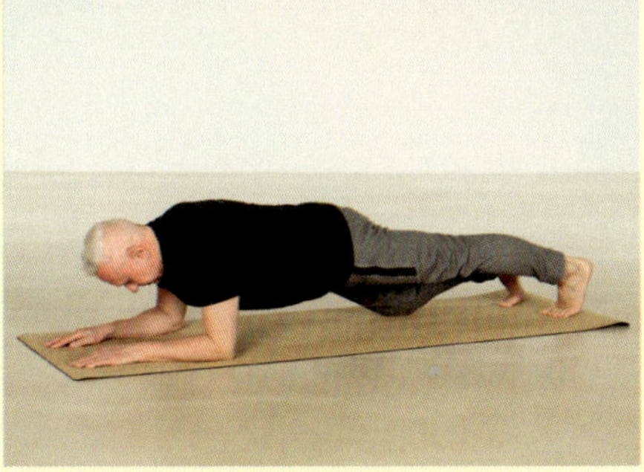

Endposition

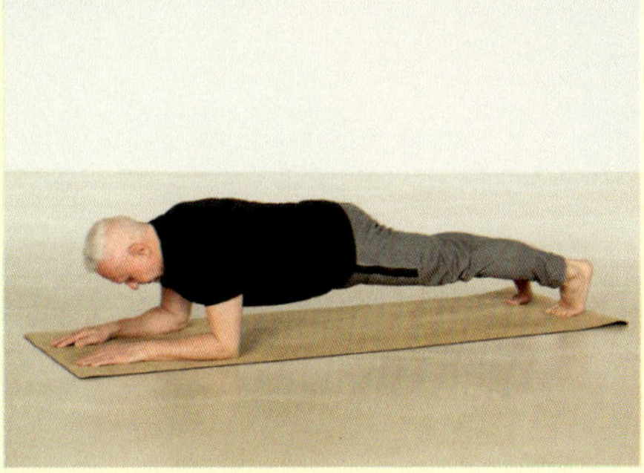

BRÜCKE

Ziel: Kräftigung der Gesäßmuskulatur sowie unterstützend der Oberschenkelrückseite und der Rumpfmuskulatur.

Ausführung:

Ausgangsposition:

» Legen Sie sich in Rückenlage auf den Boden.

» Stellen Sie die Beine angewinkelt auf, sodass die Füße flach und etwa hüftbreit nebeneinanderstehen.

» Legen Sie die Arme seitlich eng am Körper an, mit den Handflächen zum Boden.

Durchführung:

1. Heben Sie das Gesäß langsam und kontrolliert im größtmöglichen Bewegungsumfang an, bis Hüfte, Oberschenkel und Oberkörper eine gerade Linie bilden. Dabei entsteht im unteren Rücken ein leichter Bogen.
2. Pressen Sie zur Unterstützung die Arme aktiv in den Boden.
3. Senken Sie das Gesäß kontrolliert wieder in die Ausgangsposition ab.
4. Wiederholen Sie die Bewegung so lange, bis eine deutliche muskuläre Ermüdung eintritt.

Hinweise

- Spannen Sie in der oberen Position bewusst das Gesäß an, um die Aktivität zu maximieren.
- Falls Sie zu Krämpfen in der Oberschenkelrückseite neigen, reduzieren Sie den Bewegungsumfang oder verändern Sie die Fußposition (z. B. näher oder weiter von der Hüfte entfernt), um die Belastung anzupassen.

Ausgangsposition

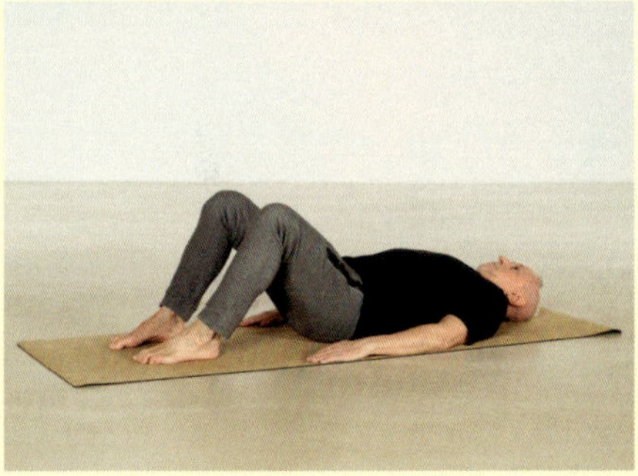

Endposition

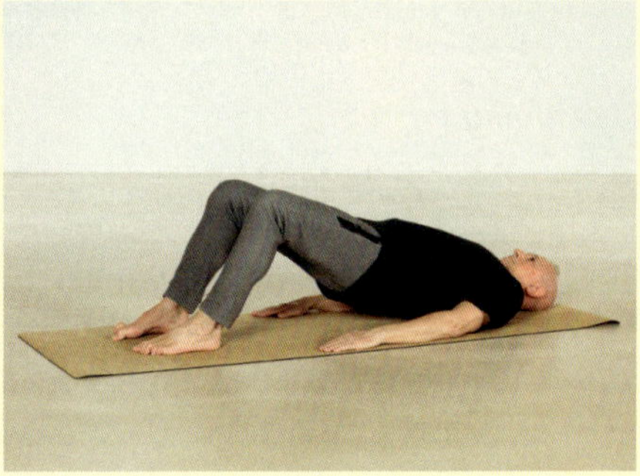

NACKENMUSKULATUR IM LIEGEN

Ziel: Kräftigung der tiefen Nackenmuskulatur, um die Kopfhaltung zu stabilisieren und die Halswirbelsäule zu entlasten.

Ausführung:

Ausgangsposition:

» Legen Sie sich in Rückenlage auf den Boden.

» Stellen Sie die Beine angewinkelt auf, sodass die Füße flach und etwa hüftbreit nebeneinanderstehen.

» Der Hinterkopf liegt flach auf dem Boden, das Kinn befindet sich in neutraler Position (kein Doppelkinn, kein Anheben).

Durchführung:

Variante 1 – Kopf anheben

1. Heben Sie den Kopf langsam und kontrolliert in Richtung Decke an, als würden Sie den Hals leicht verlängern („Schildkrötenhals").
2. Achten Sie darauf, dass das Kinn während der gesamten Bewegung seine Position behält und nicht zur Brust gezogen wird.
3. Senken Sie den Kopf ebenso langsam wieder in die Ausgangsposition ab.
4. Wiederholen Sie die Bewegung, bis eine deutliche muskuläre Ermüdung eintritt.

Variante 2 – Kinn zur Brust

1. Heben Sie den Kopf leicht an und ziehen Sie dabei das Kinn aktiv im größtmöglichen Bewegungsumfang in Richtung Brust.
2. Halten Sie diese Position für etwa 5 Sekunden und spüren Sie die Anspannung der vorderen Halsmuskulatur.
3. Führen Sie den Kopf anschließend kontrolliert zurück in die Ausgangsposition.

Hinweise

» Die Bewegung sollte klein und kontrolliert bleiben, um eine Überlastung der Nackenmuskulatur zu vermeiden.

» Das bewusste Einbeugen des Kopfes in Richtung Brust (Variante 2) ist eine besonders sinnvolle Übung, um den Kopf bei einem Sturz reflexartig zu stabilisieren und vor Verletzungen zu schützen.

Ausgangsposition

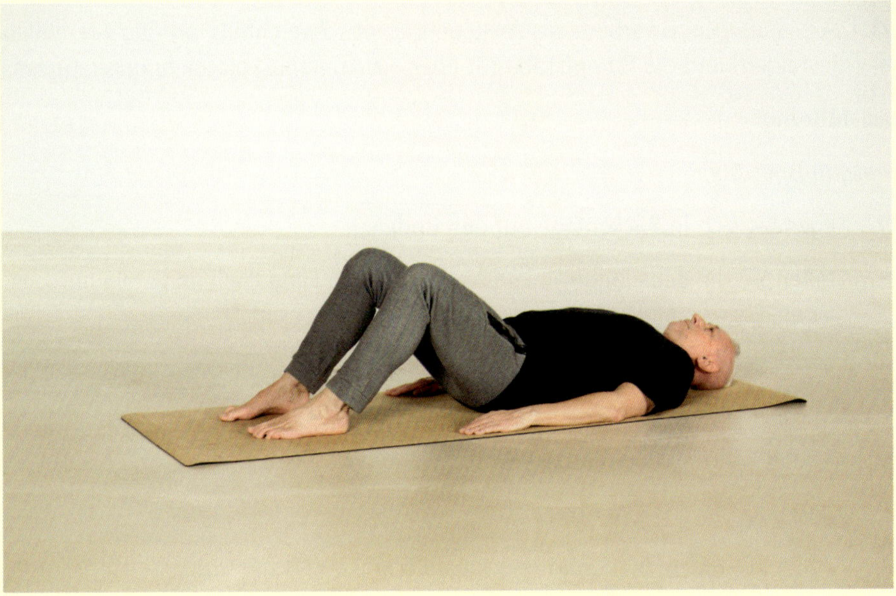

Endposition Variante 1

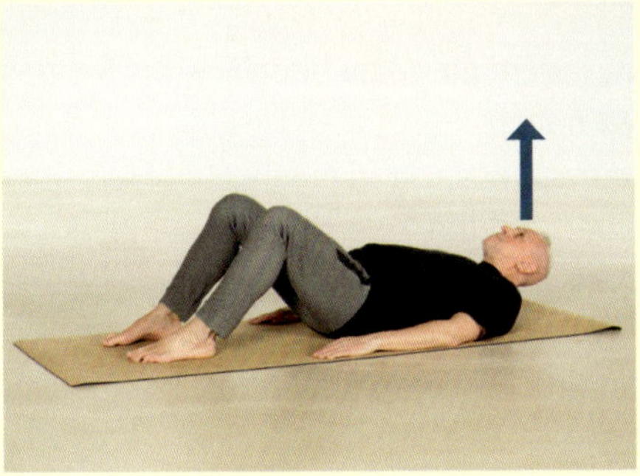

Endposition Variante 2

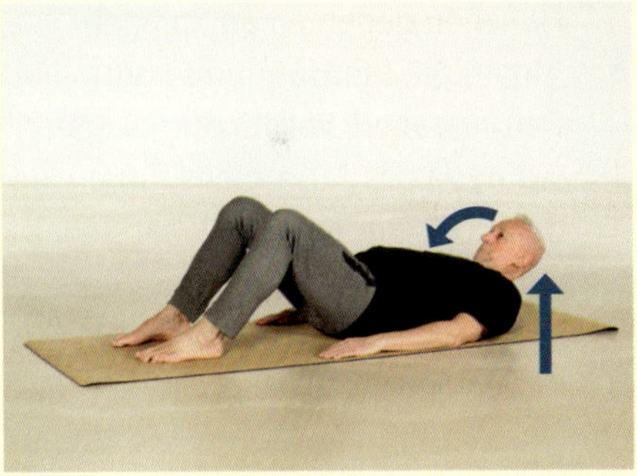

ZWERCHFELLDEHNUNG

Ziel: Aktivierung und verbesserte Ansteuerung des Zwerchfells, um die Atemeffizienz zu steigern und die Rumpfstabilität über die Atemmuskulatur zu unterstützen.

Ausführung:

Ausgangsposition:

» Legen Sie sich in Rückenlage auf den Boden.

» Stellen Sie die Beine angewinkelt auf, sodass die Füße flach und etwa hüftbreit stehen.

» Halten Sie den unteren Rücken während der gesamten Übung in Kontakt mit dem Boden.

» Legen Sie die Arme locker seitlich neben dem Körper ab.

Durchführung:

1. Atmen Sie tief und so weit wie möglich ein, sodass sich der Bauch sichtbar wölbt und das Zwerchfell maximal abgesenkt wird.
2. Öffnen Sie leicht den Mund und verengen Sie die Stimmritze (ähnlich wie beim Hauchen gegen einen Spiegel).
3. Atmen Sie langsam und kontrolliert aus, indem Sie aktiv hauchen, bis Sie das Gefühl haben, vollständig ausgeatmet zu haben.
4. Während des Ausatmens führen Sie die Arme gestreckt in einem Halbkreis über den Kopf, um einen mechanischen Dehnreiz auf das Zwerchfell auszuüben.
5. Achten Sie darauf, dass der untere Rücken durchgehend am Boden bleibt und kein Hohlkreuz entsteht.
6. Atmen Sie anschließend locker wieder ein und wiederholen Sie die Übung nach einer kurzen Pause zwei- bis dreimal.

Hinweise

» Diese Übung eignet sich besonders gut, um die Zwerchfellaktivität vor Atemübungen oder Rumpfstabilisationstraining zu verbessern.

» Bei Schwindel oder Unwohlsein die Übung sofort unterbrechen.

Ausgangsposition

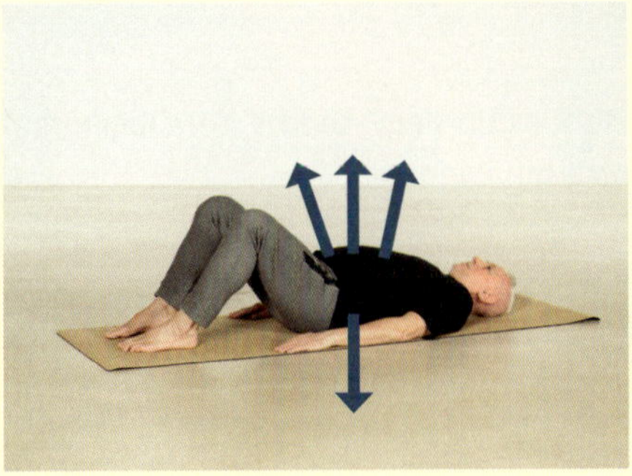

Endposition

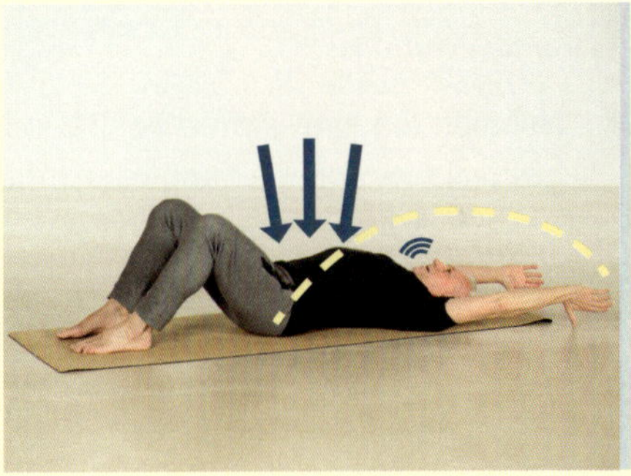

ATMUNG MIT DEM ATEMTRAINER

Ziel: Training und Kräftigung der Atemmuskulatur zur Verbesserung der Atemeffizienz und kontrolle.

Atemmuskeln lassen sich durch spezielle Tools noch intensiver trainieren. Einer davon ist der sogenannte Atemtrainer. Durch den Atemtrainer lassen sich verschiedene Widerstandsstufen einstellen, wodurch die Atemmuskeln mehr gefordert sind. Dieser lässt sich sowohl für die Ein- als auch die Ausatmung benutzen.

Ausführung:

Ausgangsposition:

» Nehmen Sie eine aufrechte Sitz- oder Stehposition ein, sodass der Oberkörper gestreckt ist und die Lungen sich frei entfalten können.

Durchführung:

1. Stellen Sie den Atemtrainer auf Ihre individuelle Widerstandsstufe ein. Beginnen Sie mit einer leichten bis moderaten Einstellung, um sich an die Belastung zu gewöhnen.
2. Nehmen Sie das Mundstück des Atemtrainers in den Mund und umschließen Sie es fest mit den Lippen, um keine Luft entweichen zu lassen.
3. Atmen Sie langsam und sanft so tief wie möglich ein, während Sie den Widerstand überwinden. Versuchen Sie dabei, bewusst die arbeitende Muskulatur in Zwerchfell, Rippenbereich und Bauch zu spüren.
4. Atmen Sie anschließend ebenso langsam und kontrolliert gegen den Widerstand wieder aus.
5. Halten Sie nach jedem Atemzug kurz die Luft an, bevor Sie den nächsten Atemzug beginnen.
6. Wiederholen Sie den Vorgang für etwa 20–30 Atemzüge oder führen Sie die Übung für ca. 5 Minuten durch.

Hinweise

- Wenn kein Atemtrainer zur Verfügung steht, kann alternativ ein Strohhalm genutzt werden. Je weiter dieser mit den Fingern oder zwischen den Lippen zusammengedrückt wird, desto höher wird der Widerstand.
- Achten Sie auf eine ruhige, gleichmäßige Atemtechnik und vermeiden Sie hastige Bewegungen.
- Steigern Sie den Widerstand erst, wenn Sie die aktuelle Stufe problemlos bewältigen können.

Darstellung Atemtrainer

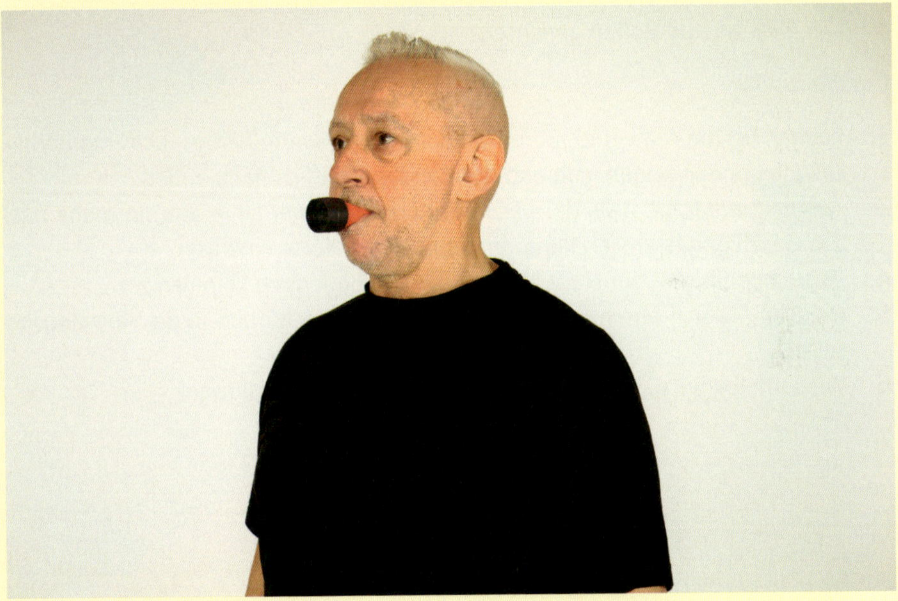

LIEGESTÜTZ

Ziel: Kräftigung der Brustmuskulatur sowie der Arm- und Rumpfmuskulatur.

Ausführung:

Ausgangsposition:

» Die Füße (Ballen), Knie und Hände haben Bodenkontakt.

» Füße und Knie befinden sich etwa in Hüftbreite.

» Die Arme sind schulterbreit positioniert.

» Knie, Hüfte und Schultern bilden eine gerade Linie.

» Die Arme sind gestreckt, die Hände befinden sich in Verlängerung der Schultern.

» Der Blick ist zum Boden gerichtet.

Durchführung:

1. Beugen Sie die Arme und führen Sie den Körper kontrolliert in Richtung Boden.
2. Die Ellenbogen zeigen während der Beugung seitlich nach außen.
3. Achten Sie darauf, dass der gesamte Körper in einer Linie absinkt, ohne dass das Gesäß den höchsten Punkt bildet oder die Hüfte einknickt.
4. Versuchen Sie, mit der Nase in Richtung des Bodens zu kommen.
5. Drücken Sie sich anschließend kraftvoll wieder nach oben in die Ausgangsposition.
6. Wiederholen Sie die Bewegung bis zur muskulären Ermüdung.

Hinweis

» Achten Sie auf eine gleichmäßige Körperspannung über die gesamte Ausführung.

Ausgangsposition

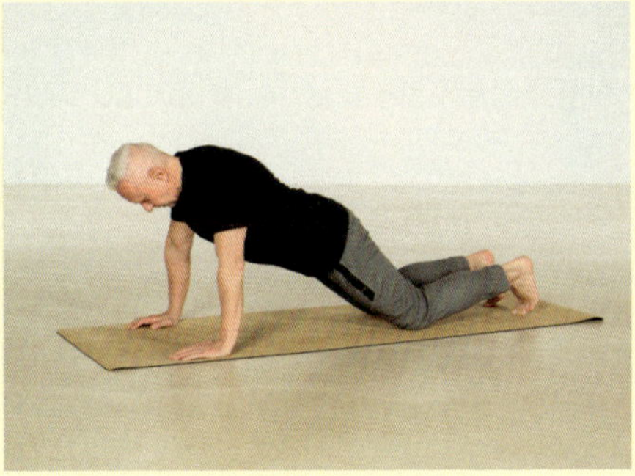

Endposition

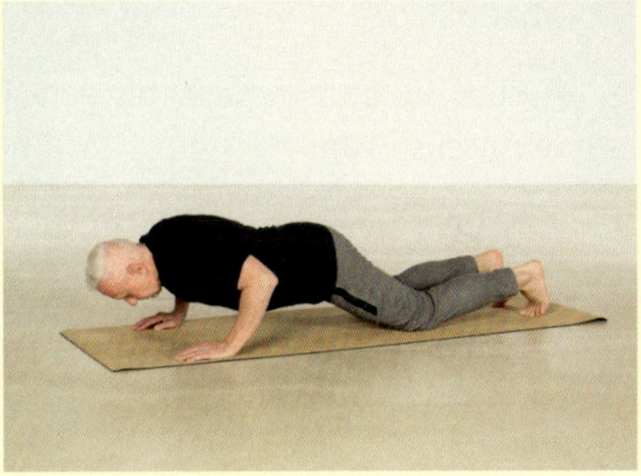

TRIZEPSDIPS

Ziel: Kräftigung der Armmuskulatur, insbesondere des Trizeps, sowie Stabilisierung der Schulterregion.

Ausführung:

Ausgangsposition:

» Setzen Sie sich auf eine stabile Kante, wie beispielsweise die eines Stuhls oder einer Bank.

» Achten Sie darauf, dass das gewählte Objekt während der Ausführung nicht verrutschen kann.

» Platzieren Sie die Hände rechts und links neben dem Körper, sodass die Handballen an der Kante anliegen.

» Die Füße stehen vor dem Stuhl etwa hüftbreit und ca. 1 Meter von der Stuhlkante entfernt.

» Der Oberkörper ist aufrecht und gestreckt.

» Verlagern Sie nun Ihr Gewicht auf die gestreckten Arme, heben Sie das Gesäß an und positionieren es knapp vor der Stuhlkante.

Durchführung:

1. Beugen Sie die Arme langsam und kontrolliert, sodass sich das Gesäß in Richtung Boden bewegt.
2. Achten Sie darauf, die Schultern so lange wie möglich nach unten fixiert zu halten.
3. Sobald Sie merken, dass sich die Schultern heben, drücken Sie sich kraftvoll aus den Armen wieder in die Ausgangsposition.
4. Halten Sie während der gesamten Bewegung den Oberkörper gestreckt und vermeiden Sie ein Rundwerden im Rücken.
5. Wiederholen Sie die Übung bis zur muskulären Ermüdung.

Hinweis

» Je weiter die Füße vom Stuhl entfernt stehen, desto höher ist die Trainingsintensität.

Ausgangsposition

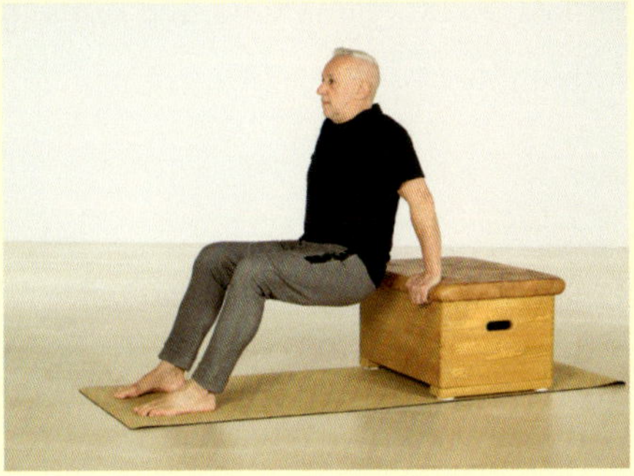

Endposition

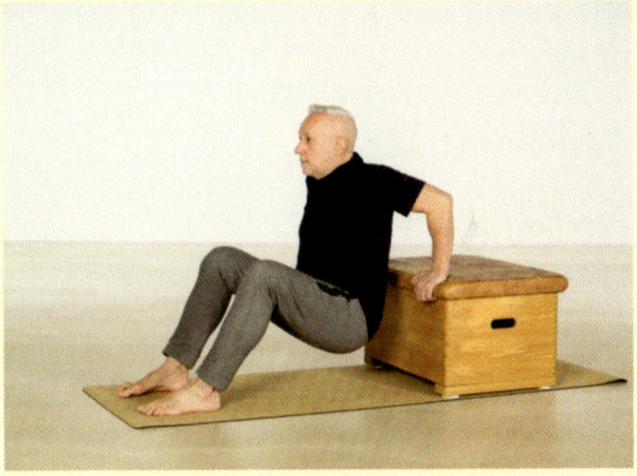

ZUNGENPRESSE

Ziel: Korrektur der Zungenposition am Gaumen zur Verbesserung der Zungenhaltung und funktion sowie zur Kräftigung der Zungenmuskulatur.

Die ideale Zungenstellung befindet sich am sogenannten Gaumensegel: Die Zungenspitze liegt dabei sanft am Zahnfleisch hinter den oberen Schneidezähnen, während der restliche Zungenrücken flächig gegen den Gaumen gedrückt wird. Diese Position unterstützt sowohl die korrekte Schluckfunktion als auch eine gesunde Kieferstellung und kann langfristig positiven Einfluss auf Körperhaltung und Atmung haben.

Ausführung:

Ausgangsposition:

» Die Zunge befindet sich in der beschriebenen Ruhelage am Gaumensegel.

» Die Zungenspitze liegt sanft am Zahnfleisch direkt hinter den oberen Schneidezähnen.

» Der Mund ist geschlossen, der Kiefer entspannt.

Durchführung:

1. Öffnen Sie langsam den Mund, während Sie den Kontakt der Zunge mit dem Gaumen konstant aufrechterhalten.
2. Führen Sie die Bewegung so weit wie möglich aus, ohne dass sich die Zunge vom Gaumen löst.
3. Halten Sie die Position am äußersten Punkt der Bewegung für ein bis zwei Sekunden.
4. Führen Sie den Mund wieder zurück in die geschlossene Ausgangsposition.
5. Wiederholen Sie die Übung, bis ein deutliches Ermüdungsgefühl in der Zungenmuskulatur spürbar ist.

Hinweis

» Personen mit einem verkürzten Zungenbändchen können bei dieser Bewegung strukturell eingeschränkt sein. In solchen Fällen können die Beweglichkeit und die Kraft der Zunge durch gezieltes Training dennoch verbessert werden.

Ausgangsposition

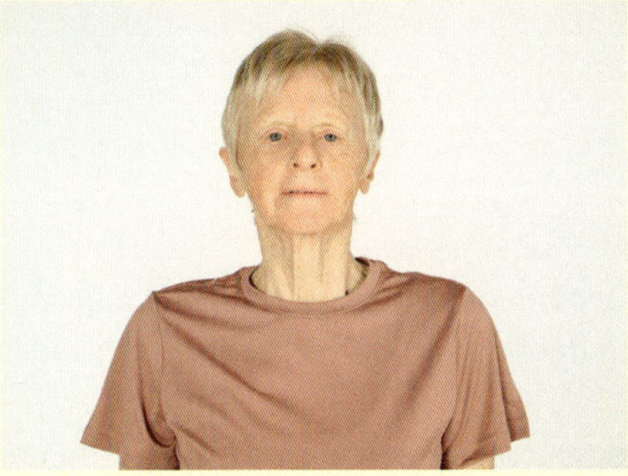

Endposition

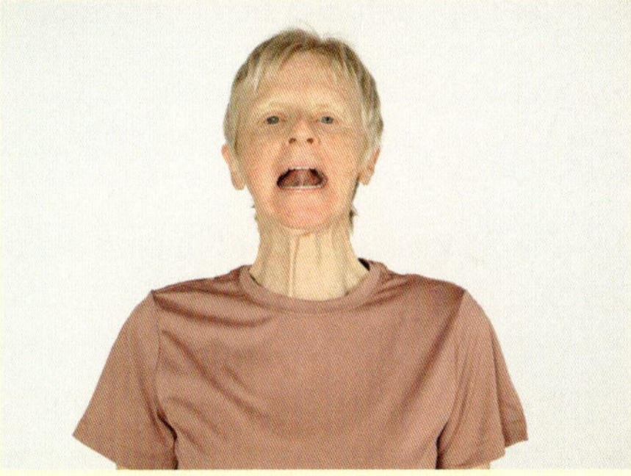

ZUNGENKREISE

Ziel: Training und Kräftigung der Zungenmuskulatur zur Stabilisierung des Kopfes und Förderung der myofunktionellen Kontrolle im Mundraum. Eine kräftige und koordinierte Zungenmuskulatur unterstützt die Kopfhaltung, das Schluckmuster sowie die Ansteuerung der tiefen Halsmuskulatur.

Ausführung:

Ausgangsposition:

» Der Kopf befindet sich in neutraler Position.

» Der Mund ist geschlossen.

Durchführung:

1. Die Zungenspitze wird in eine der beiden Wangen gedrückt.
2. Von dort aus wird die Zunge in einer kreisförmigen Bewegung langsam im vorderen Mundraum entlang der Innenseite der Schneidezähne bewegt, entweder im oder gegen den Uhrzeigersinn.
3. Der Druck der Zunge gegen die Innenseiten von Lippen und Wangen kann dabei bewusst gesteigert werden, um die Intensität der Übung zu erhöhen.
4. Führen Sie die Bewegung so lange durch, bis eine spürbare muskuläre Ermüdung auftritt.
5. Anschließend erfolgt ein Richtungswechsel der Bewegung zur gleichmäßigen Kräftigung beider Seiten.

Hinweise

- » Achten Sie auf eine gleichmäßige, flüssige Bewegung ohne ruckartiges Ausführen.
- » Die muskuläre Ermüdung kann sich wie ein leichter Halsschmerz oder Muskelkater im Rachen- oder Zungenbereich bemerkbar machen. Das ist in der Regel unbedenklich.

Position 1

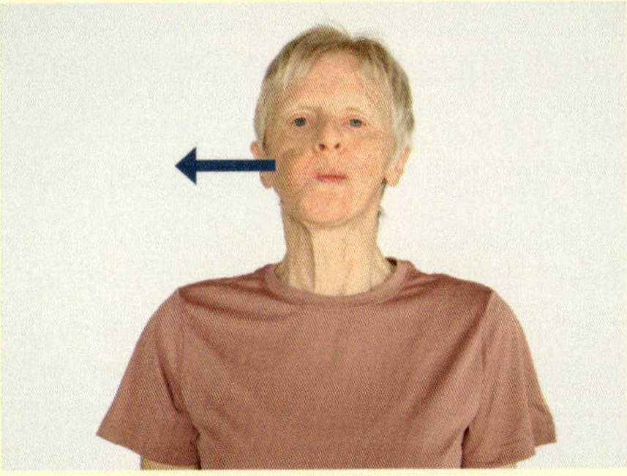

Position 2

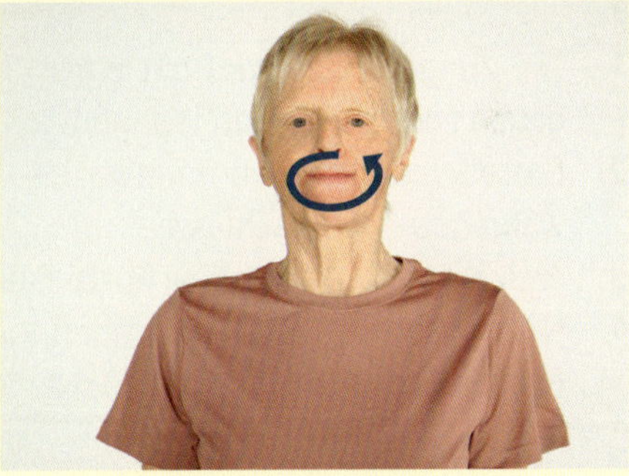

ZUNGENISOMETRIE

Ziel: Kräftigung der Zungenmuskulatur durch isometrische Belastung zur Verbesserung der oralen Stabilität, der Kopfkontrolle und der neuromuskulären Ansteuerung im Mund- und Halsbereich.

Ausführung:

Ausgangsposition:

» Der Kopf befindet sich in neutraler Position.

» Der Mund ist geschlossen.

Durchführung:

1. Die Zungenspitze wird mit einem individuell gut spürbaren Druck von innen gegen eine der beiden Wangen gedrückt.
2. Diese Spannung wird für etwa 10–15 Sekunden gehalten, ohne dass der Druck währenddessen nachlässt.
3. Anschließend erfolgt eine kurze Pause, bevor der nächste Durchgang beginnt.
4. Nach mehreren Wiederholungen auf einer Seite wird die Übung auf der anderen Seite wiederholt.

Hinweis

» Zur Intensivierung der Übung kann zusätzlich mit der Hand leicht von außen gegen die gespannte Wange gedrückt werden. Dadurch muss die Zunge gegen mehr Widerstand arbeiten, was die muskuläre Beanspruchung erhöht.

Positionierung der Zunge

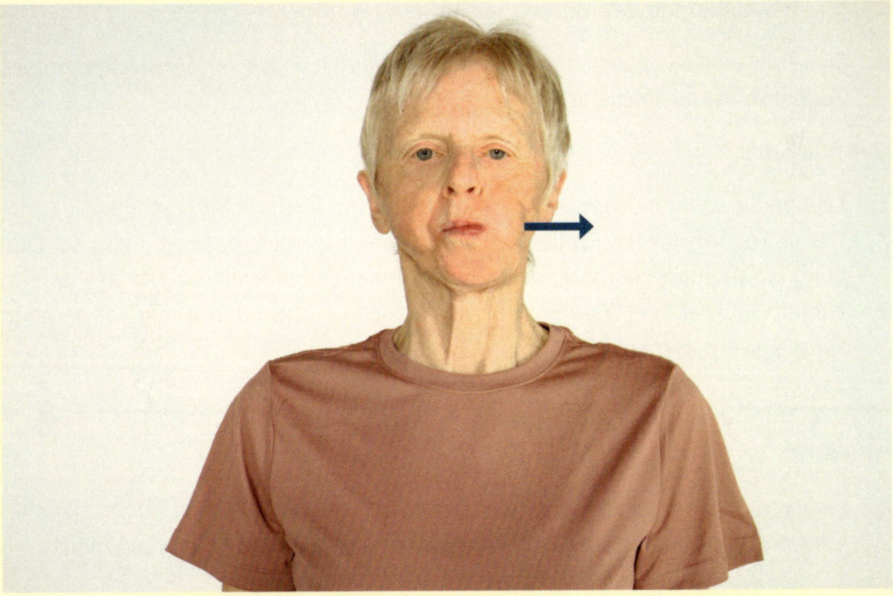

ZUNGENDEHNUNG MIT KOPFDREHUNG

Ziel: Verbesserung der Flexibilität und Dehnfähigkeit der Zunge zur Förderung der Beweglichkeit im orofazialen Bereich sowie zur Unterstützung der neuromuskulären Koordination zwischen Zunge und Halsmuskulatur.

Ausführung:

Ausgangsposition:

» Die Zungenspitze wird mit einem zusammengefalteten Stofftuch sanft gegriffen und außerhalb des Mundes leicht herausgezogen.

» Die Zunge sollte dabei nicht überdehnt werden – ein leichtes, angenehmes Zuggefühl ist ausreichend.

Durchführung:

1. Drehen Sie nun langsam den Kopf abwechselnd nach rechts und links.
2. Der Bewegungsumfang sollte dabei so gewählt werden, dass am Ende der Drehung ein deutlich spürbarer, aber angenehmer Dehnreiz in der Zunge entsteht.
3. Führen Sie mehrere Wiederholungen in beide Richtungen durch, wobei jede Seite gleichmäßig behandelt wird.

Hinweise

» Verwenden Sie vorzugsweise ein Stofftuch, da Papiertücher durch Speichel schnell aufweichen und an der Zunge kleben können, was unangenehm ist.

» Die Übung sollte kontrolliert und langsam durchgeführt werden – Ziel ist es, die Zunge nicht zu reizen, sondern gezielt zu mobilisieren.

Ausgangsposition

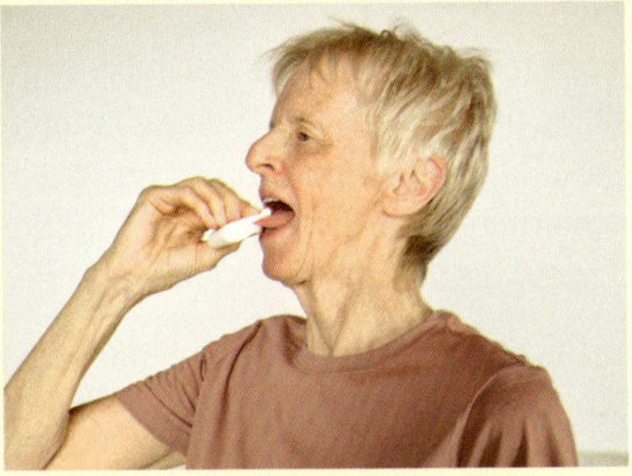

Endposition

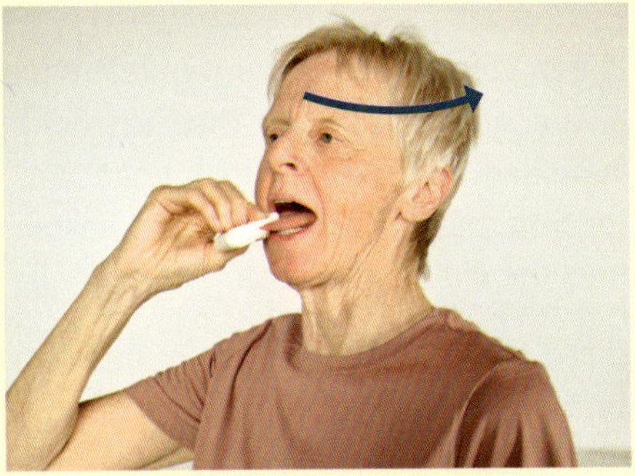

Sensomotorische Trainingsansätze bieten eine enorm wirkungsvolle Möglichkeit, das Gleichgewichtssystem nicht nur zu stabilisieren, sondern adaptiv und flexibel zu machen. Entscheidend dabei sind nicht allein die Kraft oder die Beweglichkeit, sondern die Fähigkeit, Informationen schnell und korrekt zu verarbeiten und daraus passende Reaktionen abzuleiten.

Ob Sprunggelenk, Hüfte oder Rumpf: Je gezielter die neuronale Ansteuerung und je variabler die Bewegungsauswahl, desto größer ist die Chance, kritische Situationen im Alltag sicher zu meistern.

Zentrale Erkenntnis

Ein Körper, der sich über verschiedenste Wege sicher regulieren kann, ist kein Zufallsprodukt, sondern das Resultat gezielten sensomotorischen Trainings.

5.2 Vestibuläre Trainingsmethoden

In den vorangegangenen Kapiteln wurde deutlich, welche zentrale Rolle das vestibuläre System für unser Gleichgewicht spielt. Es liefert nicht nur essenzielle Informationen über Beschleunigungen und Lageveränderungen des Kopfes im Raum, sondern beeinflusst über reflexartige Verschaltungen auch unmittelbar unsere Rumpfstabilität, die posturale Kontrolle und sogar die visuelle Orientierung.

Umso wichtiger ist es, gezielte Interventionen zu kennen, mit denen sich das vestibuläre System nicht nur testen, sondern auch trainieren lässt. Bereits vorgestellte Assessments wie der VOR, VOR-C, der Infinity Walk oder auch das gezielte Wahrnehmen von Geräuschen sind dafür exemplarisch. Sie dienen nicht allein der Einschätzung, sondern stellen in ihrer Durchführung oft hochwirksame Übungen dar, die sich bereits im Alltag bewährt haben.

Die im Folgenden beschriebenen Übungen gehen über diese Basis hinaus: Sie integrieren mehrere Sinne, fordern gezielt reaktive Stabilität, visuelle Fixation, motorische Kontrolle und sensorische Integration, also genau die Fähigkeiten, die im Alltag und unter Belastung über Stand oder Fall entscheiden.

Dabei gilt:
Wenn die hier dargestellten Übungen zu schwer oder komplex erscheinen, können die vorherigen Assessments als vereinfachte Alternativen oder Einstiegsversionen genutzt werden.

Denn letztlich geht es in diesem Kapitel darum, das vestibuläre System mit gezielten, differenzierten Reizen zu stärken, zu koordinieren und zu verbessern – Schritt für Schritt, angepasst an das jeweilige Leistungsniveau.

REFLEXIVES ABFANGEN

Ziel: Testung und Training der reflexiven Stabilität über die Aktivierung des Utriculus. Ziel ist es, automatische Ausgleichsreaktionen bei lateraler Instabilität zu verbessern und das Gleichgewicht in unerwarteten Situationen schnellstmöglich wiederherzustellen.

Ausführung:

Ausgangsposition:

» Die Übung wird zu zweit durchgeführt.

- » Der Übende steht aufrecht, die Füße sind geschlossen, die Arme hängen locker an den Seiten.
- » Die Durchführung erfolgt barfuß oder mit rutschfesten Socken, um optimalen Kontakt zum Boden zu haben.
- » Der Trainer positioniert sich seitlich hinter dem Übenden und stützt dessen Schultern beidseitig mit den Händen.

Durchführung:

1. Der Übende beginnt, sein Körpergewicht langsam zur Seite in Richtung des Trainers zu verlagern.
2. Dabei bleibt der gesamte Körper möglichst in einer stabilen Linie auf Spannung - ohne sich einzuknicken oder aktiv gegenzuarbeiten.
3. Der Übende lehnt sich so weit zur Seite, dass er ohne den Trainer das Gleichgewicht verlieren würde.
4. Der Trainer zählt nun von drei herunter, um den Moment des Loslassens anzukündigen und etwaige Angst abzubauen.
5. Nach dem Countdown lässt der Trainer die Unterstützung los und weicht gleichzeitig ein kleines Stück zurück, um eine reale Fallbewegung zu ermöglichen, bleibt aber bereit, bei Bedarf einzugreifen.
6. Der Übende muss das drohende Umkippen registrieren und reagiert mit einem schnellen, kraftvollen Ausfallschritt zur Seite, um sich abzufangen.
7. Ziel ist es, mit nur einem einzigen, stabilen Schritt das Gleichgewicht vollständig wiederzuerlangen - ein „Nachtrippeln" sollte möglichst vermieden werden.
8. Die Übung wird beidseitig mehrmals durchgeführt, bis ein klarer Ermüdungseffekt spürbar wird.

Hinweise

- » Sicherheit und Vertrauen in die Situation sind essenziell - der Übende soll sich in jeder Phase wohl und sicher fühlen.
- » Sobald die Basisvariante sicher beherrscht wird, kann die Schwierigkeit durch zwei einfache Progressionen gesteigert werden:
  1. Ohne Ankündigung: Der Trainer verzichtet auf das Herunterzählen und lässt das Gewicht willkürlich los.
  2. Mit geschlossenen Augen: Der Übende schließt während der Übung die Augen, um die vestibuläre Verarbeitung zusätzlich zu fordern.

Ausgangsposition

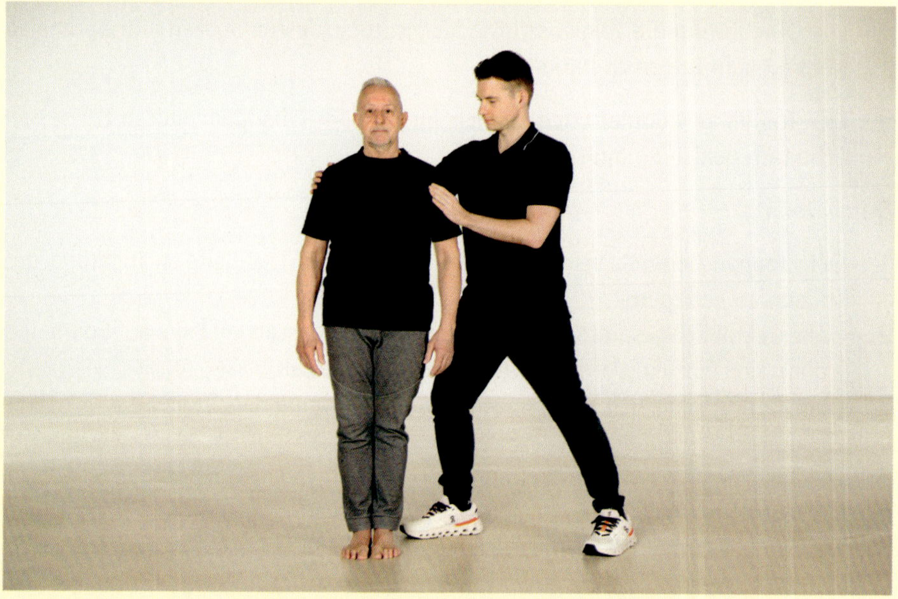

Vorspannung

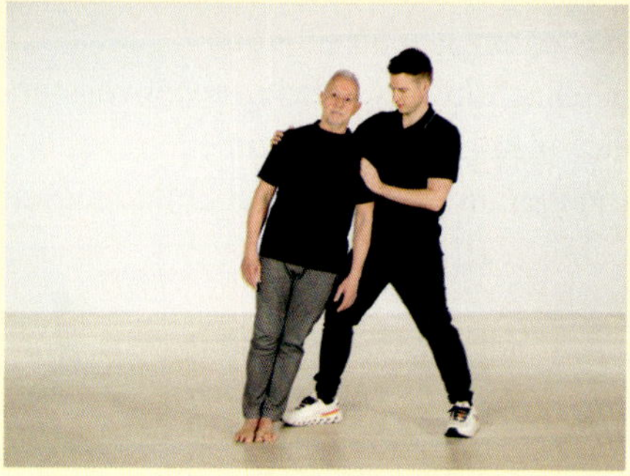

Ausfallschritt

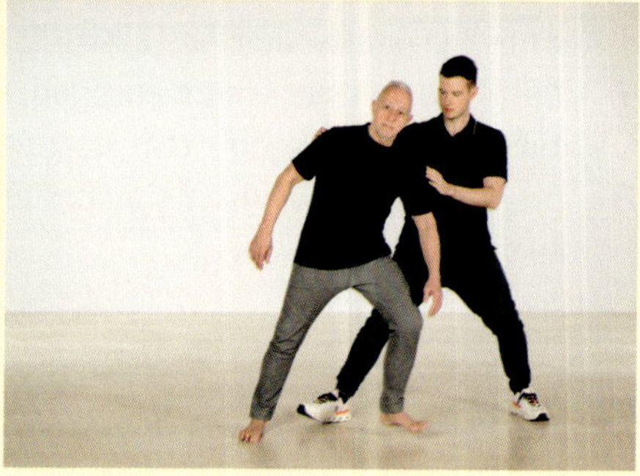

KNOCHENSCHALLKOPFHÖRER

Ziel: Testung und Training der Hör- und Gleichgewichtsfunktion durch Stimulation des vestibulären Systems via Knochenleitung.

Neurofunktioneller Hintergrund:

Das vestibuläre System, insbesondere die otolithären Organe Utriculus und Sacculus, reagiert nicht nur auf lineare Beschleunigung, sondern offenbar auch auf tieffrequente Schallreize. Die Forschung (z. B. Welgampola et al. 2003) zeigt, dass Knochenleitungsschall bis in den Bereich von ca. 2000 Hz vestibuläre Antworten auslösen kann.

Es gibt Hinweise, dass der Utriculus stärker auf tiefere Frequenzen (z. B. um 100 Hz) und der Sacculus eher auf höhere Frequenzen (z. B. 500 Hz) reagiert. Diese Angaben sind jedoch nicht absolut, sondern orientieren sich an vermuteten physiologischen Reaktionen.

Viel entscheidender ist die individuelle Wahrnehmung und Veränderung der Stabilität, die durch bestimmte Frequenzen ausgelöst wird.

Ausführung:

Ausgangsposition:

» Schalten Sie den Knochenschallkopfhörer (z. B. SoundVibe®) ein und koppeln Sie ihn per Bluetooth mit einem Smartphone oder Tablet.

» Verwenden Sie eine Frequenz-App (z. B. neurally®), die kostenfrei im App- oder Playstore erhältlich ist.

» Stellen Sie für den Beginn 60 BPM oder Ihre Ruheherzfrequenz ein. Das sorgt dafür, dass der Ton nicht dauerhaft, sondern pulsartig wirkt, was physiologisch günstiger für das vestibuläre System ist.

Durchführung:

1. Testung:
   - » Beginnen Sie mit 100 Hz und hören Sie über beide Seiten (oder einzeln).
   - » Steigern Sie in 100er-Schritten bis 500 Hz – bei Bedarf auch feinere Abstufungen von 40 bis 800 Hz testen.
   - » Achten Sie darauf, ob sich eine Seite dumpfer oder schwächer anhört oder ob sich die Körperhaltung verändert (z. B. wackeliger Stand).
   - » Diese Frequenzen gelten nicht als wissenschaftlich fixiert, sondern als praktisch orientierte Erfahrungswerte. Ziel ist, herauszufinden, auf welche Frequenz Sie individuell am stärksten reagieren.
2. Training:
   - » Wählen Sie eine Frequenz, bei der einseitig ein Defizit deutlich wurde oder die Ihre Stabilität sichtbar verbessert hat.
   - » Beschallen Sie gezielt einseitig oder beidseitig für ca. 5–10 Minuten.
   - » Kombinieren Sie die Übung mit Tests wie dem Romberg-Test, um die Wirkung direkt zu überprüfen.

Hinweise

- » Der Einsatz von Knochenschall stimuliert nicht nur das Cochlea-System, sondern kann reflektorisch auch die Rumpf- und Haltemuskulatur ansprechen.
- » Achten Sie bei der Anwendung auf Wohlbefinden. Manche Frequenzen können als unangenehm oder desorientierend empfunden werden; dann Intensität anpassen oder pausieren.
- » Individuelle Testung ist essenziell, Reaktionen können personenspezifisch stark variieren.

Quelle:

» Welgampola, M. S., Rosengren, S. M., Halmagyi, G. M., & Colebatch, J. G. (2003). Vestibular activation by bone conducted sound. *Journal of Neurology, Neurosurgery, and Psychiatry, 74*(6), 771–778. https://jnnp.bmj.com/content/74/6/771, Zugriff am 03.08.2025

Darstellung Knochenschallkopfhörer (Model: SoundVibe® II)

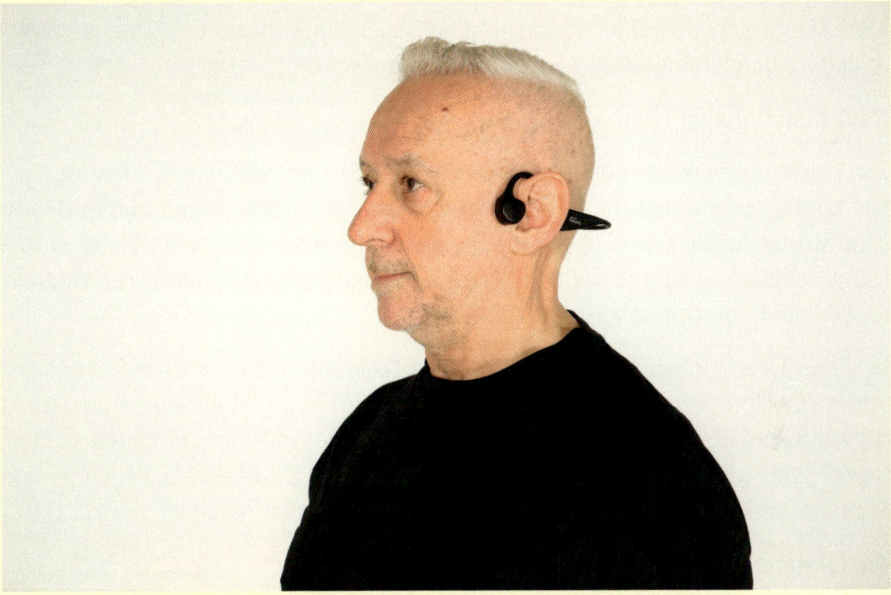

VSR MIT LASERLAMPE

Ziel: Aktivierung und Training des vestibulo-spinalen Reflexes (VSR) zur Verbesserung der Rumpfstabilität und posturalen Kontrolle.

Neurofunktioneller Hintergrund:

Zur Erinnerung: Der vestibulo-spinale Reflex (VSR) sorgt dafür, dass Bewegungen des Kopfes automatisch mit reaktiver Stabilisierung im Rumpf und in den Beinen beantwortet werden, also eine Art Schutzreflex gegen Kontrollverlust und Stürze. Diese Verbindung ist entscheidend für unsere Fähigkeit, trotz plötzlicher Veränderungen der Kopfposition aufrecht zu bleiben.

In dieser Übung bleibt der Kopf - über die Fixierung mit dem Laser - möglichst stabil, während sich der Rumpf bewegt. Das fordert den VSR gezielt heraus, stärkt die Haltemuskulatur und verbessert die koordinative Ansteuerung zwischen Kopf, Rumpf und Standbein. Besonders relevant ist dies für alltägliche Bewegungen mit Rotationsanteilen, bei denen der Körper schnell und sicher reagieren muss.

Ausführung:

Ausgangsposition:

» Setzen Sie eine Stirnlampe oder einen Stirnlaser (z. B. MotionGuidance®) auf.

» Stellen Sie sich in einen kleinen Ausfallschritt (z. B. rechter Fuß vorne).

» Verschränken Sie die Arme vor der Brust.

» Richten Sie den Laser auf einen Fixpunkt an der Wand oder in der Ferne und fixieren Sie diesen mit den Augen.

Durchführung:

1. Rotieren Sie nun das Brustbein etwa 45° zur Gegenseite des vorderen Beins (Beispiel: rechter Fuß vorne, Rotation nach links).
2. Achten Sie darauf, dass der Laserstrahl möglichst konstant auf dem Fixpunkt bleibt. Kleine Abweichungen sind erlaubt.
3. Kehren Sie kontrolliert in die Ausgangsposition zurück.
4. Führen Sie etwa 15-20 Wiederholungen zügig, aber präzise aus.
5. Wechseln Sie anschließend die Seite (linker Fuß vorne, Rotation nach rechts).

Hinweise

- » Der vestibulo-spinale Reflex (VSR) wird eigentlich vor allem in Bewegung aktiviert, insbesondere in Kombination mit der Arbeit der Otolithenorgane (Sacculus und Utriculus). Kritischerweise – und genau genommen – handelt es sich bei dieser Übung nicht um ein reines VSR-Training, wie es etwa beim Infinity Walk oder bei dynamischen Gleichgewichtsübungen der Fall ist.
- » Dennoch besitzt die Übung einen hohen koordinativen Anspruch, da sie gezielt trainiert, den Rumpf zu bewegen, während der Kopf stabil bleibt.

Ausgangsposition von hinten

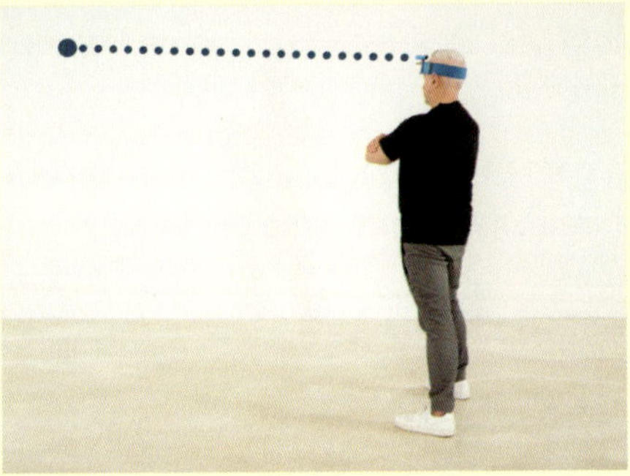

Endposition von hinten

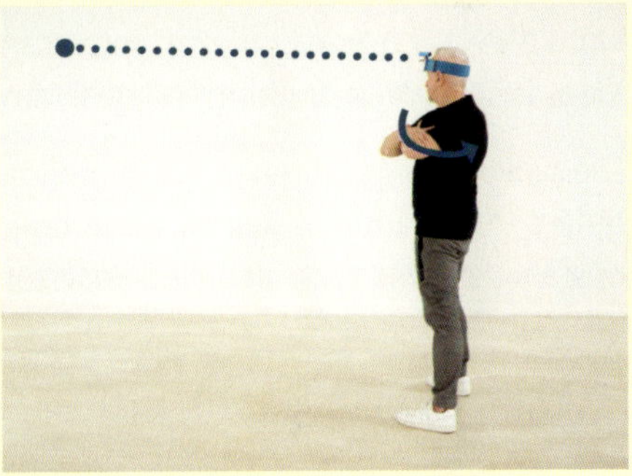

Ausgangsposition von vorne

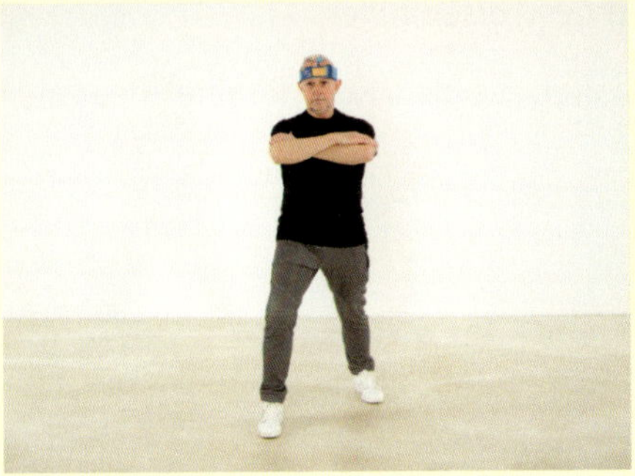

Endposition von vorne

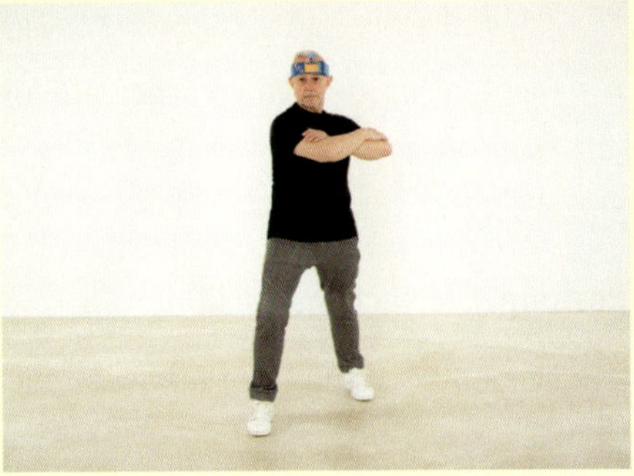

NEUAUSRICHTUNG DES KANALSYSTEMS

Ziel: Rekalibrierung und Desensibilisierung des vestibulären Kanalsystems durch gezielte Kopfbewegungen in unterschiedlichen Ebenen. Die Übung basiert auf Prinzipien aus der Lagerungstherapie bei Schwindel und nutzt gezielte Reize zur Reorganisation der vestibulären Verarbeitung.

Neurofunktioneller Hintergrund:

Diese Übung zielt auf die Reorganisation des vestibulären Kanalsystems ab, insbesondere auf die Bogengänge, die lineare und rotatorische Kopfbewegungen registrieren. Durch gezielte, seitenbetonte Kopfbewegungen in Kombination mit der Schwerkraft erfolgt eine Neujustierung von Signalflüssen im vestibulären Apparat (insb. posteriorer und lateraler Bogengang).

Sie wird häufig als therapeutische Maßnahme bei Lagerungsschwindel verwendet, kann aber auch präventiv zur Reizverarbeitung und Desensibilisierung im Rahmen eines vestibulären Trainings eingesetzt werden.

Die provokativ gehaltenen Positionen helfen dem Gehirn dabei, inkongruente vestibuläre Informationen neu zu bewerten, und trainieren gleichzeitig die Kompensationsfähigkeit des zentralen Nervensystems.

Ausführung:

Ausgangsposition:

- » Knien Sie sich auf eine weiche Unterlage (z. B. Matte, Teppich).
- » Wenn möglich, lassen Sie das Gesäß auf den Fersen ruhen.
- » Richten Sie den Oberkörper auf und halten Sie den Kopf in einer neutralen Position.

Durchführung:

Position 1 – Nackenstreckung

- » Neigen Sie Ihren Kopf langsam nach hinten, sodass Sie zur Decke blicken.
- » Halten Sie diese Position für etwa 3 Sekunden.
- » Hinweis: Diese Bewegung kann bei empfindlichen Personen kurzfristig leichten Schwindel auslösen. Versuchen Sie dennoch, die Position beizubehalten.

Position 2 - Vorbeuge

- Beugen Sie den Oberkörper nach vorn, bis Ihre Stirn die Knie berührt.
- Rollen Sie das Kinn leicht zur Brust ein.
- Das Gesäß hebt sich währenddessen leicht vom Boden.
- Halten Sie diese Position ebenfalls für etwa 3 Sekunden.

Position 3 - Seitrotation

- Drehen Sie nun den Kopf zur Seite, entweder zum rechten oder zum linken Ellbogen.
  - Wenn Sie das Gesicht zum rechten Ellbogen drehen, wird das rechte Ohr behandelt.
  - Wenn Sie das Gesicht zum linken Ellbogen drehen, wird das linke Ohr adressiert.
- Bleiben Sie in dieser Position entweder, bis ein möglicher Schwindel nachlässt, oder halten Sie sie für ca. 30 Sekunden.
- Hinweis: Wird der Schwindel intensiver, ist das meist ein Zeichen dafür, dass Sie die richtige Seite adressieren.

Position 4 - Tischposition

- Heben Sie den Oberkörper nun zügig an, bis Sie sich in einer waagerechten „Tischposition" befinden.
- Das Gesäß, der Rücken und der Kopf (zur Seite gedreht) sollten eine Linie bilden.
- Achten Sie darauf, den Kopf weiterhin seitlich gedreht zu lassen.
- Halten Sie diese Position ebenfalls, bis der Schwindel nachlässt oder etwa 30 Sekunden vergangen sind.

Position 5 - Aufrichten

- Richten Sie Ihren Oberkörper nun wieder vollständig auf, sodass Sie erneut im aufrechten Kniestand sitzen.
- Der Kopf bleibt auch in dieser Position weiterhin zur Seite rotiert.
- Halten Sie diese abschließende Position für 30 Sekunden, bevor Sie den Kopf wieder in die neutrale Position zurückdrehen.

Hinweise

» Führen Sie die Übung in etwa 5 vollständigen Zyklen durch.

» Wenn das Knien für Sie schwierig ist, lässt sich die Übung auch im Bett durchführen.

Ausgangsposition

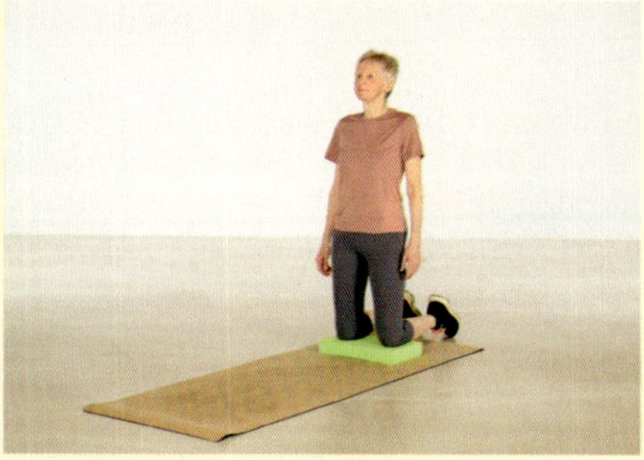

Position 1

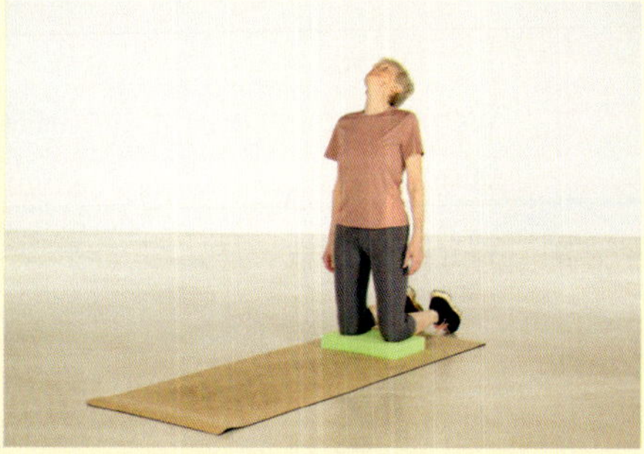

Position 2

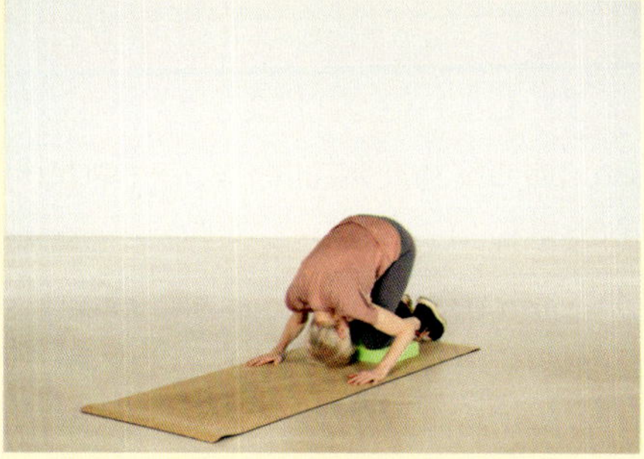

Position 3

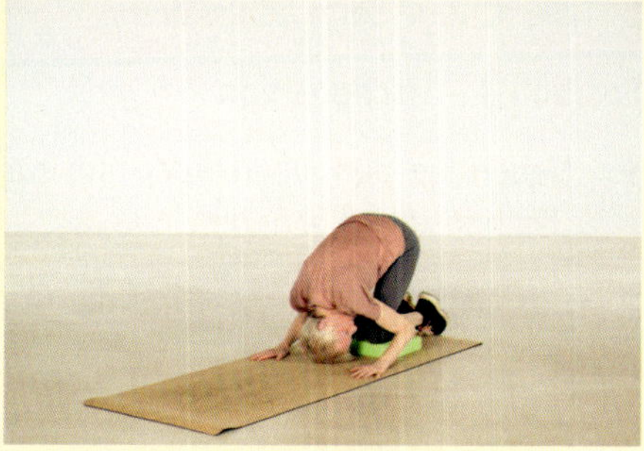

Position 4

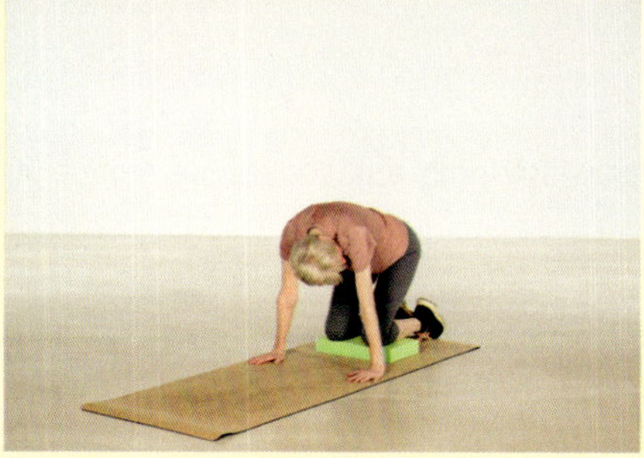

Position 5

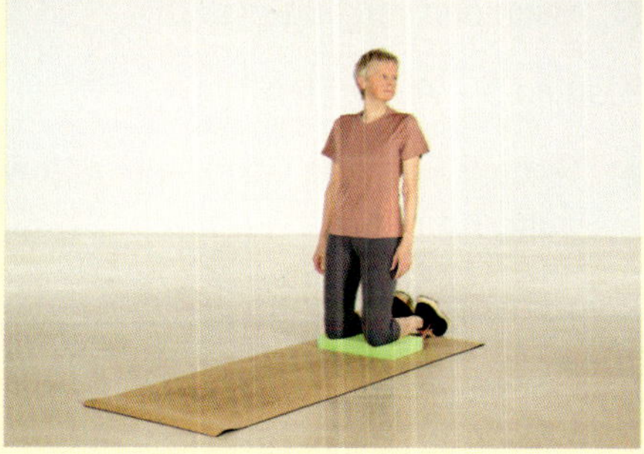

BEWEGUNGSSCHABLONE MIT KOPFBESCHLEUNIGUNG

Ziel: Verbesserung der reflexiven Ansteuerung, posturalen Kontrolle und Rumpfstabilität durch kombinierte vestibuläre und propriozeptive Reize

Neurofunktioneller Hintergrund:

Diese Übung kombiniert vestibuläre Reizung durch gezielte Kopfrotationen mit einer gleichzeitigen propriozeptiven Aktivierung der unteren Extremität. Durch die Einbindung des VOR-C wird das Gleichgewichtssystem (v. a. das Zusammenspiel von Utriculus, Canalis semicircularis, Sacculus und Augenmuskelsteuerung) trainiert.

Die Kopfbeschleunigung bei gleichzeitigem Erhalt der visuellen Fixation fordert insbesondere die vestibulo-spinalen Bahnen und verbessert die reflexive Stabilität des Rumpfes sowie die Beinachsenkontrolle. Durch die koordinative Komponente wird zudem die Reaktionsschnelligkeit in instabilen Situationen verbessert.

Ausführung:

Ausgangsposition:

» Positionieren Sie acht visuelle Markierungen (z. B. Hütchen) in einem Kreis um sich herum – jeweils im Abstand eines mittleren Ausfallschritts in den folgenden Richtungen: vorne, vorne links, seitlich links, hinten links, hinten, hinten rechts, seitlich rechts, vorne rechts.

» Stellen Sie sich in die Mitte dieses Kreises, wahlweise hüftbreit oder mit geschlossenen Füßen.

» Halten Sie etwa im Abstand einer Armlänge vor sich auf Augenhöhe einen Fixpunkt (z. B. Vision Stick), den Sie während der gesamten Übung mit den Augen fixieren.

Durchführung:

1. Führen Sie einen schnellen Ausfallschritt in die erste Richtung (z. B. nach vorne) aus und stabilisieren Sie Ihre Position.
2. Drehen Sie den Fixpunkt horizontal etwa 45–90° zur Seite und halten Sie den Fixpunkt mit den Augen (je nach Bewegungsrichtung) und führen dabei einen VOR-C durch. (Beschreibung siehe Übung „VOR-C" in Kapitel *4.3.1 Allgemeine vestibuläre Assessments*)
3. Drehen Sie den Kopf zurück in die Mitte und gehen Sie kontrolliert in die Ausgangsposition zurück.
4. Wiederholen Sie die Übung in der nächsten Richtung des Kreises – z. B. diagonal vorne links, seitlich links usw.
5. Führen Sie diese Schritt-Kopf-Kombination in alle acht Richtungen nacheinander durch.

Variationen:

- Kombinieren Sie die Ausfallschritte mit unterschiedlichen Kopfpositionen und VOR-Varianten.
- Variieren Sie die Schrittlänge, die Standfestigkeit (z. B. geschlossene Füße, instabiler Untergrund) oder führen Sie die Übung mit geschlossenen Augen durch (Vorsicht!).

Hinweise

- Führen Sie die Bewegung nicht ruckartig aus. Die Kombination aus Schritt und Kopfdrehung sollte flüssig und koordiniert ablaufen.
- Achten Sie auf eine stabile Rumpfspannung bei jeder Ausfallschrittvariante.

Ausgangsposition

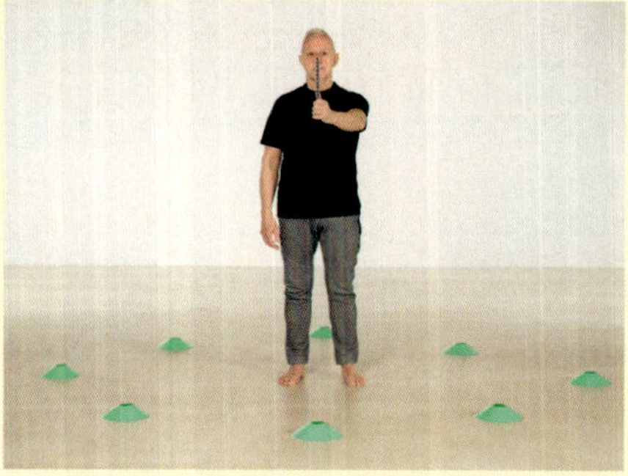

Ausfallschritt links vor

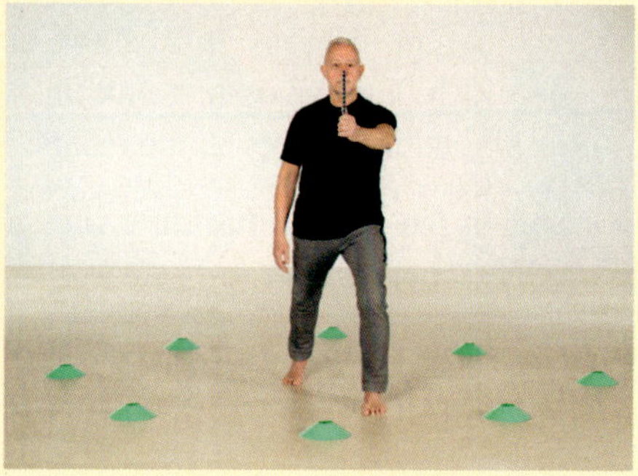

VOR-C nach links

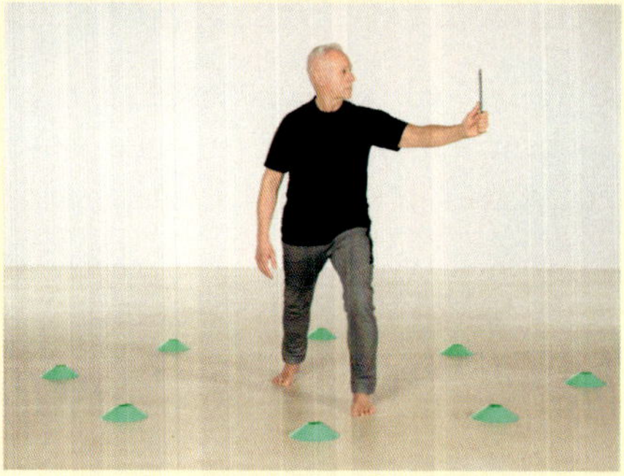

Ausfallschritt links vor diagonal

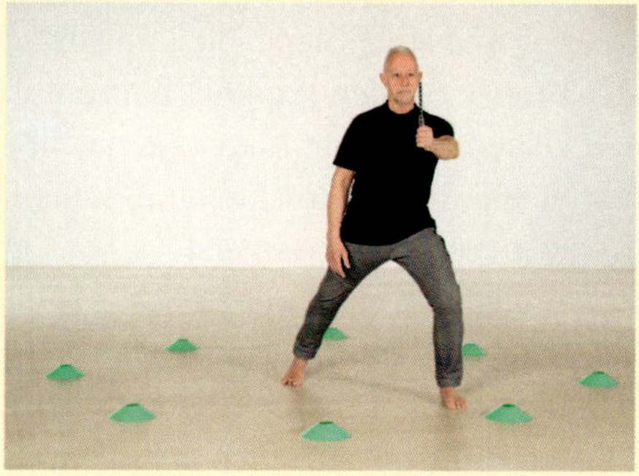

VOR-C nach links

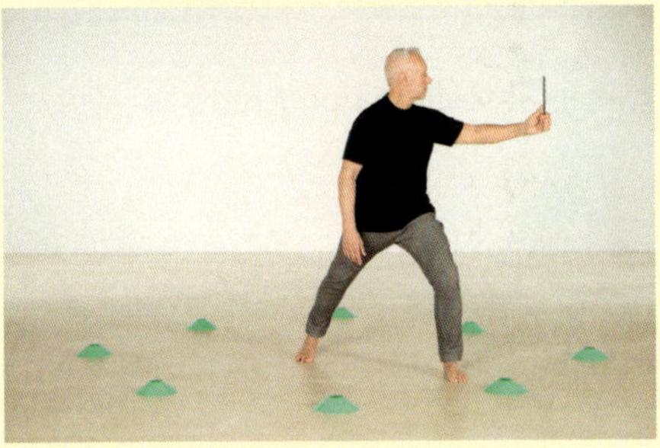

Ausfallschritt links seitlich

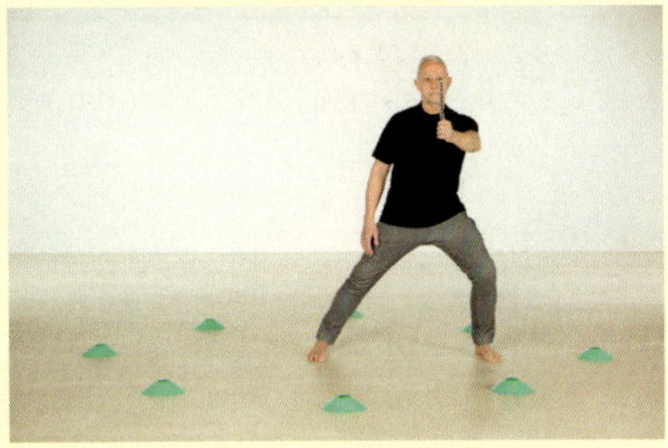

VOR-C nach links

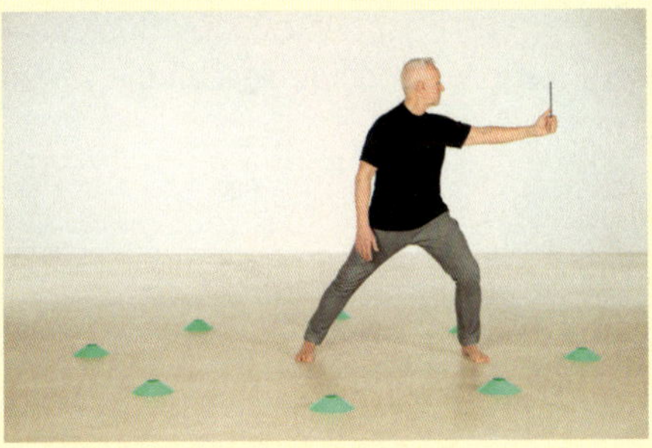

Ausfallschritt links hinten diagonal

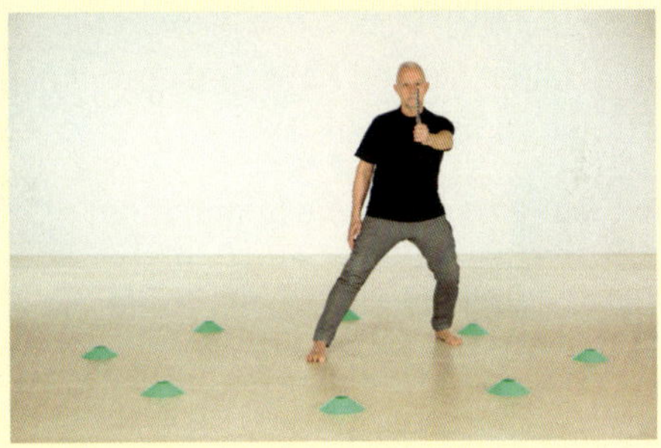

VOR-C nach links

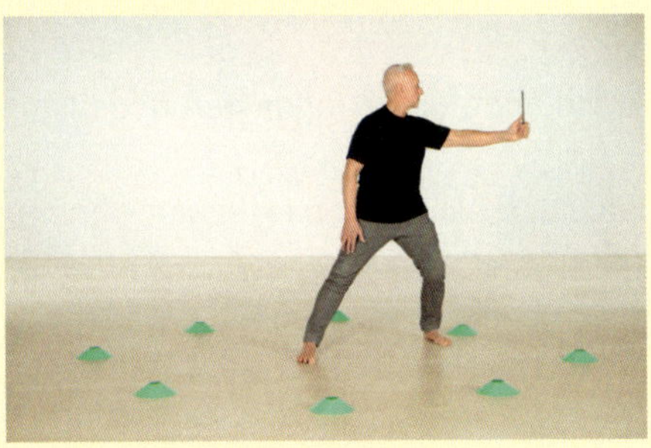

Ausfallschritt links hinten

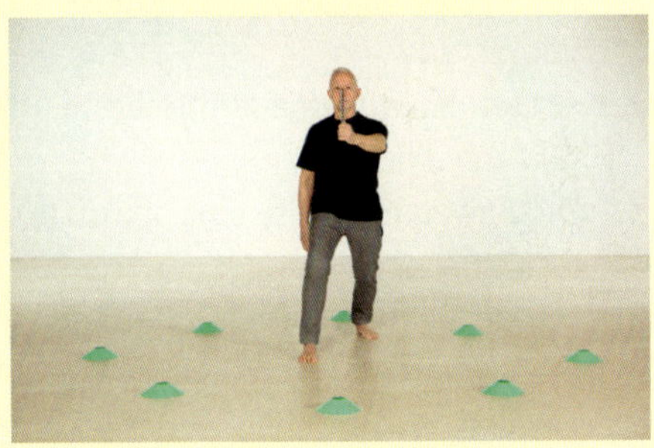

VOR-C nach links

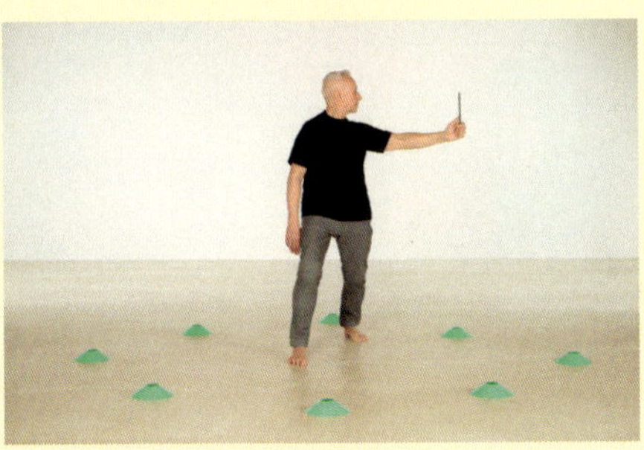

FEDERN – VERTIKALE BESCHLEUNIGUNG FÜR DEN SACCULUS

Ziel: Gezieltes Training der Sacculi durch vertikale Beschleunigungsreize zur Verbesserung der vestibulären Verarbeitung.

Ausführung:

Ausgangsposition:

- » Stellen Sie sich in aufrechter Haltung hin, die Füße etwa hüftbreit positioniert.
- » Fixieren Sie mit den Augen einen Punkt auf Augenhöhe in etwa einer Armlänge Entfernung.
- » Halten Sie den Kopf zunächst in neutraler Position, um beide Sacculi gleichmäßig zu aktivieren.
- » Für eine gezieltere Stimulation:
  - » Kopfneigung nach rechts → Betonung des rechten Sacculus
  - » Kopfneigung nach links → Betonung des linken Sacculus

Durchführung:

1. Führen Sie aus dem Sprunggelenk heraus schnelle, federnde Bewegungen auf und ab aus.
2. Achten Sie auf eine kontrollierte, rhythmische Bewegung, ohne den Bodenkontakt zu verlieren.
3. Die Bewegung sollte eine spürbare vertikale Beschleunigung erzeugen, ohne zu ruckartig zu werden.
4. Halten Sie den Blick stabil auf den Fixpunkt gerichtet, etwa über die Dauer von 30 Sekunden.
5. Wechseln Sie anschließend die Kopfposition (neutral/rechts/links), um alle Varianten zu trainieren.

Hinweise

- Wenn der Fixpunkt während der Übung unscharf oder springend erscheint, kann das auf ein Defizit in der vestibulo-okulären Stabilisierung hinweisen, insbesondere im Zusammenspiel mit den Sacculi.
- Trainieren Sie bevorzugt in der Kopfposition, bei der diese Unschärfen auftreten oder Sie andere Schwierigkeiten haben.
- Wenn Sie sich dabei unsicher fühlen oder Schwierigkeiten mit dem Gleichgewicht haben, nutzen Sie z. B. einen Stuhl oder eine Wand zum Festhalten.

Ausgangsposition

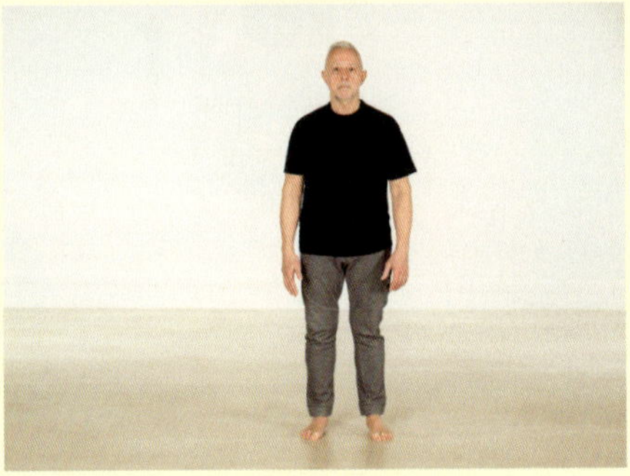

Auf Zehenspitzen

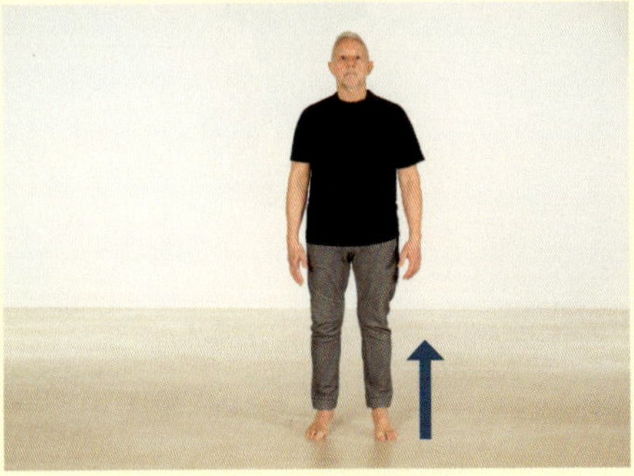

Ausgangsposition rechter Sacculus

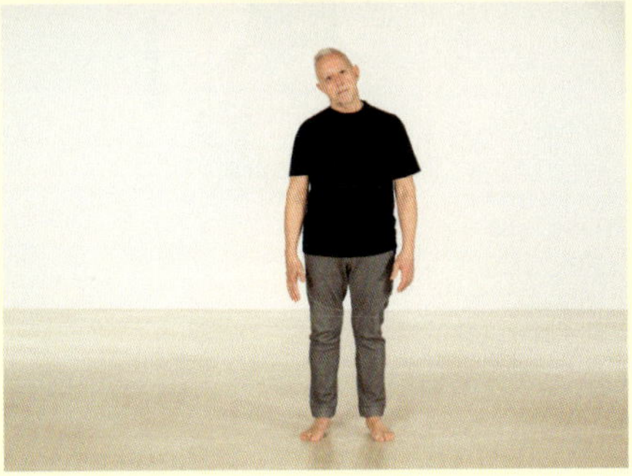

Auf Zehenspitzen rechter Sacculus

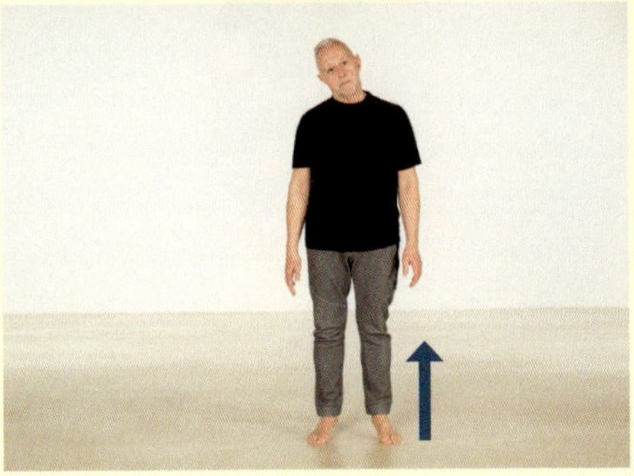

Variation:

- Um die Bewegung intensiver zu gestalten, bietet sich die Nutzung eines Gymnastikballs an.
- Durch den Ball ist es möglich, eine größere vertikale Bewegungsamplitude zu erzeugen.
- Achten Sie bei der Durchführung darauf, dass Sie sich entsprechend festhalten können, wenn Sie das Gefühl haben, vom Ball zu fallen.

Ausgangsposition

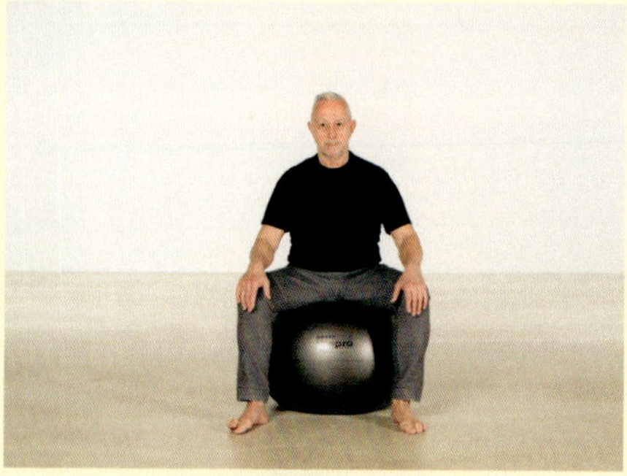

Aufwärtsbewegung

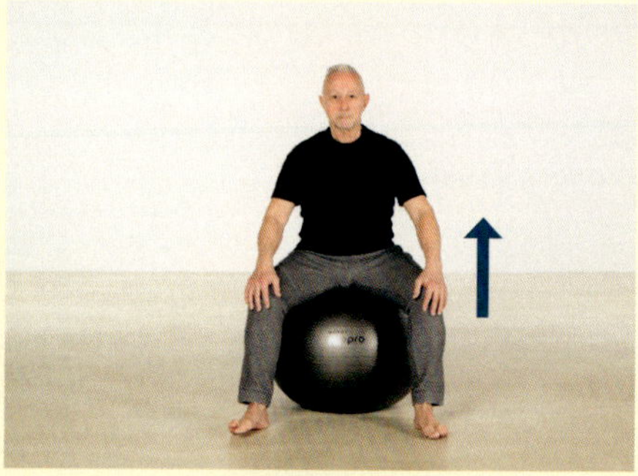

Ausgangsposition linker Sacculus

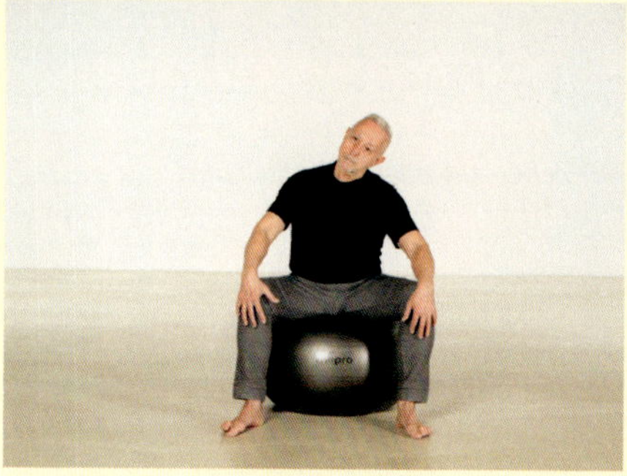

Aufwärtsbewegung linker Sacculus

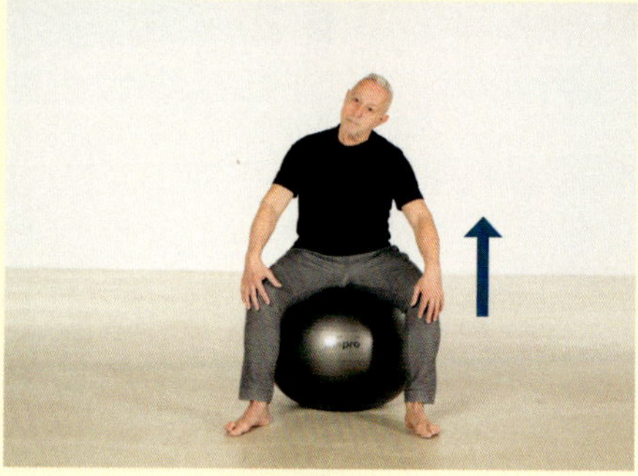

BÜROSTUHL-KARUSSELL – HORIZONTALE BESCHLEUNIGUNG FÜR DEN UTRICULUS

Ziel: Gezieltes Training des Utriculus durch horizontale Beschleunigungsreize in der Drehbewegung.

Ausführung:

Ausgangsposition:

» Setzen Sie sich auf einen drehbaren Bürostuhl mit freier Beweglichkeit.

» Fixieren Sie mit den Augen einen Punkt auf Augenhöhe in etwa einer Armlänge Entfernung.

Durchführung:

1. Drücken Sie sich mit den Füßen leicht vom Boden ab, um eine seitliche Drehbewegung des Stuhls einzuleiten.
2. Führen Sie kontinuierliche Schubbewegungen mit den Füßen aus, um eine gleichmäßige Rotationsgeschwindigkeit aufzubauen.
3. Halten Sie den Blick während der gesamten Bewegung stabil auf dem gewählten Fixpunkt.
4. Eine Drehung nach rechts aktiviert primär den rechten Utriculus, eine Drehung nach links den linken Utriculus.
5. Starten Sie mit langsamer Geschwindigkeit und steigern Sie diese allmählich, je nach Verträglichkeit.

Hinweise

» Wird der Fixpunkt während der Bewegung unscharf, verzerrt oder springend, deutet das auf eine eingeschränkte vestibulo-okuläre Stabilisierung in der jeweiligen Drehrichtung hin.

» Führen Sie die Übung besonders in der Richtung durch, in der visuelle Instabilität auftritt.

» Bei Schwindel, Übelkeit oder Unsicherheitsgefühl: Tempo reduzieren, Belastung anpassen oder gegebenenfalls unterbrechen.

Optional:

» Für Fortgeschrittene kann die Übung auch mit leicht zur Seite geneigtem Kopf oder mit geschlossenen Augen nach der Drehung kombiniert werden (als Reorientierungsübung).

Ausgangsposition

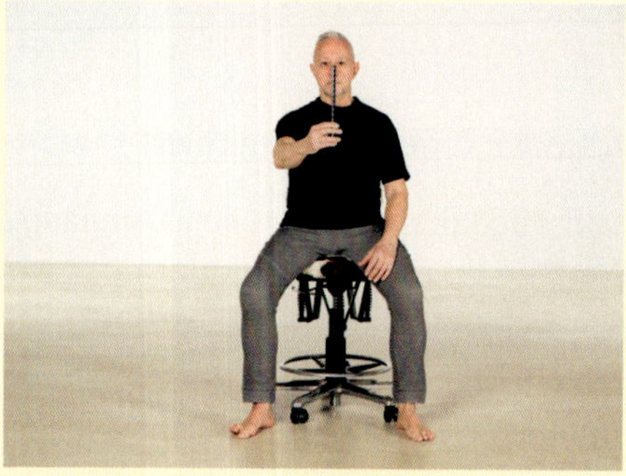

Position 1

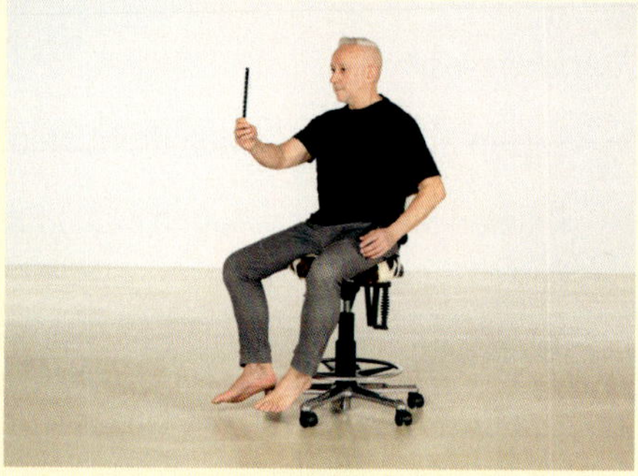

Position 2

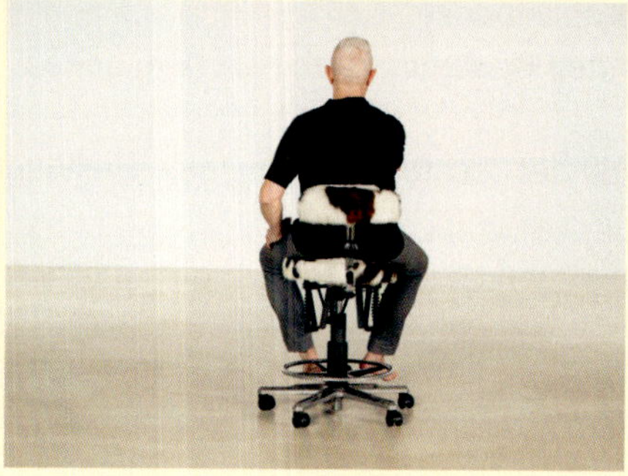

Position 3

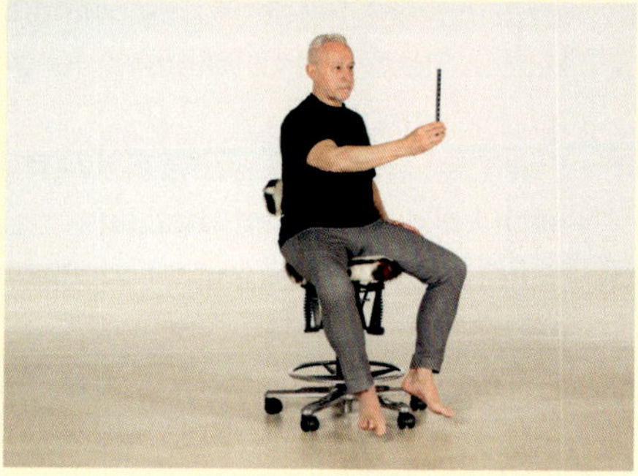

SEITLICHES GLEITEN – LATERALE BESCHLEUNIGUNG FÜR DEN UTRICULUS

Ziel: Gezielte Aktivierung des Utriculus über horizontale lineare Beschleunigungsreize durch Gewichtsverlagerung.

Ausführung:

Ausgangsposition:

» Stellen Sie sich in einen breiten Stand, die Füße zeigen leicht nach außen.

» Die Knie sind leicht gebeugt, der Oberkörper aufrecht, der Körperschwerpunkt zentriert über der Standfläche.

» Fixieren Sie mit den Augen einen Punkt auf Augenhöhe in der Ferne.

Durchführung:

1. Verlagern Sie Ihren Körperschwerpunkt gleichmäßig und rhythmisch von rechts nach links und wieder zurück.
2. Achten Sie darauf, dass der Kopf stabil bleibt – er sollte weder kippen noch rotieren.
3. Die Bewegung erfolgt primär aus den Beinen, sodass der Kopf als Folge der Körperbewegung eine lineare Beschleunigung in seitlicher Richtung erfährt.
   » Verlagerung nach links → aktiviert bevorzugt den linken Utriculus
   » Verlagerung nach rechts → aktiviert bevorzugt den rechten Utriculus

Hinweise

» Achten Sie auf eine fließende, kontrollierte Bewegung.

» Beobachten Sie, ob der Fixpunkt während der Bewegung scharf bleibt. Visuelle Instabilität kann auf eine Dysfunktion des Utriculus hindeuten.

Ausgangsposition

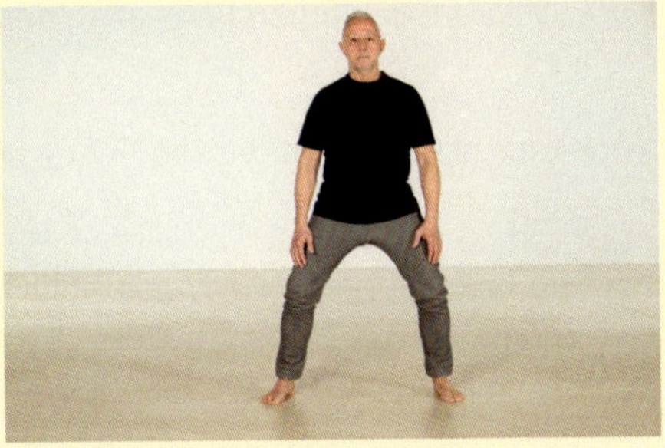

Verlagerung nach links zur Aktivierung des linken Utriculus

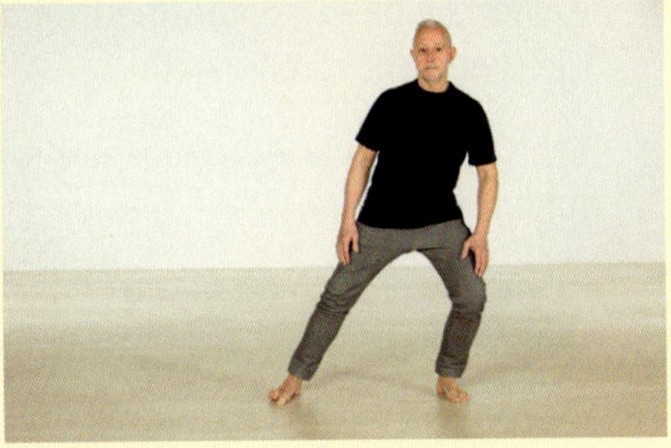

REAKTIVE GEWICHTSVERLAGERUNG MIT KOPFNEIGUNG FÜR UTRICULUS UND SACCULUS

Ziel: Training der otolithären Beschleunigungsorgane (Utriculus und Sacculus) in Kombination mit reaktiver Rumpfstabilisierung und lateraler Gleichgewichtskontrolle.

Neurofunktioneller Hintergrund:

» Die Seitwärtsverlagerung aktiviert primär den Utriculus, da dieser auf horizontale lineare Beschleunigung anspricht.

» Die Kopfneigung erzeugt vertikale Reize und stimuliert den Sacculus.

» Durch die Kombination entsteht eine multisensorische Integration, die insbesondere Stabilitätsreaktionen und Gleichgewichtsverhalten schult.

Ausführung:

Ausgangsposition:

» Stellen Sie sich aufrecht mit geschlossenen Füßen hin (sofern möglich).

» Halten Sie den Blick auf einen Fixpunkt in etwa einer Armlänge Entfernung auf Augenhöhe gerichtet.

» Achten Sie auf eine neutrale Kopfposition zu Beginn.

Durchführung:

» Lassen Sie sich kontrolliert zur Seite kippen, als würden Sie seitlich umfallen (ohne Schwung).

» Fangen Sie sich mit einem seitlichen Ausfallschritt ab, sodass das Körpergewicht überwiegend auf dem neuen Standbein liegt.

» Führen Sie anschließend eine zügige Kopfneigung zur Seite aus (in Richtung des Standbeins).

» Halten Sie diese Kopfposition für etwa drei Sekunden, während Sie aktiv das Gleichgewicht stabilisieren.

» Kehren Sie in die Ausgangsposition zurück und wiederholen Sie die Sequenz zur anderen Seite.

» Führen Sie die Übung abwechselnd rechts und links in mehreren Wiederholungen durch.

Hinweise

- Achten Sie darauf, dass der Fixpunkt während der Bewegung nicht unscharf wird. Dies kann auf vestibuläre Instabilitäten hindeuten.
- Bei Unsicherheit oder starkem Schwanken sollten Sie sich bei der Durchführung der Übung an etwas festhalten können (z. B. Stuhl, Wand etc.).

Ausgangsposition

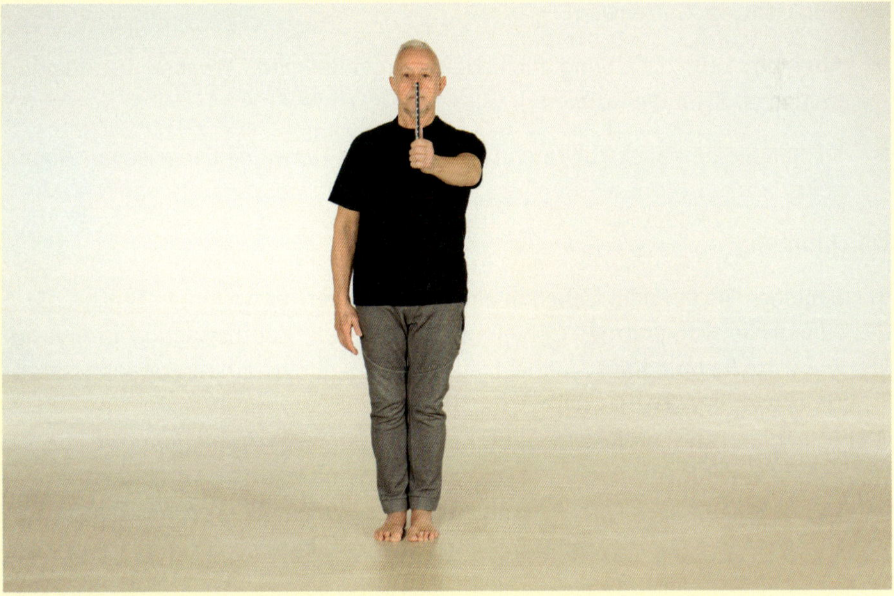

Ausfallschritt

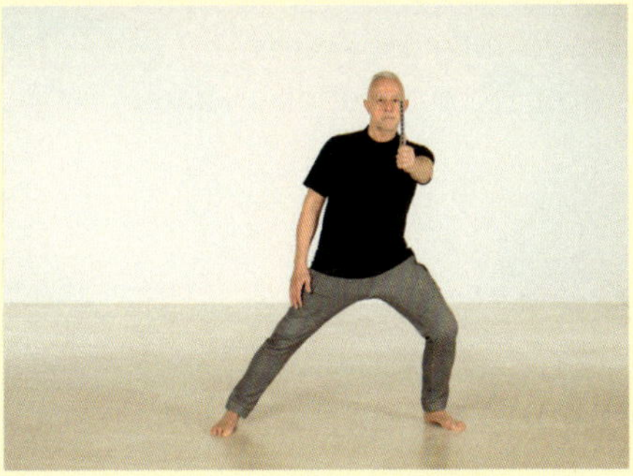

Endposition

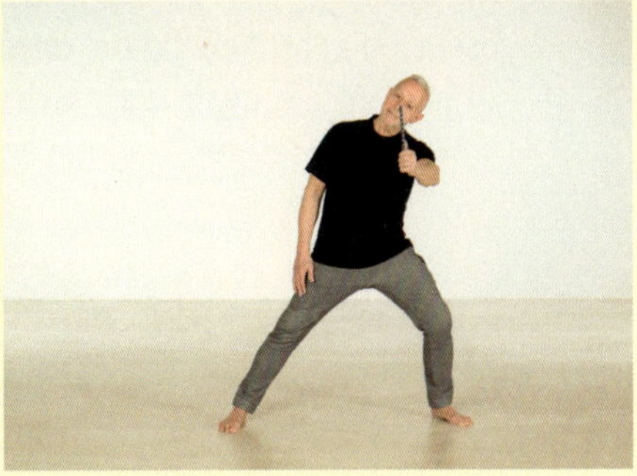

GEHEN UND KOPFBEWEGUNG – DYNAMISCHES TRAINING FÜR DAS VESTIBULARSYSTEM

Ziel: Aktivierung und Koordination des Innenohrs durch die Kombination aus Gangbewegung und vestibulo-okulärem Reflex (VOR) zur Förderung von Gleichgewicht, Stabilität und visueller Orientierung im Alltag.

Ausführung:

Ausgangsposition:

» Wählen Sie eine gerade Strecke von mindestens einigen Metern Länge (z. B. Flur, Gehweg, Gartenweg).

» Alternativ kann die Übung auch auf kürzerem Raum mit Wenden durchgeführt werden (z. B. im Wohnzimmer).

» Richten Sie den Blick auf einen Fixpunkt in der Ferne, idealerweise auf Augenhöhe.

Durchführung:

1. Beginnen Sie mit dem Gehen in einem natürlichen, entspannten Tempo.
2. Führen Sie während des Gehens wiederholt eine Kopfbewegung in eine gewünschte Richtung aus - dabei bleiben die Augen dauerhaft auf den Fixpunkt gerichtet (→ VOR).
3. Zu Beginn kann die Koordination herausfordernd sein, orientieren Sie sich daher an einem Rhythmus:
   » linker Fuß nach vorne → Führen Sie den Kopf in die Bewegungsrichtung.
   » rechter Fuß nach vorne → Bringen Sie den Kopf zurück in die Ausgangsposition.
4. Führen Sie die Übung auf einer Strecke von 50–100 Metern aus (oder für etwa 1-2 Minuten).
5. Wechseln Sie anschließend die Bewegungsrichtung des Kopfes:
   » Trainieren Sie nach und nach alle acht Richtungen: oben, unten, rechts, links sowie die vier Diagonalen.

Hinweise

- Diese Übung beansprucht visuelle, vestibuläre und motorische Systeme gleichzeitig; Unsicherheit oder Koordinationsprobleme zu Beginn sind normal.
- Passen Sie Tempo und Bewegungsumfang an Ihre Stabilität an. Bei Bedarf kann die Übung zunächst im Stand geübt werden.
- Besonders empfehlenswert ist die Integration dieser Übung in Spaziergänge oder Gehpausen im Alltag, z. B. auf dem Weg zur Arbeit oder beim Gassigehen.
- Als Variation können Sie die Übung auch im Rückwärtslaufen anwenden.

Ausgangsposition

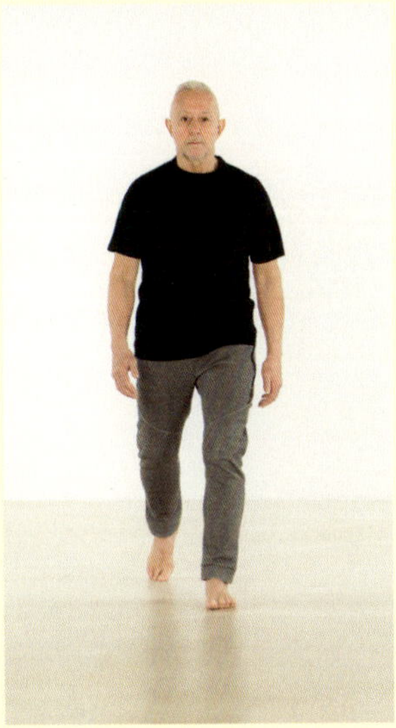

Linker Fuß vor, Kopf nach oben

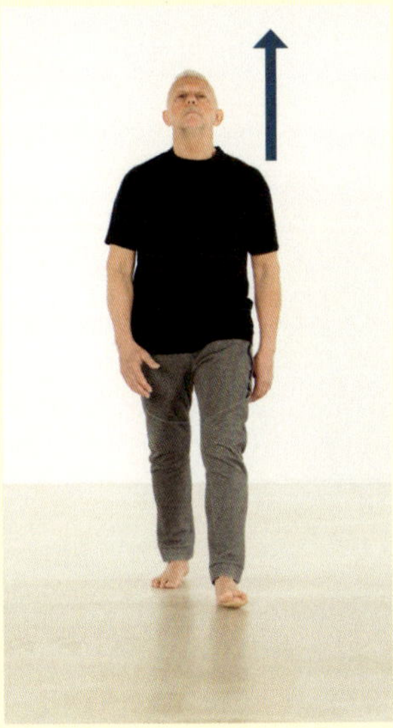

Rechter Fuß vor, Kopf neutral

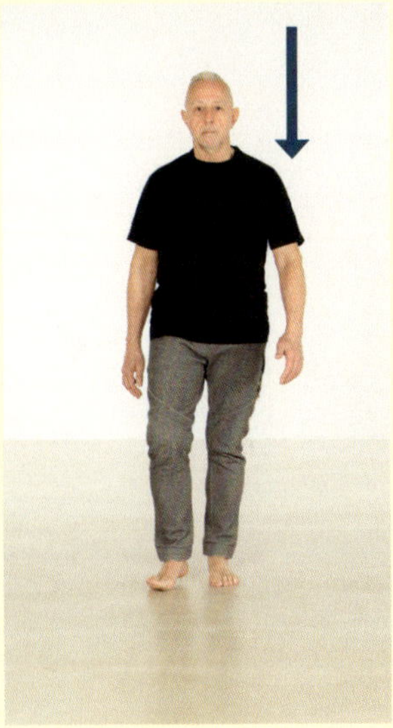

Zentrale Erkenntnis

Die in diesem Kapitel vorgestellten Übungen zeigen, wie vielseitig und gleichzeitig spezifisch das vestibuläre System trainiert werden kann, sei es über lineare oder rotatorische Beschleunigungen, über visuelle Kopplung oder reaktive Stabilität.

Wichtig ist jedoch nicht nur die mechanische Durchführung, sondern das Verständnis, warum wir genau diese Reize setzen:

Weil sie tief im Nervensystem verschaltet sind, reflektorische Schutzmechanismen schulen, die Körperspannung verbessern und dabei helfen, Reize aus der Umwelt effizienter zu verarbeiten. Je besser das vestibuläre System funktioniert, desto klarer kann das Gehirn seine Rolle im Gesamtbild motorischer Kontrolle erfüllen: in Ruhe, in Bewegung und unter Belastung.

5.3 Visuelle Interventionen

Bereits in den vorherigen Kapiteln wurde deutlich, welche zentrale Rolle das visuelle System für das Gleichgewicht und die Gesamtregulation des Nervensystems spielt. Kaum ein anderes System liefert in so hoher Frequenz und Präzision sensorische Informationen an das Gehirn und beeinflusst damit nicht nur Haltung und Bewegung, sondern auch kognitive Prozesse, emotionale Regulation und motorische Reaktionsgeschwindigkeit.

Die visuelle Verarbeitung ist dabei weit mehr als nur das „Sehen" an sich. Sie umfasst eine Vielzahl komplexer Fähigkeiten wie Fixation, Verfolgung, Sakkaden, Vergenz, peripheres Sehen und visuelle Selektion; all das zusammengenommen bildet das Fundament für eine zielgerichtete, koordinierte Bewegung im Raum.

Viele dieser Prozesse lassen sich bereits mit den in den Assessments besprochenen Übungen aktiv trainieren, wie etwa über Sakkaden, Augenfolgebewegungen, Blickstabilisierung oder die gezielte Schulung des peripheren Sehens. Diese Grundlagenübungen sind elementarer Bestandteil jeder visuellen Trainingsroutine und werden daher in diesem Kapitel nicht erneut aufgeführt, sollten aber in keinem Trainingsprogramm fehlen.

Der Fokus dieses Abschnitts liegt nun auf weiterführenden visuellen Übungen, die zusätzliche kognitive, motorische oder sensomotorische Anforderungen integrieren. Ziel ist es, das visuelle System nicht nur in seiner Einzelkomponente zu stimulieren, sondern in komplexen Handlungskontexten zu fordern und damit neuroplastisch weiterzuentwickeln.

Bitte beachten Sie:

Das visuelle System besitzt im Nervensystem ein hohes Erregungspotenzial. Viele Menschen reagieren bereits auf geringe visuelle Reize mit Stresssymptomen, Schwindel oder Müdigkeit. Deshalb ist es entscheidend, die Wiederholungszahl, Dauer und Intensität stets an das individuelle Leistungsniveau anzupassen. Qualität und Verträglichkeit gehen immer vor Quantität.

AUGENLIEGESTÜTZ – KONVERGENZTRAINING

Ziel: Gezieltes Training (und indirekte Testung) der Konvergenzfähigkeit beider Augen zur Förderung der binokularen Koordination, insbesondere über die Ansteuerung des III. und IV. Hirnnervs.

Ausführung:

Ausgangsposition:

- Die Übung kann stehend oder sitzend durchgeführt werden.
- Strecken Sie einen Arm mittig vor dem Körper aus.
- Halten Sie einen kleinen Fixpunkt (z. B. Stift, Vision Stick, Finger) auf einer der folgenden Höhen:
  - **Variante 1 - Auf Augenhöhe →** Konvergenz in horizontaler Ebene,
  - **Variante 2 - Auf Nasenspitzenhöhe →** Konvergenz nach unten innen.

Durchführung:

1. Fixieren Sie den Punkt mit beiden Augen.
2. Ziehen Sie den Punkt langsam in Richtung Ihres Gesichts, sodass Ihre Augen dem Punkt nach innen folgen.
   - Bei **Variante 1** bleiben die Augen in der horizontalen Ebene.
   - Bei **Variante 2** folgt die Konvergenz schräg nach unten.
3. Ziehen Sie den Punkt nur so weit heran, wie er einfach zu sehen ist. Bei beginnendem Doppelbild sofort stoppen.
4. Strecken Sie anschließend den Arm wieder vollständig aus, um eine bewusste Divergenzbewegung einzuleiten.
5. Führen Sie mehrere Wiederholungen in ruhigem Tempo durch, je nach individueller Belastbarkeit und Konzentrationsfähigkeit.

Hinweise

- Bei Variante 1 wird vorrangig der Nervus oculomotorius (III) aktiviert, insbesondere zur Ansteuerung des M. rectus medialis.
- Variante 2 fordert zusätzlich den Nervus trochlearis (IV) und den M. obliquus superior, da die Augen nach unten innen geführt werden.
- Auch wenn der Höhenunterschied minimal ist, kann er neurofunktionell große Unterschiede in der Ansteuerung bewirken.
- Achten Sie auf Symmetrie, ruhige Bewegungen und vermeiden Sie schnelles „Springen" mit den Augen.

Ausgangsposition Augenliegestütz

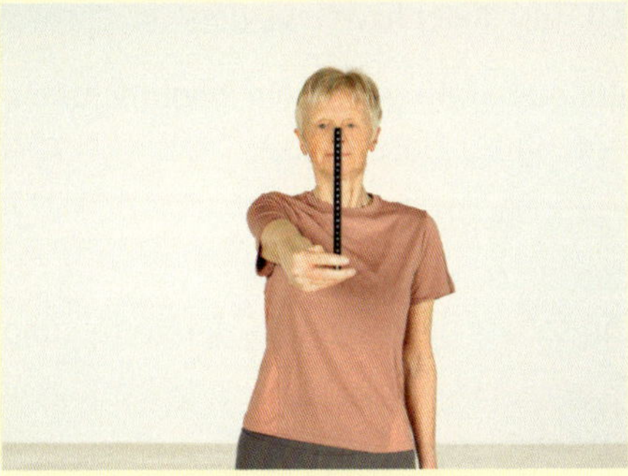

Endposition Augenliegestütz Variante 1

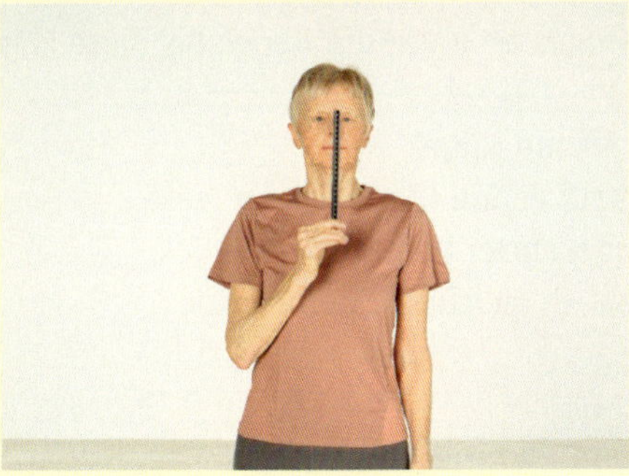

Endposition Augenliegestütz Variante 2

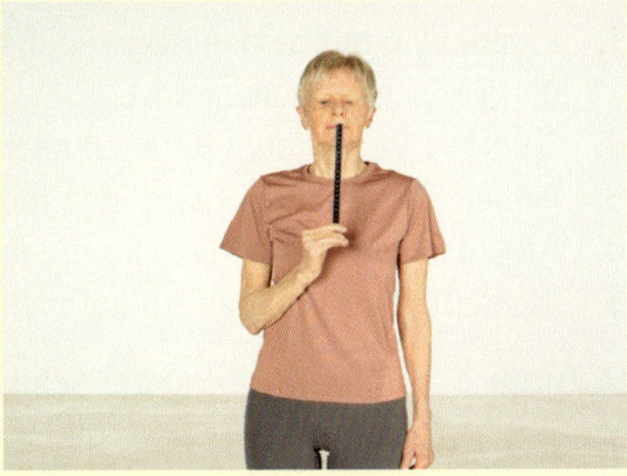

TRAINING DER BINOKULAREN KOORDINATION UND VERGENZ MIT DER BROCK-SCHNUR

Ziel: Gezieltes Training der beidäugigen Fixation, Vergenz und Fusion durch visuelle Reize entlang einer Brock-Schnur.

Ausführung:

Ausgangsposition:

» Die Übung kann stehend oder sitzend durchgeführt werden – wichtig ist eine aufrechte, neutrale Körperhaltung.

» Halten Sie ein Ende der Brock-Schnur mit Daumen und Zeigefinger vor dem Gesicht, wobei der Daumen mit dem Nagel auf dem Nasenrücken liegt. Die Schnur sollte zentriert zwischen den Augen verlaufen.

» Das andere Ende der Schnur wird in Armlänge straff nach vorne gezogen. Alternativ kann es an einem festen Punkt (z. B. Türklinke) fixiert werden.

» Entlang der Schnur befinden sich drei oder mehr farbige Kugeln, beginnend mit der ersten in ca. 10–15 Zentimeter Entfernung zur Nasenspitze.

» Die Schnur kann in zwei Positionen gehalten werden:
   » Position 1: horizontal auf Augenhöhe,
   » Position 2: leicht nach unten geneigt, sodass die Augen bei der Verfolgung nach unten schauen müssen.

Durchführung:

Variante 1 – Fixationssprünge

1. Fixieren Sie mit beiden Augen die am weitesten entfernte Kugel, bis diese klar und einfach zu erkennen ist.
2. Springen Sie mit dem Blick zur nächstnäheren Kugel.
3. Führen Sie die Fixationssprünge fort bis zur ersten Kugel vor der Nase.
4. Anschließend folgen die Sprünge in umgekehrter Reihenfolge zurück.
5. Wiederholen Sie diesen Ablauf mehrmals, in gleichmäßigem Tempo.

Variante 2 – Gleiten entlang der Schnur

1. Beginnen Sie erneut mit der Fixation der entferntesten Kugel.
2. Gleiten Sie mit dem Blick langsam entlang der Schnur zur nächsten Kugel, ohne die Augen zu verreißen.

3. Wiederholen Sie das Gleiten bis zur ersten Kugel und gleiten Sie anschließend wieder zurück zur Startposition.
4. Der Vorgang wird mehrmals wiederholt.
5. Ziel ist es, das entstehende visuelle „X"-Muster beim Fixieren klar zu erkennen. Der Schnittpunkt des X sollte immer auf der aktuell fixierten Kugel liegen, wie ein Reißverschluss, den Sie nach vorne und zurück bewegen.

Hinweise

- Normale Funktion:
  - Beide Augen bewegen sich synchron.
  - Der Fixpunkt ist klar erkennbar.
  - Das X-Muster ist stabil.
- Auffälligkeiten:
  - Doppelbilder,
  - unscharfe Wahrnehmung,
  - instabile oder nicht vorhandene X-Struktur,
  - einseitiges oder verzögertes Ansteuern.
- All dies sind Hinweise auf mögliche Defizite in Vergenz, Fusion oder binokularer Koordination.
- Die genaue Funktion, Interpretation und Deutung der Brock-Schnur wurde in Kapitel 4.4.3 beschrieben.

Ausgangsposition Brock-Schnur Variante 1

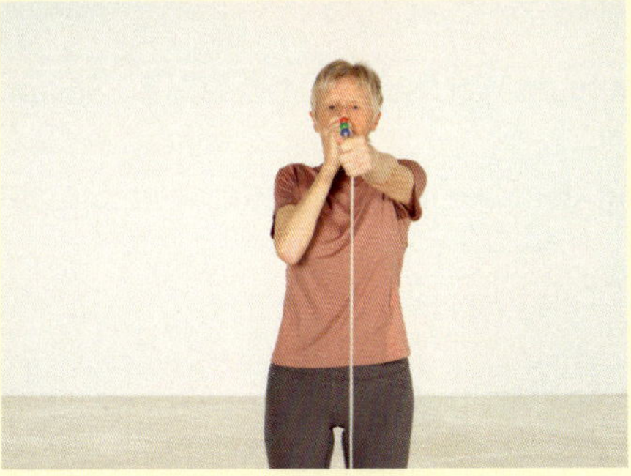

Ausgangsposition Brock-Schnur Variante 2

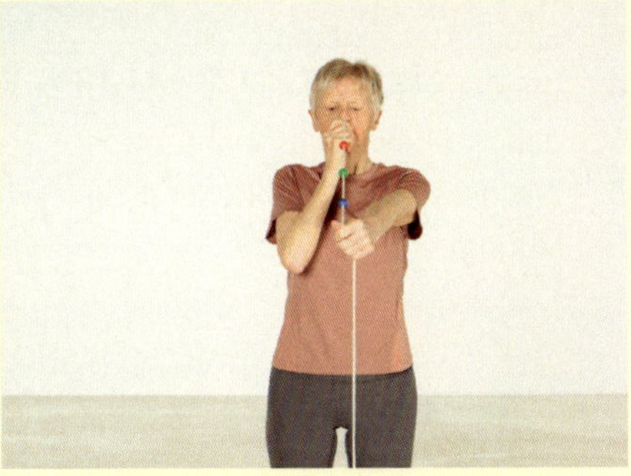

OPTOKINETISCHE STREIFEN – REFLEXIVE AUGENBEWEGUNGEN

Ziel: Verbesserung der reflexiven Augenbewegungen durch optokinetische Reize zur Förderung der visuellen Verarbeitung und rhythmischen Blicksteuerung.

Hintergrund:

Optokinetische Streifen aktivieren den sogenannten optokinetischen Reflex (OKR), ein Zusammenspiel aus langsamer Blickfolge und schnellem Rückstellreflex der Augen. Diese Form der Augenbewegung ist entscheidend für die Fähigkeit, bewegte Objekte zu verfolgen, die Umgebung trotz Eigenbewegung stabil wahrzunehmen und visuelle Reize korrekt zu verarbeiten.

Ausführung:

Ausgangsposition:

» Laden Sie eine App mit optokinetischen Streifen auf Ihr Smartphone oder Tablet. (Empfehlung: neurally)

» Wählen Sie eine Bewegungsrichtung der Streifen (z. B. von links nach rechts, von rechts nach links, von oben nach unten oder von unten nach oben).

» Nehmen Sie eine aufrechte Sitz- oder Standposition ein.

» Halten Sie das Gerät so, dass der Bildschirm den Großteil Ihres Sichtfeldes einnimmt (ca. 10–20 cm Abstand vom Gesicht).

Durchführung:

1. Fixieren Sie mit den Augen einen der sich bewegenden Streifen.
2. Lassen Sie Ihren Blick dem Streifen folgen, bis er aus dem Sichtfeld verschwindet.
3. Springen Sie mit den Augen zurück an den Ausgangspunkt, um den nächsten Streifen zu fixieren.
4. Wiederholen Sie diesen Ablauf in fließendem Wechsel für etwa 30–60 Sekunden pro Bewegungsrichtung.
5. Wechseln Sie anschließend die Richtung der Streifen und wiederholen Sie die Übung.

Hinweise

- Achten Sie auf Augenbewegung ohne Kopfbewegung. Der Kopf bleibt ruhig, nur die Augen folgen.
- Sollten Unwohlsein, Übelkeit oder Benommenheit auftreten, pausieren Sie und reduzieren Sie ggf. die Dauer oder Intensität.

Trainingsposition mit den optokinetischen Streifen

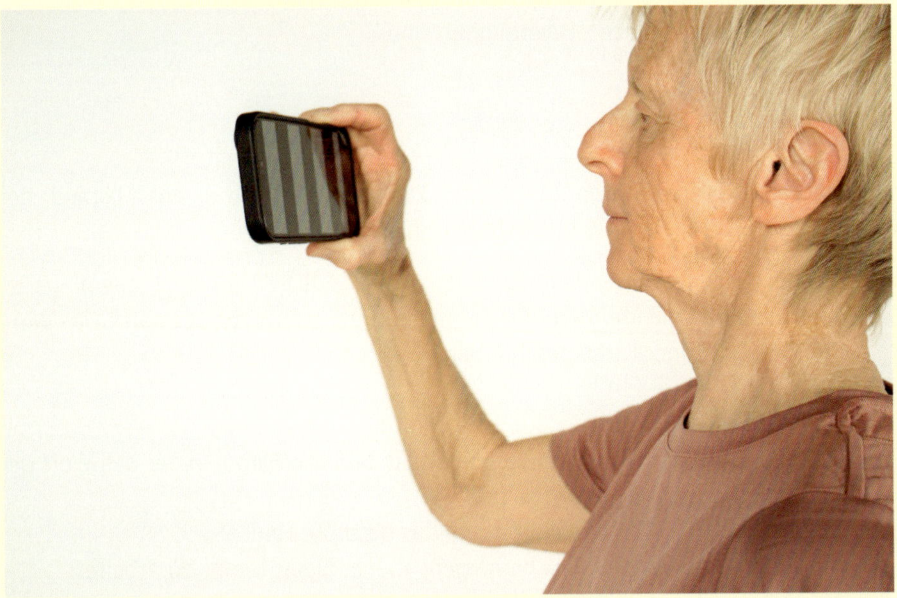

STROOP-TEST – KOGNITIVE KONTROLLE UND KONZENTRATION

Ziel: Verbesserung der Aufmerksamkeit, kognitiven Flexibilität und Reaktionshemmung durch gezielte Aktivierung des Kortex – insbesondere des präfrontalen Kortex.

Hintergrund:

Der Stroop-Test gilt als einer der bekanntesten Tests zur Messung von kognitiver Kontrolle und Aufmerksamkeitssteuerung.

Er erzeugt einen kognitiven Konflikt zwischen automatisierten Prozessen (Lesen) und kontrollierten Prozessen (Farbbenennung), der eine gezielte Kortexaktivierung erfordert, insbesondere in Bereichen, die mit Impulskontrolle, selektiver Aufmerksamkeit und Arbeitsgedächtnis verbunden sind.

Ausführung:

Ausgangsposition:

» Platzieren Sie die Stroop-Tafel (gedruckt oder digital) in einem Abstand, bei dem die Wörter klar und gut lesbar erscheinen.

» Auf der Tafel stehen Farbwörter (z. B. „ROT", „GRÜN", „BLAU"), allerdings ist die Druckfarbe nie identisch mit der Bedeutung des Wortes. Beispiel: Das Wort „ROT" ist in grüner Farbe geschrieben.

Durchführung:

1. Beginnen Sie oben links und benennen Sie laut die Farbe, in der das Wort geschrieben ist, nicht das Wort selbst!
2. Arbeiten Sie sich Wort für Wort durch das gesamte Feld.
3. Versuchen Sie, in einem gleichmäßigen, aber zügigen Tempo zu arbeiten.
4. Wiederholen Sie die Übung für mehrere Durchgänge, um Ihre Reaktionsgeschwindigkeit und kognitive Stabilität unter steigender Belastung zu trainieren.
5. Notieren Sie ggf. die benötigte Zeit, um Fortschritte messbar zu machen.

Hinweise

- » Es ist völlig normal, dass Sie anfangs ins Stocken geraten oder sich versprechen. Das zeigt, dass Ihr Gehirn zwischen zwei widersprüchlichen Informationsquellen priorisieren muss.
- » Je konsequenter Sie die Farbbenennung trainieren, desto besser wird Ihre kognitive Inhibition, also die Fähigkeit, automatisierte Reaktionen zu unterdrücken.

Stroop-Test

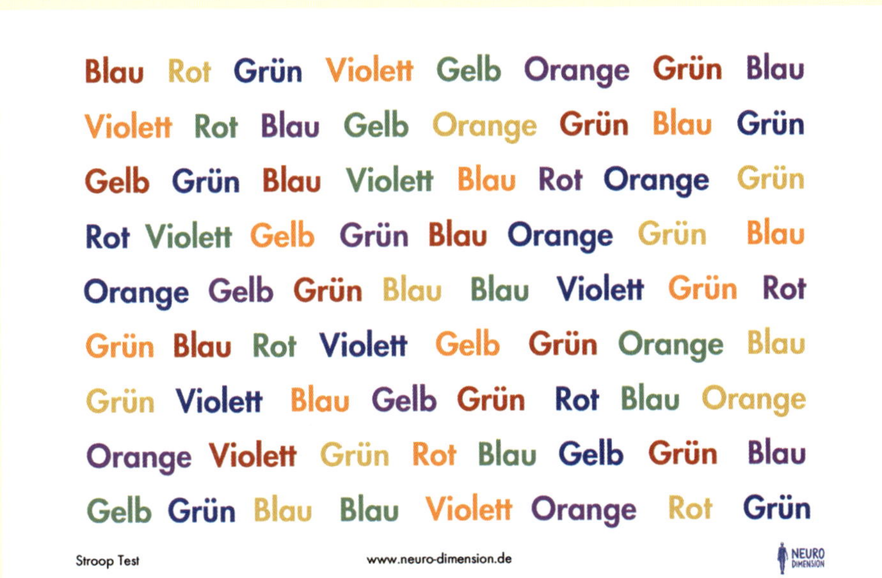

Stroop-Test zum Download:

KOORDINATIONSTAFEL – VISUOMOTORISCHES REAKTIONSTRAINING

Ziel: Verbesserung der Hand-Augen- bzw. Fuß-Augen-Koordination durch schnelle Reaktionen auf visuelle Reize. Zusätzlich werden Aufmerksamkeitssteuerung, Entscheidungsfindung und exekutive Kontrolle geschult.

Hintergrund:

Die Koordinationstafel stellt ein einfaches, aber effektives Tool dar, um visuelle Informationen in motorische Handlungen zu übersetzen. Durch die gezielte Zuordnung von Symbolposition (wie z. B. Stern) und Reaktionsmuster werden die sensorisch-motorische Integration sowie die Fähigkeit zur schnellen Reizbewertung und Handlungsauswahl gefördert. Diese werden zentral gesteuert über kortikale Netzwerke, insbesondere im Bereich des präfrontalen Kortex.

HAND-AUGEN-KOORDINATION

Ausführung:

Ausgangsposition:

- Die Koordinationstafel wird so platziert, dass sie gut sichtbar ist – z. B. an der Wand, auf einem Tisch oder auf einer Klemmbrettunterlage.
- Die Übung kann im Sitzen oder Stehen durchgeführt werden, die Körperhaltung ist aufrecht.

Durchführung:

1. Lesen Sie die Koordinationstafelin einer festgelegten Richtung (z. B. von links nach rechts, von rechts nach links, oder von oben nach unten).
2. Je nach Position des Sterns erfolgt eine spezifische Reaktion:
   - Symbol (z. B. Stern) links von der Linie → linke Hand klopft auf den Oberschenkel
   - Symbol (z. B. Stern) rechts von der Linie → rechte Hand klopft auf den Oberschenkel
   - Symbol (z. B. Stern) auf der Linie → beide Hände klopfen gleichzeitig auf die Oberschenkel
3. Ziel ist es, die gesamte Tafel schnellstmöglich und fehlerfrei zu bearbeiten.
4. Ein bis drei Durchgänge werden empfohlen, wahlweise mit wechselnder Leserichtung.

Hinweis

- Achten Sie während der Übung auf entspannte Schultern und gleichmäßige Atmung.

FUSS-AUGEN-KOORDINATION

Ausführung:

Ausgangsposition:

» Analog zur Handvariante – sitzend oder stehend, mit freiem Blick auf die Koordinationstafel.

Durchführung:

1. Die Tafel wird wieder in einer ausgewählten Richtung gelesen.
2. Je nach Position des Sterns folgt die entsprechende Fußreaktion:
   » Symbol (z. B. Stern) links von der Linie → linker Fuß wird kurz angehoben
   » Symbol (z. B. Stern) rechts von der Linie → rechter Fuß wird kurz angehoben
   » Symbol (z. B. Stern) auf der Linie →
   stehend: Fersen kurz anheben, Stand auf Zehenspitzen
   sitzend: beide Füße gleichzeitig kurz vom Boden abheben
3. Auch hier werden ein bis drei Durchgänge empfohlen, mit Fokus auf Reaktionsgeschwindigkeit und Genauigkeit.

Hinweise

» Die Übung kann an das individuelle Leistungsniveau angepasst werden, etwa durch Änderung der Leserichtung, Erhöhung der Geschwindigkeit oder Einbau eines Zeitlimits.

» Auch bei hoher Ausführungsgeschwindigkeit sollte die Bewegung kontrolliert und stabil bleiben.

Hand-Augen-Koordination Ausgangsposition

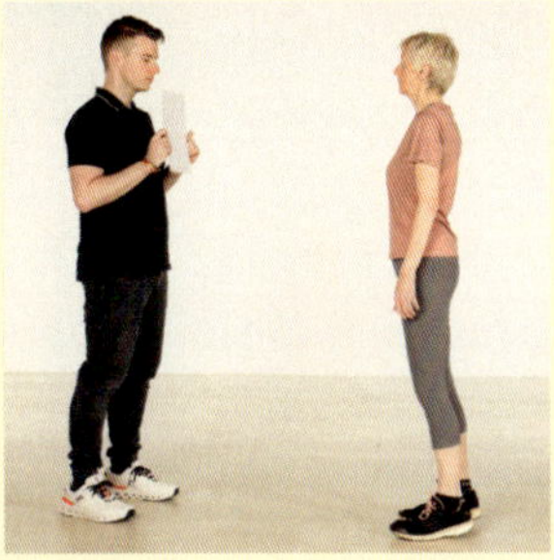

Koordinationstafel Fuß-Augen-Koordination – linker Fuß hebt an

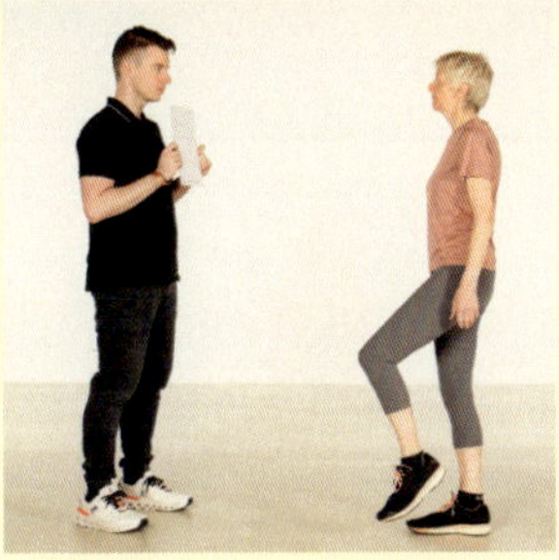

Koordinationstafel Fuß-Augen-Koordination – beide Füße auf Zehenspitzen

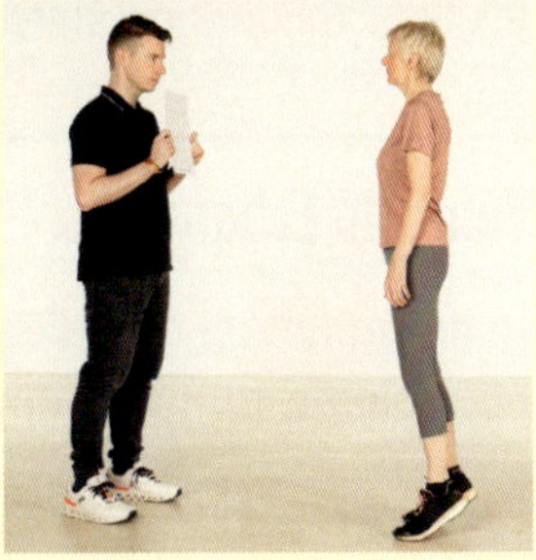

Koordinationstafel 1

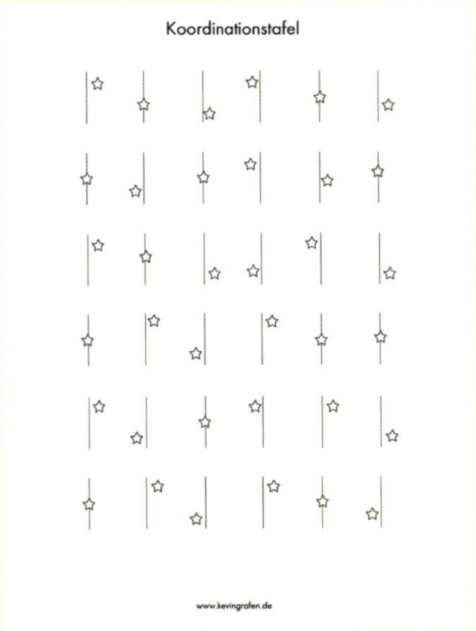

Koordinationstafel 2

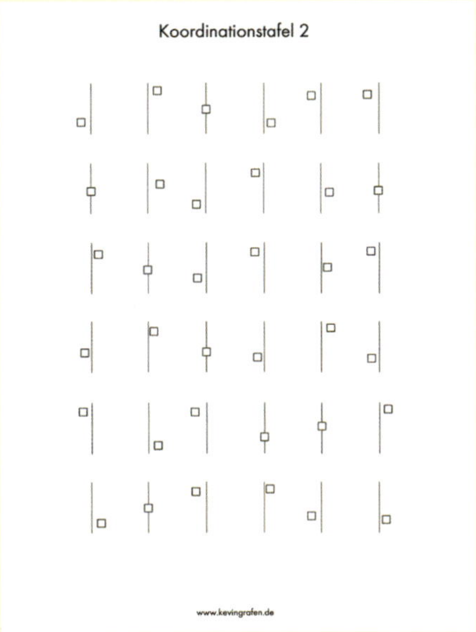

Koordinationstafel 1 zum Download:

Koordinationstafel 2 zum Download:

Visuelle Prozesse sind eng mit unserer Bewegungssteuerung, Aufmerksamkeit und Handlungsfähigkeit verknüpft. Wenn das Sehen klar, präzise und zielgerichtet funktioniert, wird nicht nur die Bewegung sicherer, auch die Reaktionen werden schneller, Entscheidungen klarer und das gesamte System widerstandsfähiger.

Zentrale Erkenntnis

Je besser unsere grundlegenden visuellen Fähigkeiten geschult sind, desto gewappneter sind wir für die komplexen Anforderungen des Alltags.

Abschluss zum Kapitel „Übungen und Interventionen"

Die hier vorgestellten Übungen und Interventionen zeigen deutlich, wie effektiv ein neurozentriertes Training sein kann, wenn es darum geht, die Ursachen von Gleichgewichtsstörungen direkt an der Basis - dem Nervensystem - zu adressieren. Statt isoliert nur Muskulatur oder Beweglichkeit zu trainieren, setzen diese Ansätze an den sensorischen Input-Systemen an und verbessern dadurch gezielt die Informationsverarbeitung und Steuerung von Bewegungen. Die Vielfalt der vorgestellten Methoden, von sensomotorischen über vestibuläre bis hin zu visuellen Übungen, erlaubt eine individuelle und flexible Anpassung an unterschiedlichste Bedürfnisse und Voraussetzungen. Durch regelmäßige Integration dieser Übungen in den Alltag oder in therapeutische Settings lässt sich nicht nur das Risiko von Stürzen effektiv reduzieren, sondern insgesamt die Lebensqualität und Sicherheit in Bewegung und Haltung nachhaltig verbessern.

Zentrale Erkenntnis

Die Kombination von sensomotorischen, vestibulären und visuellen Ansätzen gewährleistet ein umfassendes Training, das die Komplexität des Gleichgewichtssystems optimal adressiert.

Regelmäßiges Training und Integration in den Alltag sind entscheidend, um langfristige Erfolge zu erzielen.

6

VORBEREITUNG AUF DAS FALLEN

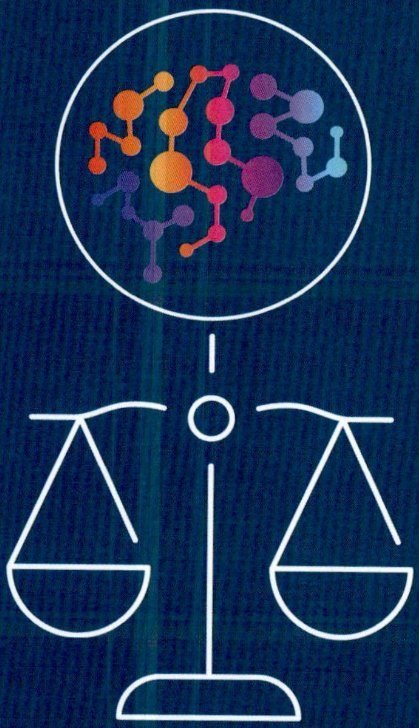

Trotz aller Bemühungen, das Gleichgewicht zu verbessern, das Nervensystem gezielt zu trainieren und sämtliche relevanten Einflussfaktoren zu optimieren, bleibt eine einfache Wahrheit bestehen: Es kann immer zu einem Sturz kommen. Selbst unter besten Bedingungen, mit stabiler Muskulatur, geschulten Sinnessystemen und hoher Bewegungsqualität gibt es Situationen, in denen es zu einem Kontrollverlust kommt. Mal ist es die Umwelt, mal eine Unachtsamkeit, mal einfach nur Pech.

Für solche Fälle lohnt sich eine gezielte Vorbereitung. Denn wer weiß, wie man fällt, kann entscheidend dazu beitragen, Verletzungen zu verhindern oder zumindest deutlich zu mildern. Statt steif zu verharren oder reflexhaft Arme und Hände in den Aufprall zu werfen, kann ein trainiertes Schutzverhalten dabei helfen, Fallenergie umzuleiten und empfindliche Körperregionen, wie Kopf, Gesicht, Wirbelsäule oder Gelenke, gezielt zu entlasten.

In diesem Kapitel werden die einfachsten Grundlagen eines solchen Sturztrainings vorgestellt. Es geht darum, ein erstes Gefühl für den Kontakt mit dem Boden zu entwickeln, Bewegungsangst abzubauen und die wichtigsten Schutzmechanismen in kontrollierten Situationen einzuüben. Wer weiterführende Techniken lernen möchte, sollte unbedingt Kontakt zu erfahrenem Fachpersonal aufnehmen. Auch ein Einstieg in Kampfsportarten wie Judo oder Aikido kann sinnvoll sein, dort gehören kontrollierte Falltechniken zum grundlegenden Bewegungsrepertoire und werden unter professioneller Anleitung vermittelt.

Sicherheitshinweis:

Ziel dieser Übungen ist es nicht, sich „absichtlich fallen zu lassen", sondern den Körper schrittweise an bestimmte Druck- und Belastungssituationen zu gewöhnen. Dazu braucht es eine gewisse Körperspannung, Beweglichkeit und vor allem: eine sichere Umgebung. Die Übungen sollten immer auf weichem Untergrund und in angstfreier Atmosphäre durchgeführt werden.

Gerade Personen mit Osteoporose, akuten Schmerzsyndromen, Entzündungen oder bekannten Bewegungseinschränkungen sollten besonders vorsichtig sein und vorab medizinisch abklären lassen, ob solche Bewegungen für sie geeignet sind. Denn bei aller Wichtigkeit der Vorbereitung gilt: Sturztraining ist kein Risiko, sondern Prävention und muss stets sicher bleiben.

BODENGEWÖHNUNG ARME

Ziel: Sensibilisierung für den Kontakt mit dem Boden sowie Entwicklung eines entspannteren Umgangs mit dem „Aufprall". Förderung von Loslassen und Körperspürbewusstsein, besonders in den Armen.

Ausführung:

Ausgangsposition:

» Legen Sie sich entspannt in Rückenlage auf eine Matte oder weiche Unterlage.

» Stellen Sie die Füße hüftbreit auf, sodass die Knie etwa 90° gebeugt sind.

» Strecken Sie die Arme nach oben in Richtung Decke – etwas breiter als Schulterbreite und lassen Sie sie locker ausgestreckt.

Durchführung:

1. Lassen Sie nun die Arme seitlich nach außen auf den Boden fallen.
2. Achten Sie dabei darauf, dass die Arme so locker wie möglich bleiben, ohne sie aktiv zu führen oder zu bremsen.
3. Spüren Sie den Druck und fühlen Sie bewusst nach, wie sich der Kontakt mit dem Boden anfühlt.
4. Wiederholen Sie die Bewegung mehrfach, zunächst aus niedriger, später aus etwas erhöhter Ausgangsposition, um die Fallenergie leicht zu steigern.

Hinweise

- Ziel ist kein perfekter Bewegungsablauf, sondern das Erleben der Bewegung und des Kontakts mit dem Boden.
- Führen Sie die Übung zunächst auf weicher Unterlage durch, bis Sie sich daran gewöhnt haben. Anschließend sollten Sie auf einem „realen" Untergrund trainieren.

Ausgangsposition

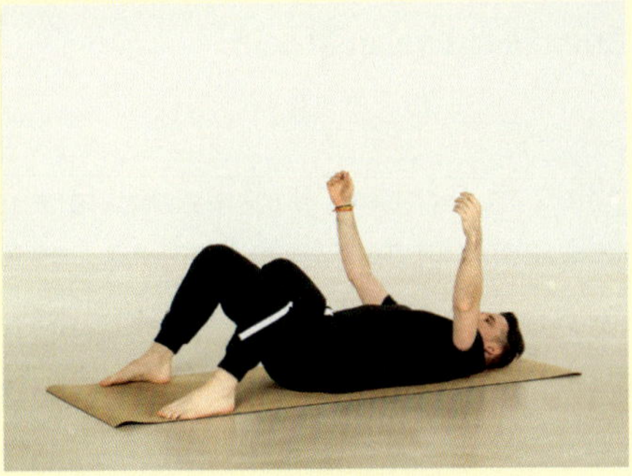

Endposition

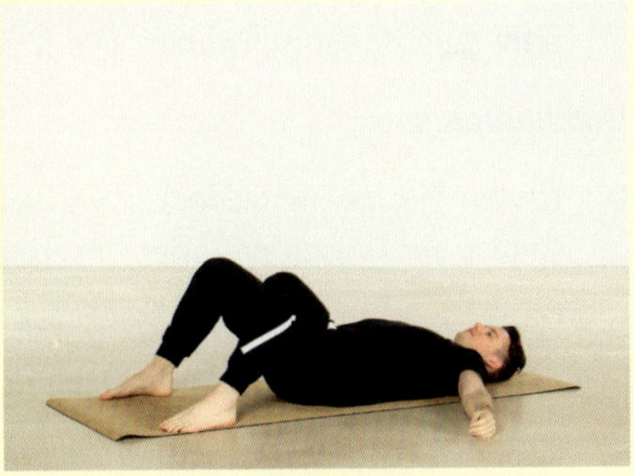

BODENGEWÖHNUNG BEINE

Ziel: Gewöhnung an kontrollierte Bodenberührung mit dem Unterkörper, Förderung von Entspannung in den Beinen und Verbesserung der Körperwahrnehmung beim Aufprall, insbesondere in den Beinen.

Ausführung:

Ausgangsposition:

» Legen Sie sich in Rückenlage auf eine Matte.

» Die Arme liegen locker neben dem Körper.

» Heben Sie nun beide Beine leicht an, sodass die Füße etwa 10–20 Zentimeter über dem Boden schweben. Die Knie dürfen leicht gebeugt sein.

Durchführung:

» Lassen Sie die Beine locker und kontrolliert in Richtung Boden zurückfallen, sodass die Fußsohlen (oder Unterschenkel) sanft auf der Matte landen.

» Der Bewegungsimpuls sollte dabei nicht aktiv geführt, sondern hauptsächlich durch Schwerkraft und Lockerlassen entstehen.

» Achten Sie darauf, dass der Rücken dabei stabil bleibt und nicht unkontrolliert auf den Boden „klatscht".

» Wiederholen Sie die Bewegung mehrmals und variieren Sie ggf. die Fallhöhe leicht, bis sie die Beine ganz streckend fallen lassen können.

Hinweise

» Starten Sie mit sehr geringer Höhe, besonders bei Personen mit Rückenproblemen oder nach längerer Bewegungspause.

» Achten Sie auf eine stabile Rumpfspannung, um ein „Durchhängen" im unteren Rücken zu vermeiden.

Ausgangsposition

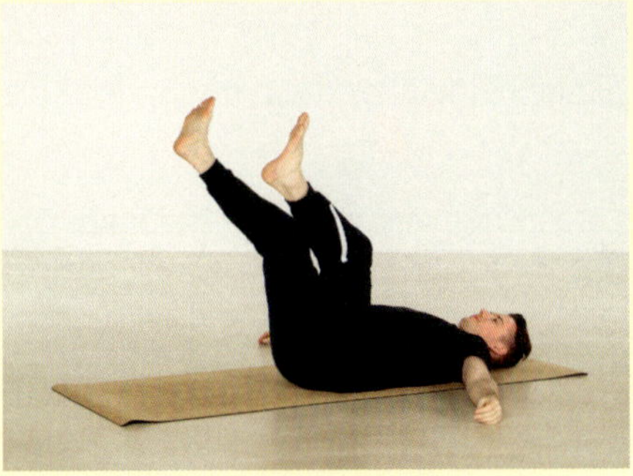

Endposition

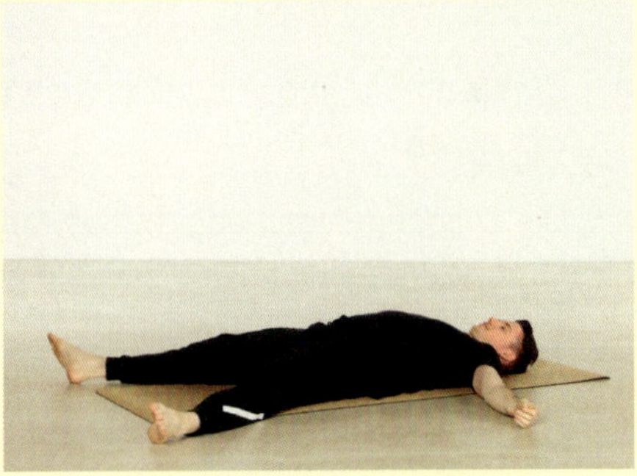

RÜCKENPENDEL

Ziel: Aktivierung der vorderen Rumpfmuskulatur, insbesondere der Beuger, sowie Schulung des Kopf- und Nackenschutzes durch reflexhafte Flexionshaltung beim Rückwärtsfallen.

Ausführung:

Ausgangsposition:

» Setzen Sie sich auf eine Matte.

» Die Füße stehen hüftbreit und sind zum Gesäß gezogen, sodass die Knie einen spitzen Winkel bilden.

» Umfassen Sie mit beiden Händen die Schienbeine knapp unterhalb der Knie von außen.

» Die Ellbogen liegen eng an den Rippen, das Kinn wird zur Brust gezogen. Der Kopf ist dadurch aktiv nach vorne gebeugt.

Durchführung:

1. Halten Sie eine stabile Rumpfspannung und lassen Sie sich kontrolliert über den Rücken nach hinten rollen.
2. In der Rückenlage führen Sie pendelnde Bewegungen aus, indem Sie sich sanft vor- und zurückschaukeln.
3. Achten Sie dabei darauf, dass der Hinterkopf nicht den Boden berührt. Der Nacken bleibt aktiv geschützt.
4. Kehren Sie anschließend kontrolliert in die Ausgangsposition zurück und wiederholen Sie die Bewegung mehrmals.

Hinweise

Die Spannung in Armen und Rumpf hilft dabei, die Schutzposition beizubehalten.

- Regressionen:
  - Leichter: Anfangs kann nur das Zurückrollen geübt werden, ohne sich komplett aufzuschaukeln.
  - Schwerer: Später können dynamischere Schaukelbewegungen eingebaut oder aus der Endposition Übergänge in den Stand integriert werden.
  - Bei Personen mit bekannten Wirbelsäulenproblemen oder Schwindel sollte die Übung zunächst langsam erfolgen.
- Progression:
  - Wenn Sie die Übung gut beherrschen, können Sie allmählich ein Fallen aus dem geraden Stand simulieren.
  - Achten Sie hierbei auf eine sichere Ausführung.
  - Gehen Sie zunächst vom geraden Stand in eine Hocke und ergänzen Sie den geübten Bewegungsablauf.
  - Versuchen Sie diesen so flüssig wie möglich miteinander zu koppeln.

Ausgangsposition

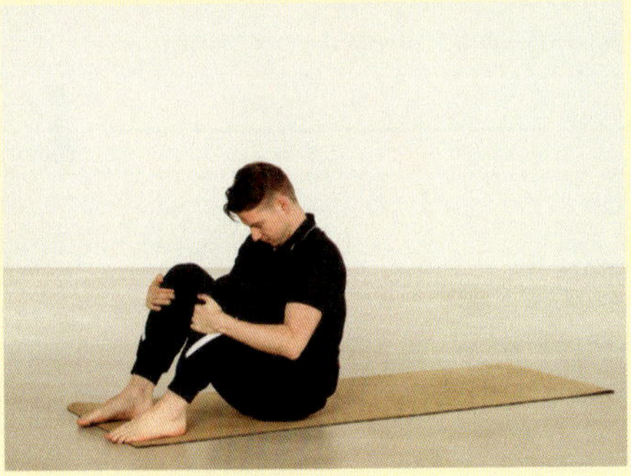

Endposition

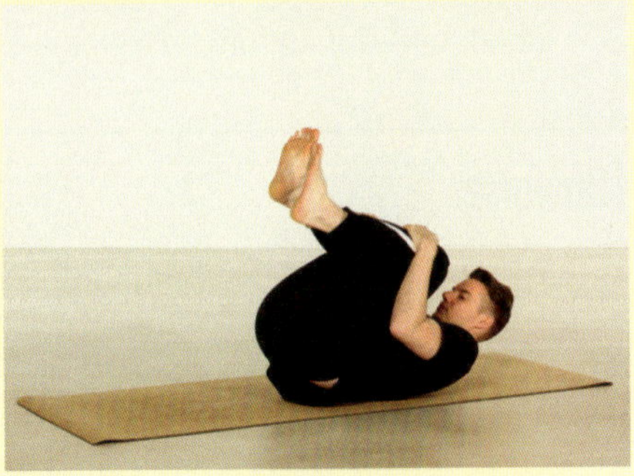

FALLEN AUS DEM KNIESTAND

Ziel: Training des kontrollierten Vorwärtsfallens aus niedriger Höhe. Entwicklung eines Schutzreflexes über die Arme, Schulung von Körperspannung, Abbremsmechanik und Kopfkontrolle.

Ausführung:

Ausgangsposition:

» Gehen Sie auf einer weichen Unterlage in den aufrechten Kniestand.

» Knie, Hüfte und Schultern bilden eine gerade Linie.

» Die Arme sind eng am Körper angewinkelt, die Handflächen zeigen nach vorn, etwa auf Brusthöhe.

Durchführung:

1. Lassen Sie sich nun kontrolliert nach vorne in Richtung Boden fallen, in dem Rahmen, in dem Sie sich sicher fühlen.
2. Zu Beginn kann der Oberkörper leicht vorgebeugt werden, um die Fallhöhe zu reduzieren.
3. Während des Fallens führen Sie die Arme leicht gebeugt nach vorne, sodass die Hände den Boden als Erstes berühren.
4. Nutzen Sie Ihre Brust-, Schulter- und Armmuskulatur, um den Fall abzufedern und sanft abzustoppen.
5. Drehen Sie dabei den Kopf zur Seite, um Augen, Nase und Mund vor dem direkten Bodenkontakt zu schützen.
6. Wiederholen Sie die Übung mehrmals, aber nur so lange, wie Sie sich sicher fühlen und das Gefühl haben, die Bewegung kontrollieren zu können.

Hinweise

» Achten Sie auf Körperspannung, besonders im Rumpf und in den Armen.

» Der Bodenkontakt sollte weich, aber aktiv erfolgen – „kontrolliertes Abfangen" statt „Abstützen in Panik".

» Der Kopf darf nicht frontal auf den Boden zeigen – die seitliche Drehung schützt vor Gesichtsverletzungen.

Ausgangsposition Kniestand

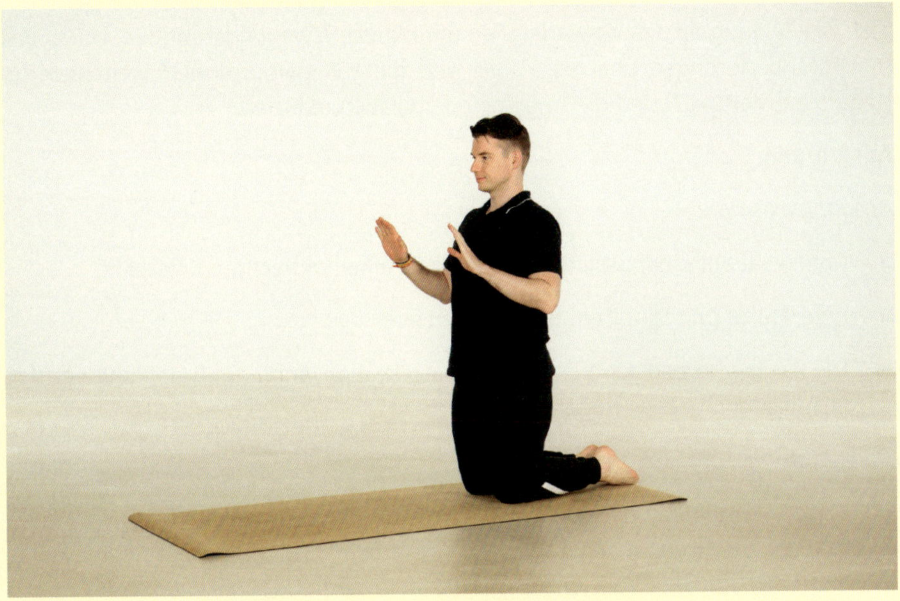

Fallen aus dem Kniestand

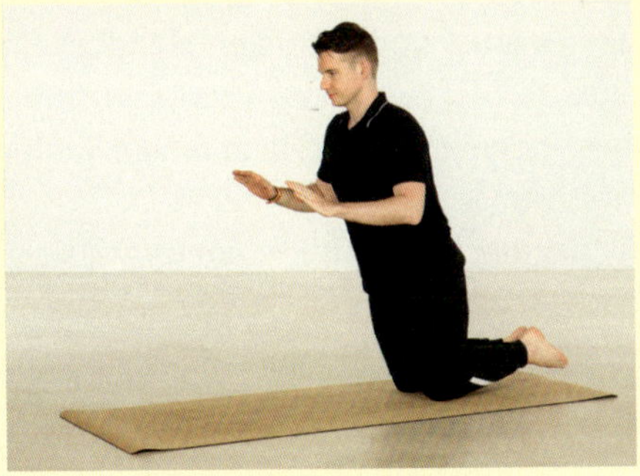

Endposition in Bauchlage

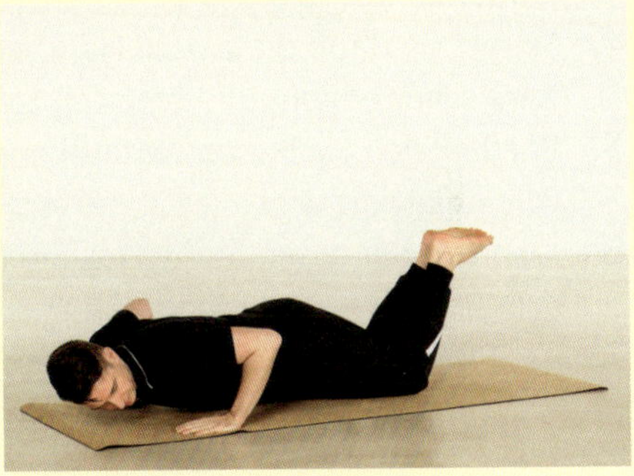

STOTTERNDES FALLEN AUS DEM KNIESTAND

Ziel: Gewöhnung an das Vorwärtsfallen mit aktiver Bewegungskontrolle. Durch das schrittweise Abfangen über die Arme wird die Fallenergie dosiert weitergeleitet („Energieausleitung") und die Angst vor dem Fallen reduziert.

Ausführung:

Ausgangsposition:

» Gehen Sie auf einer weichen Unterlage in einen aufrechten Kniestand.

» Knie, Hüfte und Schultern bilden eine Linie.

» Die Arme sind eng am Körper angewinkelt, die Hände auf Brusthöhe mit den Handflächen nach vorn gerichtet.

Durchführung:

1. Lassen Sie sich nun langsam und kontrolliert nach vorne kippen.
2. Strecken Sie zuerst einen Arm nach vorne und stellen Sie die Hand auf dem Boden ab, um die Bewegung leicht abzubremsen.
3. Aktivieren Sie dabei Brust- und Armmuskulatur, ohne jedoch den kompletten Körper abrupt zu stoppen.
4. Setzen Sie dann die zweite Hand ein kleines Stück vor der ersten Hand ab (in etwa schulterbreit) und bremsen Sie weiter ab.
5. Wiederholen Sie diesen Wechsel nochmals, indem die erste Hand erneut weiter vorne platziert wird.
6. Während der gesamten Bewegung dreht sich der Kopf seitlich, um das Gesicht vom Boden fernzuhalten.
7. Am Ende legen Sie den Oberkörper kontrolliert und flächig auf dem Boden ab.

Hinweise

» Stellen Sie sich die Bewegung wie eine „stotternde Handlaufbewegung" vor, jede Hand hilft kurz beim Abfangen.

» Der Körper soll dabei nicht abrupt gestoppt, sondern in die Vorwärtsbewegung hinein begleitet werden.

» Ziel ist ein weiches, dynamisch gebremstes Abrollen, kein hartes Abstützen.

» Progression: Wenn Sie die Übung aus dem Kniestand gemeistert haben, können Sie allmählich ein Fallen aus dem geraden Stand simulieren. Achten Sie hierbei auf eine sichere Ausführung. Gehen Sie zunächst vom geraden Stand in eine Hocke und ergänzen Sie den geübten Bewegungsablauf. Versuchen Sie diesen so flüssig wie möglich miteinander zu koppeln.

Ausgangsposition Kniestand

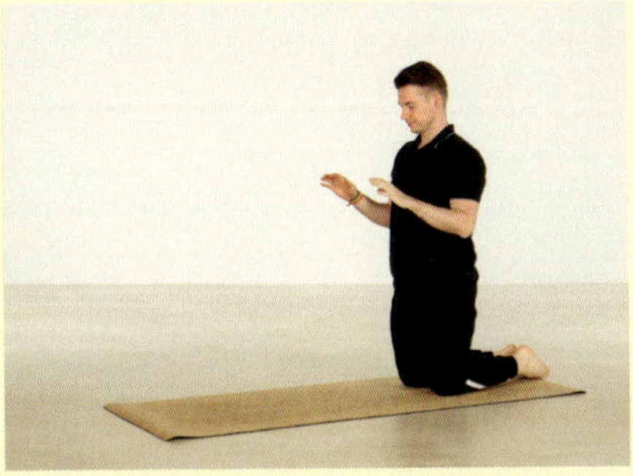

Position 1

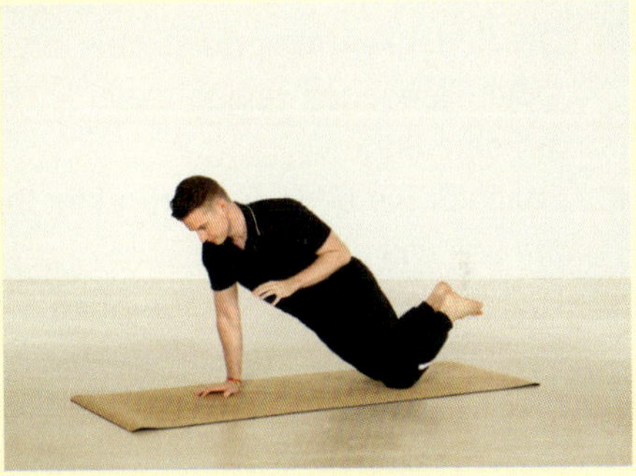

Position 2

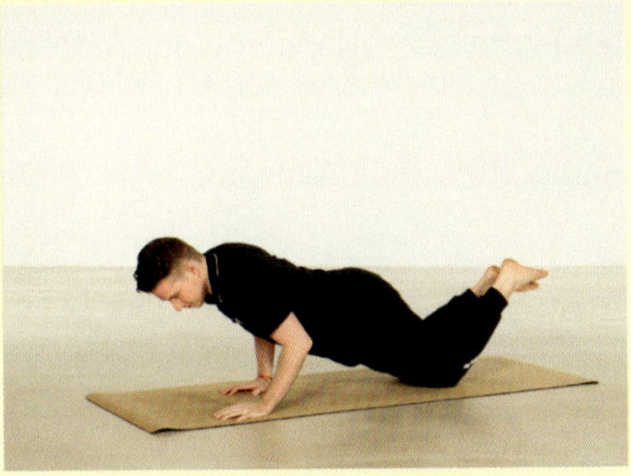

Position 3

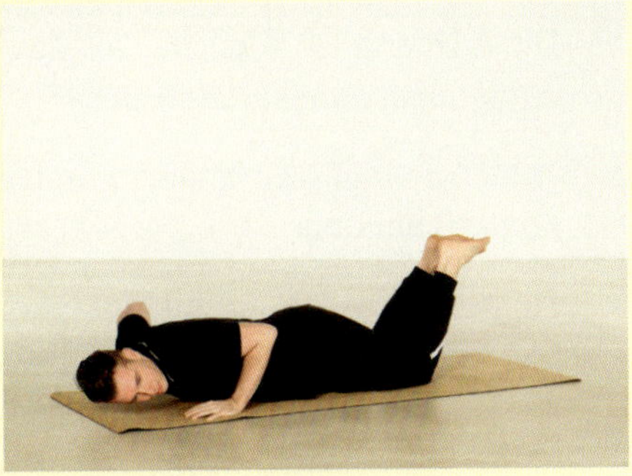

FALLEN AUF DIE UNTERARME

Ziel: Training des reaktiven Abfangens bei einem plötzlichen Vorwärtssturz. Aufbau von Stabilität und Kraft in Arm-, Schulter- und Brustmuskulatur. Förderung der Schutzreflexe und der Körperspannung beim Fallen auf die Unterarme.

Ausführung:

Ausgangsposition:

» Begeben Sie sich auf einer weichen Matte in den aufrechten Kniestand.

» Knie, Hüfte und Schultern befinden sich in einer Linie.

» Die Arme sind zunächst eng am Körper angewinkelt, die Hände zeigen nach vorne auf Brusthöhe.

Durchführung:

1. Lassen Sie sich aus dem Kniestand kontrolliert nach vorne kippen.
2. Während der Fallbewegung führen Sie beide Unterarme gleichzeitig in Richtung Boden.
3. Der Bodenkontakt erfolgt über die muskuläre Seite der Unterarme (nicht Elle) - die Ellenbogen zeigen dabei leicht nach außen, die Hände liegen entspannt auf dem Boden.
4. Spannen Sie beim Aufprall aktiv Ihre Brust-, Schulter- und Armmuskulatur an, um den Fall abzufedern.
5. Halten Sie die Position für einen Moment, bevor Sie kontrolliert wieder in den Kniestand zurückkehren.

Hinweise

» Diese Übung ist intensiver als das Abfangen mit den Händen – der Aufprall erfolgt über eine härtere Fläche.

» Achten Sie auf gleichmäßige Kraftverteilung über beide Arme und eine aktive Körperspannung.

» Progression: Auch diese Übung können Sie mit genügend Training aus dem Stand probieren. Voraussetzung ist ein sicherer Umgang mit den einfacheren Ausführungen, da diese Übung nicht ganz ungefährlich ist.

SEITLICHES FALLEN AUS DEM KNIESTAND

Ziel: Schulung des kontrollierten seitlichen Fallens. Aufbau eines Schutzmusters zum Abfangen der Bewegung über Arm und Bein, Verbesserung der Rotation und des bewussten Körpereinsatzes beim Sturz zur Seite.

Ausführung:

Ausgangsposition:

» Starten Sie im aufrechten Kniestand auf einer Matte.

» Die Hände liegen entspannt auf den Oberschenkeln, der Blick ist nach vorn gerichtet.

Durchführung:

1. Leiten Sie den Fall ein, indem Sie sich kontrolliert zur Seite lehnen.
2. Der seitlich gerichtete Arm wird dabei zur Seite und nach unten ausgestreckt, um als erste Kontaktfläche mit dem Boden zu dienen.
3. Der gegenüberliegende Arm folgt leicht gebeugt zur Unterstützung.
4. Die Hüfte kippt zur Seite, während der Oberkörper in einer leichten Drehung nach vorne rotiert.
5. Der Bodenkontakt erfolgt über die Handflächen, fokussiert auf den seitlichen Arm.
6. Der Kopf wird dabei zur entgegengesetzten Seite geneigt, sodass das Gesicht vom Boden abgewendet bleibt.
7. In der Endposition liegen Sie seitlich und stabil auf dem Boden - gestützt auf Unterarm, Becken und Bein.

Hinweise

» Vermeiden Sie einen direkten, harten Aufprall auf die Hüfte oder den Ellenbogen.

» Bei akuten Schulterproblemen sollte die Übung mehr in der Diagonale geübt werden, um ein „Ausweichmuster" zu generieren.

» Progression: Auch diese Übung kann bei genügend Erfahrung aus dem Stand ausgeführt werden. Ergänzen Sie durch experimentelles Ausprobieren das „stotternde" Abfangen aus dem Fallen nach vorne.

Ausgangsposition Kniesitz

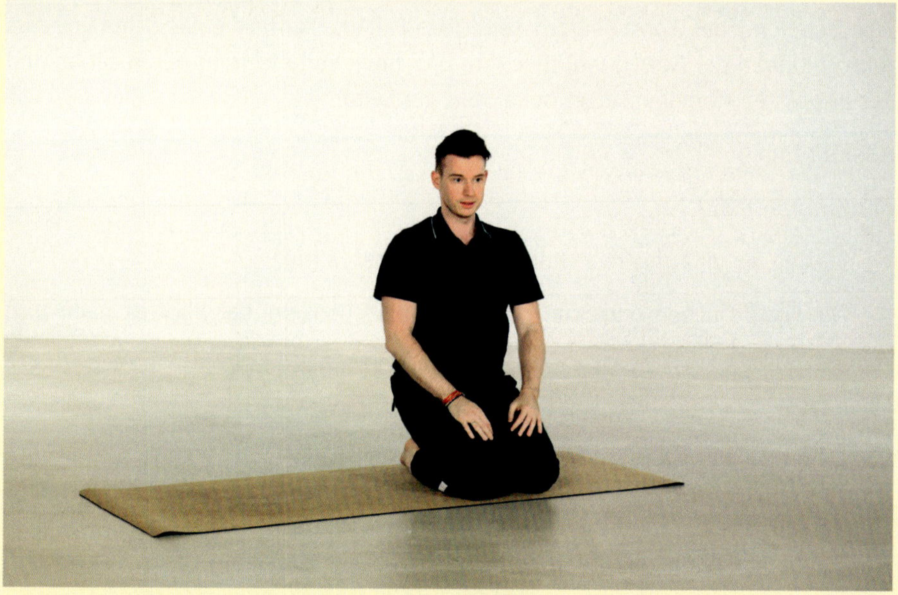

Fallen

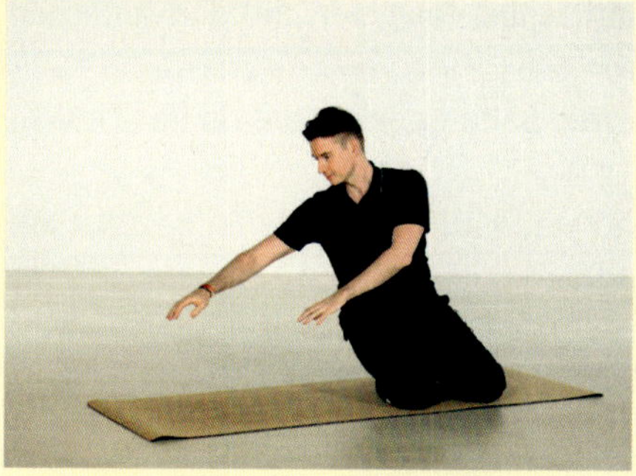

Endposition

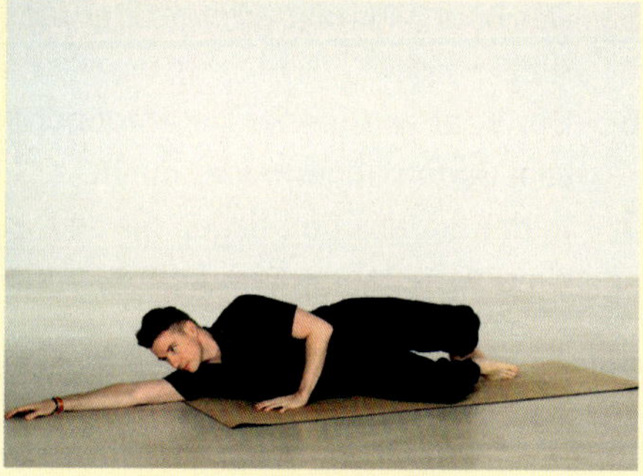

Fallen ist kein Zeichen von Schwäche, sondern Ausdruck eines hochkomplexen Kontrollverlusts im System. Und genau deshalb sollte auch die Fähigkeit, damit umzugehen, trainierbar sein – genauso wie Gleichgewicht, Kraft oder Koordination. Dieses Kapitel hat gezeigt, dass gezieltes Falltraining keine Sache von Extremsport oder Kampfsport-Expertise sein muss. Vielmehr beginnt es mit kleinen, bewussten Bewegungen, die Vertrauen schaffen, reflexhafte Schutzmuster ausbilden und das Nervensystem auf genau jene Situationen vorbereiten, die hoffentlich nie eintreten, aber realistisch betrachtet immer eintreten können.

Dabei geht es nicht um perfekte Technik, sondern um funktionale Strategien, die in der Dynamik eines echten Sturzes abrufbar bleiben. Genau das unterscheidet gutes Sturztraining von abstrakter Theorie: Es bereitet Körper und Gehirn auf das Unerwartete vor – Schritt für Schritt, mit steigender Komplexität und nie über die eigene Belastungsgrenze hinaus.

Das Kapitel hat bewusst einfache Einstiege gewählt, nicht um Möglichkeiten zu begrenzen, sondern um die Schwelle niedrig zu halten.

Zentrale Erkenntnis

- Fallen lässt sich trainieren. Durch gezielte Vorbereitung lassen sich Schutzreaktionen entwickeln, die das Verletzungsrisiko deutlich senken können.
- Bodenkontakt will gelernt sein. Der richtige Umgang mit Schwerkraft, Spannung und Timing ist entscheidend – egal ob mit Händen, Unterarmen, Rücken oder Seite.
- Schutz beginnt im Nervensystem. Gute Falltechniken beruhen nicht auf Muskelkraft, sondern auf reflektorischer Steuerung, Bewegungsbewusstsein und sensorischer Integration.
- Progression ist essenziell. Fallen muss dosiert erlernt werden – mit kleinen Reizen, zunehmender Dynamik und wachsendem Vertrauen.
- Sicherheit geht vor. Sturztraining ist nur dann sinnvoll, wenn es individuell angepasst, schmerzfrei, sicher und angstfrei durchführbar ist.
- Training ist nicht Therapie – kann aber therapeutisch wirken. Wer sich dem Thema bewusst nähert, stärkt nicht nur seinen Körper, sondern oft auch das eigene Vertrauen in dessen Fähigkeit zur Selbstorganisation.

7

FAZIT

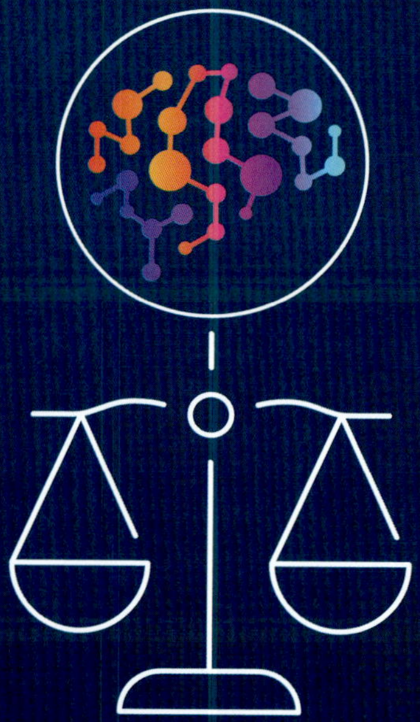

Gleichgewicht ist ein scheinbar einfaches Wort, hinter dem sich jedoch eine Welt von ungeahnter Komplexität verbirgt. In diesem Buch haben wir gemeinsam tief in das faszinierende Zusammenspiel verschiedener Systeme unseres Körpers geblickt, um besser zu verstehen, was Gleichgewicht eigentlich ausmacht, wie es gesteuert wird und warum es so häufig zu Stürzen kommt. Die Erkenntnis daraus ist eindeutig: Gleichgewicht ist weit mehr als nur stabil auf einem Bein zu stehen oder auf wackeligen Unterlagen balancieren zu können.

Eine zentrale Botschaft dieses Buches ist, dass Gleichgewicht multifaktoriell ist. Es setzt sich zusammen aus statischer Balance, die wir zum Beispiel beim ruhigen Stehen oder Sitzen benötigen, dynamischer Balance, die uns beim Gehen, Laufen oder Springen begleitet, sowie antizipativer Balance, mit der wir uns vorausschauend auf kommende Bewegungen einstellen können, und reaktiver Balance, die blitzschnelle Anpassungen bei plötzlichen Veränderungen erfordert. Jede dieser Formen erfordert eigene neuronale, muskuläre und sensorische Strategien und Anpassungen.

Von besonderer Bedeutung ist dabei die neurozentrierte Perspektive, die in diesem Buch vorgestellt wurde. Das Nervensystem ist nicht nur ein passiver Begleiter, sondern übernimmt eine entscheidende Rolle in der Steuerung unseres Gleichgewichts. Es verarbeitet sensorische Informationen, die aus dem visuellen System, dem vestibulären System (Innenohr) und dem propriozeptiven System (Muskel- und Gelenkwahrnehmung) kommen, und gibt daraufhin gezielte motorische Antworten. Diese komplexe Verarbeitung findet im Gehirn statt, insbesondere in Hirnstamm, Kleinhirn und Kortex.

Unser Gleichgewicht hängt maßgeblich von der optimalen Zusammenarbeit dieser Sinnessysteme ab. Die Propriozeption liefert uns kontinuierlich Informationen über Gelenkstellungen, Muskelspannungen und unsere Körperposition im Raum. Das vestibuläre System sorgt dafür, dass wir trotz Kopfbewegungen Orientierung, Haltungskontrolle und eine klare visuelle Wahrnehmung aufrechterhalten. Ergänzend dazu unterstützt das visuelle System unsere Balance durch Sehschärfe, präzise Augenbewegungen und räumliche Orientierung.

Um effektiv gegen Stürze vorzugehen, ist es essenziell, die Risikofaktoren genau zu kennen und differenziert anzugehen. Sturzrisiken sind vielseitig und setzen sich aus intrinsischen Faktoren (körperintern), extrinsischen Faktoren (umweltbedingt) und verhaltensbezogenen Faktoren zusammen. Alle diese Aspekte müssen gezielt erkannt und individuell behandelt werden.

In diesem Zusammenhang ist es wichtig, gängige Gleichgewichtstrainings kritisch zu betrachten. Viele traditionelle Trainingsmethoden beschränken sich überwiegend auf propriozeptive Herausforderungen wie Einbeinstand oder Übungen auf instabilen Unterlagen. Diese Übungen sind zwar nicht falsch und durchaus hilfreich, doch sie adressieren nicht ausreichend die entscheidenden visuellen und vestibulären Komponenten unseres Gleichgewichtssystems. Ein Training, das ausschließlich propriozeptive Ansätze verfolgt, bleibt deshalb oft oberflächlich und eindimensional.

Klassische Trainingsmethoden scheitern häufig genau daran: Sie vermitteln den Eindruck, ein umfassendes Gleichgewichtstraining absolviert zu haben, konzentrieren sich aber im Kern auf nur ein Sinnessystem. In Wirklichkeit verarbeitet unser Nervensystem ständig Informationen aus Augen, Innenohr und Gelenken gleichzeitig. Werden diese entscheidenden Kanäle vernachlässigt, bleibt unser Training weit unter seinen Möglichkeiten.

Um wirklich erfolgreich zu sein, egal ob als Therapeut, Trainer oder persönlich Betroffener, müssen wir das Training neu denken. Ein ganzheitliches Gleichgewichtstraining integriert deshalb gezielte visuelle Übungen, um Wahrnehmung und Reaktionsgeschwindigkeit zu verbessern, vestibuläre Interventionen zur Stimulation des Innenohrs für eine bessere Haltungskontrolle und Orientierung, propriozeptive Übungen als Grundlage der Bewegungswahrnehmung und Stabilität sowie bewusstes Fallen als Notfallstrategie, um den Körper auf unerwartete Situationen vorzubereiten. Erst das harmonische Zusammenwirken all dieser Komponenten bildet ein vollständiges und umfassendes Gleichgewichtstraining, das den komplexen Anforderungen unseres Alltags gerecht wird.

Zum Schluss sind Sie persönlich eingeladen, sich die Auswirkungen eines solchen gezielten neurozentrierten Trainings vorzustellen. Stellen Sie sich vor, was es bedeutet, wenn Sie als persönlich Betroffener nicht nur Stürze verhindern, sondern auch Lebensqualität zurückerlangen können. Oder stellen Sie sich vor, wie Sie als Therapeut oder Therapeutin einem älteren Menschen ermöglichen, wieder alleine und angstfrei spazieren zu gehen, oder wie mithilfe Ihres Trainings ein Sportler nach einer schweren Verletzung und Gleichgewichtsproblemen erneut seinen Platz auf dem Spielfeld findet. Denken Sie daran, wie vielen Menschen Sie helfen könnten, wenn wir gemeinsam beginnen, die Funktionen des Nervensystems in Trainingsinterventionen zu integrieren.

Die Verantwortung liegt bei jedem von uns, ob Trainer, Therapeut, Arzt oder persönlich Betroffener. Lassen Sie uns gemeinsam beginnen, Gleichgewicht aus einer neurozentrierten Perspektive zu verstehen und zu fördern. Denn erst wenn wir das Nervensystem bewusst in unser Training integrieren, schöpfen wir das volle Potenzial aus – für ein Leben in Sicherheit, Unabhängigkeit und mit Freude an der Bewegung.

Glossar

A

afferent
Bezeichnet die Richtung von Nervenbahnen, die Informationen von den Sinnesorganen zum Gehirn oder Rückenmarkleiten. Man spricht auch von „zuführend" oder „aufsteigend".

Akkommodation
Fähigkeit des Auges, Objekte in unterschiedlicher Entfernung scharf zu sehen. Sie entsteht durch die Veränderung der Linsenform, die vom Ziliarmuskel gesteuert wird.

anterolaterale System
Ein Nervenbahnsystem im Rückenmark, das vor allem Informationen über Bedrohungsreize („Schmerz") und Temperaturempfindungen aus der Körperperipherie zum Gehirn weiterleitet.

B

Brock-Schnur
Ein einfaches Trainingsgerät für die Augen: eine Schnur mit bunten Perlen, die beim Fixieren und Scharfstellen hilft. Sie wird vor allem genutzt, um Augenbewegungen und Zusammenarbeit beider Augen (Konvergenz) zu verbessern.

C

Canalis semicircularis (Bogengänge)
Drei halbkreisförmige Gänge im Innenohr, die Teil des Gleichgewichtsorgans sind. Sie registrieren Drehbewegungen des Kopfes in den drei Raumebenen und melden diese Informationen an das Gehirn.

D

distal
Bezeichnet in der Anatomie eine Lagebezeichnung: vom Körperzentrum entfernt. Beispiel: Die Hand liegt distal vom Ellbogen.

E

extrafusale Muskelfasern
Die „normalen" Muskelfasern, die für Kraft und Bewegung zuständig sind. Sie ziehen sich zusammen, wenn Nervenimpulse kommen, und sorgen so für die eigentliche Muskelarbeit.

extrinsisch
Bedeutet „von außen kommend". Im medizinischen Kontext beschreibt es Einflüsse oder Ursachen, die nicht im Körper selbst entstehen, sondern durch die Umgebung oder äußere Faktoren hervorgerufen werden.

F

Faszien
Bindegewebsstrukturen, die Muskeln, Organe und andere Körperteile umhüllen, verbinden und stabilisieren. Sie tragen zur Kraftübertragung, Beweglichkeit und Körperwahrnehmung bei.

Formatio reticularis
Ein Netzwerk von Nervenzellen im Hirnstamm, das grundlegende Körperfunktionen steuert - etwa Wachheit, Atmung, Kreislauf und Muskelspannung - und damit eine wichtige Rolle für Aufmerksamkeit und Bewegungskontrolle spielt.

Frontallappen
Vorderer Teil der Großhirnrinde, zuständig für Planung, Aufmerksamkeit, Problemlösen, Impulskontrolle und Bewegung. Er gilt als Sitz vieler „höherer" geistiger Leistungen.

G

Gaze-Stabilisation
Fähigkeit der Augen, einen Punkt stabil fixiert zu halten, auch wenn sich Kopf oder Körper bewegen. Sie sorgt dafür, dass das Bild nicht verwackelt und wir trotz Bewegung klar sehen können.

I

intrinsisch
Bedeutet „von innen kommend". In der Medizin beschreibt es Ursachen oder Faktoren, die im Körper selbst entstehen, zum Beispiel durch Organe, Nerven oder Muskeln.

ipsilateral
Bezeichnet etwas, das sich auf derselben Körperseite befindet oder dorthin wirkt. Beispiel: Ein Muskel zieht ipsilateral, wenn er Bewegungen auf der gleichen Seite auslöst.

K

kardiovaskulär
Bezieht sich auf das Herz (kardial) und die Blutgefäße (vaskulär). Der Begriff beschreibt also das gesamte Herz-Kreislauf-System.

kontralateral
Beschreibt Strukturen oder Bewegungen, die auf der gegenüberliegenden Seite des Körpers stattfinden.

Kortex
Die äußere Schicht des Gehirns, zuständig für Wahrnehmung, Denken, Sprache, Bewegungskontrolle und Bewusstsein. Hier laufen viele höhergeordnete Verarbeitungsprozesse ab.

kortikal
Bezieht sich auf den Kortex (Großhirnrinde) des Gehirns. Der Begriff beschreibt Strukturen oder Vorgänge, die dort stattfinden oder von dort gesteuert werden.

L

lateral
Anatomische Lagebezeichnung für „seitlich, zur Seite hin gelegen". Beispiel: Die Ohren befinden sich lateral am Kopf.

M

Makulaorgane

Sinnesorgane im Innenohr, die lineare Bewegungen und die Lage zur Schwerkraft wahrnehmen. Sie registrieren zum Beispiel, ob wir uns nach vorne beugen, nach oben fahren oder seitlich verschieben.

Medulla oblongata (verlängertes Mark)
Unterster Teil des Hirnstamms. Er steuert lebenswichtige Funktionen wie Atmung, Herzschlag, Blutdruck und Reflexe (z. B. Schlucken oder Husten).

Mesencephalon (Mittelhirn)
Teil des Hirnstamms, der wichtige Aufgaben für Augenbewegungen, Hören, Sehen und motorische Steuerung übernimmt. Es verbindet zudem höhere Hirnzentren mit dem Rückenmark.

N

Nervus facialis (VII. Hirnnerv, Gesichtsnerv)
Steuert die Muskeln der Mimik (z. B. Lächeln, Stirnrunzeln), übermittelt Geschmacksempfindungen von der Zunge und ist an der Steuerung von Tränen- und Speicheldrüsen beteiligt.

Nervus glossopharyngeus (IX. Hirnnerv, Zungen-Rachen-Nerv)
Beteiligt an Schlucken, Geschmacksempfindungen im hinteren Zungendrittel und an der Regulation von Speichelfluss und Kreislauffunktionen.

Nervus hypoglossus (XII. Hirnnerv, Unterzungen-Nerv)
Steuert die Muskeln der Zunge und ermöglicht dadurch präzise Bewegungen beim Sprechen, Kauen und Schlucken.

Nervus olfactorius (I. Hirnnerv, Riechnerv)
Überträgt Geruchsinformationen aus der Nase zum Gehirn. Er ermöglicht uns, Düfte und Gerüche wahrzunehmen und spielt auch für Geschmackserlebnisse eine wichtige Rolle.

Nervus trigeminus (V. Hirnnerv, Drillingsnerv)
Versorgt das Gesicht mit Gefühlssinn (Tastsinn, Bedrohung, Temperatur) und steuert die Kaumuskulatur. Er ist der wichtigste Nerv für Empfindungen im Gesichtsbereich.

Nervus vagus (X. Hirnnerv, „umherschweifender Nerv")
Ein wichtiger Teil des parasympathischen Nervensystems. Er beeinflusst Herzschlag, Atmung, Verdauung und übermittelt Signale zwischen Gehirn und inneren Organen.

Nervus vestibulocochlearis (VIII. Hirnnerv, Hör- und Gleichgewichtsnerv)
Leitet Informationen aus dem Innenohr an das Gehirn weiter – sowohl für das Hören (Cochlea) als auch für das Gleichgewicht (Vestibularapparat).

O

Okzipitallappen
Hinterer Teil der Großhirnrinde, zuständig für die visuelle Verarbeitung. Hier werden Bilder aus den Augen zu bewusster Wahrnehmung zusammengesetzt.

orofazial
Bezieht sich auf den Bereich von Mund (oro) und Gesicht (fazial). Der Begriff wird oft für Bewegungen, Muskeln oder Störungen in diesem Bereich verwendet, z. B. beim Sprechen, Kauen oder Schlucken.

otolithär
Bezieht sich auf die Otolithenorgane (Utriculus und Sacculus) im Innenohr. Diese Strukturen registrieren lineare Beschleunigungen und die Lage des Kopfes zur Schwerkraft.

P

Parietallappen
Teil der Großhirnrinde, der vor allem für die räumliche Orientierung, Körperwahrnehmung und Integration von Sinneseindrücken zuständig ist.

phasisch
Beschreibt Muskeln oder Nervenreaktionen, die kurzzeitig, schnell und bewegungsorientiert arbeiten. Phasische Muskeln sind vor allem für dynamische Bewegungen zuständig, im Gegensatz zu tonischen Muskeln, die eher für Haltung sorgen.

plantar
Anatomische Lagebezeichnung für die Fußsohle. Beispiel: Die Zehenbeugung nach unten heißt Plantarflexion, weil sie in Richtung der Fußsohle erfolgt.

Polyneuropathie
Erkrankung, bei der mehrere periphere Nerven gleichzeitig geschädigt sind. Typische Folgen sind Kribbeln, Taubheitsgefühle, Schmerzen oder Muskelschwäche, meist beginnend an Füßen und Händen.

Pons (Brücke)
Teil des Hirnstamms, der wichtige Signale zwischen Großhirn, Kleinhirn und Rückenmark weiterleitet. Er ist an der Steuerung von Atmung, Gesichtsmuskeln und Bewegungskoordination beteiligt.

Pontocerebellum
Teil des Kleinhirns, der eng mit der Brücke (Pons) verbunden ist. Er spielt eine zentrale Rolle bei der Planung und Feinabstimmung von Bewegungen sowie beim Erlernen neuer motorischer Fähigkeiten.

postural
Bezieht sich auf die Haltung und deren Kontrolle. Posturale Reaktionen oder Anpassungen sorgen dafür, dass wir beim Stehen oder Bewegen das Gleichgewicht halten.

Pronation
Eine Drehbewegung, bei der sich Körperteile nach innen wenden. Beispiele: Die Handfläche zeigt nach unten (Unterarmpronation) oder der Fuß kippt nach innen (Fußpronation).

Propriozeption
Auch „Tiefensensibilität" genannt. Beschreibt die Fähigkeit, die Position und Bewegung des eigenen Körpers im Raum wahrzunehmen - ohne hinzusehen. Sie ermöglicht koordinierte Bewegungen und sicheres Gleichgewicht.

proximal
Anatomische Lagebezeichnung für „körpernah". Sie beschreibt Strukturen, die näher am Rumpf oder Ursprung einer Gliedmaße liegen. Beispiel: Der Oberschenkel ist proximal zum Knie.

S

Sacculus
Teil des Gleichgewichtsorgans im Innenohr. Er registriert vor allem vertikale Bewegungen (z. B. Auf- und Abwärtsbewegungen im Aufzug) und trägt so zur Wahrnehmung der Schwerkraft bei.

Sakkaden
Sehr schnelle, ruckartige Augenbewegungen, mit denen der Blick von einem Punkt zum anderen springt. Sie ermöglichen es, die Umgebung blitzschnell „abzutasten".

Smooth Pursuits (Augenfolgebewegungen)
Gleichmäßige Augenbewegungen, die dazu dienen, ein bewegtes Objekt mit dem Blick stabil zu verfolgen - zum Beispiel einen Ball im Flug.

spinal
Bezieht sich auf das Rückenmark (Medulla spinalis). Der Begriff wird für Strukturen, Nerven oder Vorgänge verwendet, die dort liegen oder von dort ausgehen.

Spinocerebellum
Teil des Kleinhirns, der eng mit dem Rückenmark verbunden ist. Er ist wichtig für die Körperhaltung, Koordination und automatische Bewegungsanpassungen.

spinozerebellare Bahnen
Nervenbahnen, die Informationen aus Muskeln und Gelenken zum Kleinhirn leiten. Sie liefern wichtige Daten über Körperlage und Bewegung, damit Bewegungen koordiniert und präzise ablaufen können.

T

Temporallappen
Seitlicher Teil der Großhirnrinde, zuständig für Hören, Sprachverarbeitung und Gedächtnisfunktionen. Auch an der Verarbeitung von Emotionen beteiligt.

Thalamus
Zentrale Schaltstelle im Gehirn, die Sinnesinformationen filtert und an die Großhirnrinde weiterleitet. Er spielt eine Schlüsselrolle für Aufmerksamkeit, Bewusstsein und Wahrnehmung.

U

Utriculus
Teil des Gleichgewichtsorgans im Innenohr. Er registriert vor allem horizontale Bewegungen (z. B. Vorwärts-, Rückwärts- oder Seitwärtsbewegungen) und trägt zur Orientierung im Raum bei.

V

VCR (vestibulo-collic Reflex)
Reflex, der den Kopf über die Nackenmuskulatur stabilisiert. Er sorgt dafür, dass der Kopf trotz Bewegungen des Körpers oder äußeren Einflüssen ruhig gehalten werden kann.

Vergenz
Augenbewegung, bei der sich beide Augen gegeneinander bewegen, um Objekte in unterschiedlicher Entfernung scharf zu sehen. Beispiele: Konvergenz (Augen bewegen sich nach innen für nahe Objekte) und Divergenz (Augen bewegen sich nach außen für entfernte Objekte).

Vermis
Mittlerer Teil des Kleinhirns, der die beiden Kleinhirnhemisphären verbindet. Er ist wichtig für die Kontrolle von Rumpf- und Körperhaltung.

vestibulär
Bezieht sich auf das Gleichgewichtsorgan im Innenohr (Vestibularsystem). Der Begriff beschreibt alles, was mit Balance, Orientierung im Raum und Stabilität zusammenhängt.

vestibuläres System
Teil des Innenohrs, das Informationen über Kopfbewegungen, Beschleunigungen und Lage zur Schwerkraft liefert. Es ist entscheidend für Gleichgewicht, Orientierung und stabile Körperhaltung.

Vestibulocerebellum
Teil des Kleinhirns, der eng mit dem Gleichgewichtssystem (Vestibularapparat) verbunden ist. Er steuert die Augenbewegungen und unterstützt die Balance und Körperhaltung.

VOR (vestibulo-okulärer Reflex)
Reflex, der dafür sorgt, dass wir trotz Kopfbewegungen klar und stabil sehen können. Er bewegt die Augen automatisch entgegengesetzt zur Kopfbewegung, damit das Bild auf der Netzhaut nicht verwackelt.

VSR (vestibulo-spinaler Reflex)
Reflex, der die Haltungs- und Gleichgewichtskontrolle unterstützt. Registriert das Vestibularsystem Kopf- oder Körperbewegungen, werden automatisch Muskeln in Rumpf und Beinen aktiviert, um Stabilität zu sichern oder einen Sturz zu verhindern.

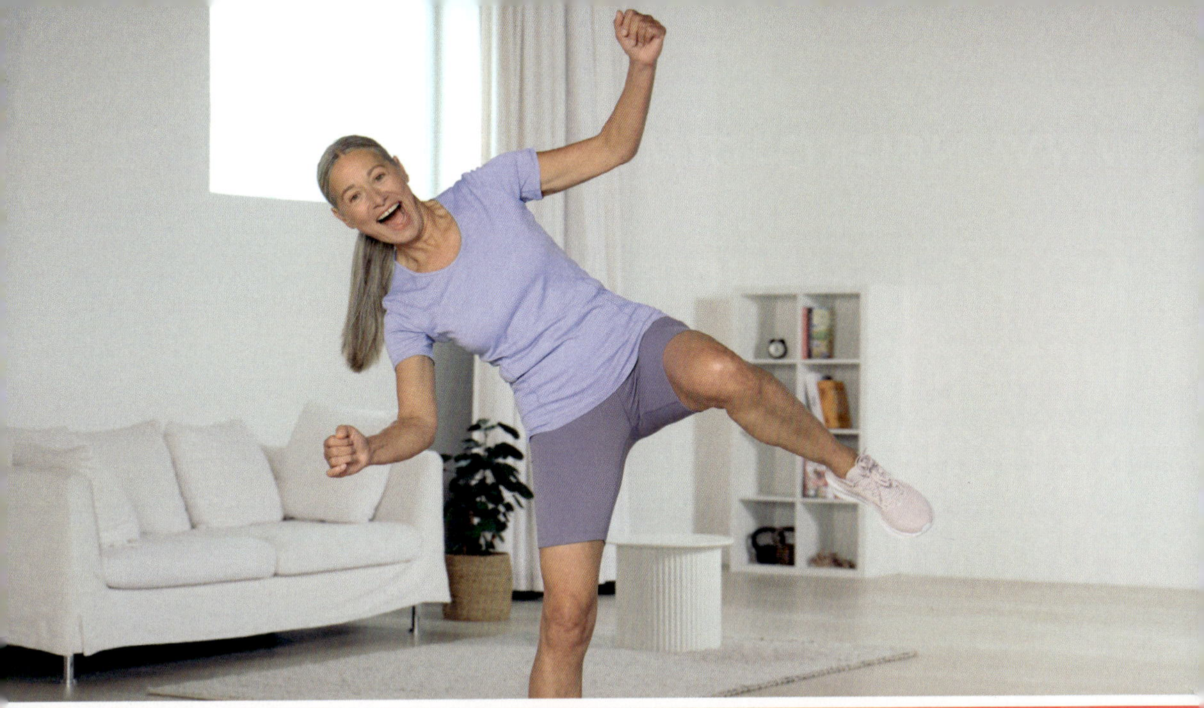